実体験コミック＆
症状別・食事と手当て法

若杉ばあちゃんの食養相談室

食い改めのススメ

若杉友子
漫画・せきねゆき

PARCO出版

まえがき

ここは日本。私たちは日本人。２０１３年、日本の「和食」が世界のユネスコ無形文化遺産に登録されました。これは、日本の先祖たちとおふくろの知恵のたまものです。

ごはんとみそ汁、煮もの、漬物をおふくろが守り続けたから、昔の男たちはいつでもどこでも食事のときにおふくろの味を話題にし、自慢したものです。弁当にはしっかりごはんが詰まっていて、真っ赤な梅干しが1つ。端っこには塩辛い昆布か塩鮭かみそ漬けだけで、家のため日本のためにバリバリ汗を流して働いていたんです。昭和の男たちは元気でたくましく、かっこよかった！

時代が変わり、おふくろの味がビニール袋の味、レトルトパックの味になってしまいました。それから日本は、間違った方向に全速力で疾走。外食・グルメ・飽食の食源病、文明病が広がり、赤ちゃん、子ども、大人、老人、老若男女問わず、すっかり貧血、冷え性、低体温、低血糖、低血圧症になり、体の冷えすぎで慢性病も蔓延《まんえん》しています。

子どものいじめや自殺、犯罪も深刻ですよね。これは子どもが悪いのではなく、大人の責任と社会の罪です。食べものが悪くなると、社会はどこまでも狂っていきます。

「人間は考える葦《あし》である」というけれど、考えるためのものさしとして、ここに登場するのが、マクロビオティックの創始者が世界に残した陰陽の魔法のねじ回しです。陰のカリウムは遠心力で拡散・

上昇の働きで、左回転でゆるみ、陽のナトリウムは求心力で凝縮・下降の働きで、右回転に締まります。このねじ回しを使って体の建て替え、立て直しをしましょう。それが「食い改め」です。

今まで教え込まれた栄養学を頭から追い出して、白紙に戻すことです。あなた自身が元気になるために、日本のルーツ、古き食文化を学び、自学自習をしましょう。日本人なら、いつでもどこでも誰でもできる実践の学びです。食べもので人生が変わるから、おもしろいですよ。

親に産んでもらった体は、はるか宇宙を旅してきた奇跡の奇跡。ミラクルのミラクルです。病気になって、悩んではいられません。体には自然治癒力や回復力、復元力が備わっているから、幸せな未来は食べもので作ることができる。未来を変えることができるんです。

時は今、生きている今です。善は急げでこの本を手にし、読み終えたあかつきには実践・実行です。食べものが変われば血が変わり、体が変わります。体が変われば人生が変わり、運命が変わります。この本では、実際にそんな体験をした人が、漫画でいっぱい登場します。ぜひ参考にしてください。各地でばあちゃんの教え子たちが、料理教室や陰陽講座を開催しています。勉強しに行ったり、自学自習して、人生をジャンプして、どんどん自分を変えていただきたい。

ばあちゃん

もくじ

登場人物紹介

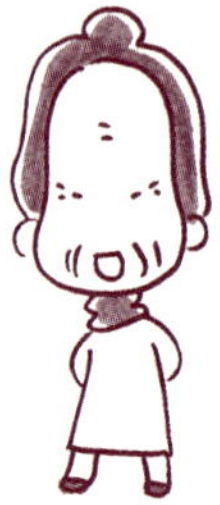

若杉ばあちゃん
（若杉友子）

野草料理研究家。食養指導者。陰陽の考え方に基づいた食事と手当てを広めている。

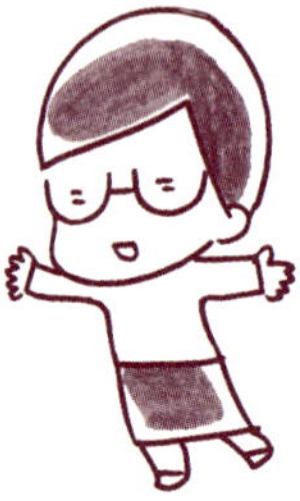

ゆきちゃん
（せきねゆき）

ゆるゆるマクロビ暮らしなイラストレーター。お米と野菜が好き。パンやお菓子も好き。

食い改めて、体と心の立て直し

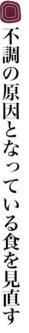

不調の原因となっている食を見直す

自学自習・自問自答しながら、食い改めを

体の不調、心の不安定は、ほとんどの場合、食の誤りからきています。原因があって結果。病気になるのは偶然ではなく、必然なのだとばあちゃんは思います。

何も考えずにおいしいものばかり追いかけて具合が悪くなった人も、健康を考えて食事を整えてきたのに病気になった人も、どちらも間違った食事をしていたことには変わりはありません。原因があったから、結果が出たのです。

原因をなくさなければ、病院で治そうが、民間療法で治そうが、自然の手当てで治そうが、繰り返し繰り返し、症状が出てきます。同じ症状でなくても、手を替え品を替えて出てきます。

原因となっている食の見直しが必要なのです。それが、「食い改め」です。

体や心がサインを出して、食の誤りに気づいたならば、ばあちゃん流の「食い改め」をぜひ実行してみてください。ばあちゃんの料理教室の参加者には、食い改めて病気が治った人や赤ちゃんを授かった人が大勢います。ばあちゃんの本を読んで実践しただけで、症状が改善されたという人も次から次へと出てきています。全国に呼ばれて話をしに行くと、そんな報告をたくさん聞くので、本当にうれしいですねー。

ばあちゃんが勧める「食い改め」は、主に次のようなことです。「主に」と書いたのは、細かいことまで言ったら、まだまだいっぱいあるからです。でも、一冊の本で伝えられることには限りがありますからね。おおまかなところをつかんだら、あとは自学自習・自問自答しながら、食い改めていってちょうだいね。

・米をしっかり食べる
・「適塩」で食べる
・陰陽をふまえて食べる
・動物性食品を控える
・砂糖をやめる
・果物を控える
・大豆製品に気をつける
・野草を食べる
・海藻を食べる
・飲みものに注意する
・いい食材、調味料を使う
・土鍋を活用する

次から、それぞれについて詳しく述べていきたいと思います。

食い改め その1

米をしっかり食べる

ごはんを主にして、おかずは少なめに

生命維持のために最も大事なことは、主食の米をしっかり食べること。土鍋で炊いた玄米がいちばんです。また家庭用の精米機を使って、三分づきとか五分づきにしてつきたての新鮮な米を土鍋で炊いて食べることです。それぞれ、できるところから始めるといいと思います（玄米と分づき米の炊き方はＰ214～215）。

「人をつくる親は米なり」。これを言ったのは、江戸時代の医師で思想家の安藤昌益《あんどうしょうえき》という人です。日本人は昔から米を主食に食べてきて、米で体と精神をつくってきた民族だということです。米で血液をつくり、体をつくり、大和魂をつくってきたのです。

今の人は米をあまり食べなくなってきたけれど、米を「辶」ではらってしまうと「迷」という字になります。米を食べないと、迷いの人生になるということです。

ばあちゃんが行く先々で聞いてみれば、米は米でも白米を食べていたり、玄米でも圧力鍋で炊いて

いたり、酵素玄米を食べていたり、発芽玄米を炊飯器で炊いて食べていたりするわけです。でも、昔の人はそういうごはんを食べていません。

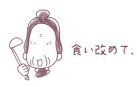

副食の味つけに減塩をしてたっぷり食べるという人にもよく会いますが、主食の米を食べていても、おかずをたくさん食べていると病気にかかりやすくなります。

とにかく、今の日本人はおかずを食べすぎます。それで、米を食べる量が減ってしまうのです。薄味だから、おかず食いになるんです。塩気がきいていれば、そんなにたくさんおかずを食べられるものではありません。塩のこともあとで書きますが、塩気をきかせた少しの煮ものやつくだ煮、漬物、みそ汁があれば、ごはんをモリモリ食べられて、体の中から元気がわいてくるというものです。

主食と副食の食べ方を教えている小笠原流の礼法「ごはん三口にお菜が一箸」というのが、理にかなっていると思います。人間の32本の歯のうち20本は穀物を噛み砕く臼歯《きゅうし》ですからね。

ごはんは多く、おかずは少なめというと、現在の栄養指導の方向性と逆行していますが、この食べ方でがんやさまざまな難病が回復したという例はたくさんあります。体が元々もっている自然治癒力、免疫力、回復力、修復力を高める食事方法だからです。「副食を作りすぎない、食べすぎない」を、肝に銘じて、米を主食に体温をつくり、命をつないでいってほしいと切に思います。

子どもは陽性だから、玄米が苦手

玄米がいちばんいいとは書きましたが、その理由はやはり生命力があるということです。玄米を水に浸せば発芽しますが、白米を同じようにつけた場合、発芽はしません。ふやけて腐ってしまいます。

玄米にはたんぱく質も脂質も、ビタミンもミネラルも、豊富に含まれています。七分づき米より五分づき米、五分づき米より三分づき米というように、玄米に近づけば近づくほど、栄養的にも優れています。

よく玄米が苦手なお父さんや子どもがいるのですが、嫌がるものを無理に食べさせるのは間違っています。陽性な肉を食べているお父さんや大人、元々陽性な子どもは、本能的に陽性な玄米を食べられないのです。

陰性な子は玄米を食べられるが、陽性な子は食べられないというのは自然の法則です。動物性食品を食べてきた子は、玄米の陽性と動物性食品の陽性がぶつかり、拒絶し、はじき合うんです。

陽性な子どもには正しい陰性食材を食べさせれば、陰の力で大きくなって大人に成長します。たとえば、分づき米やとうもろこし、小麦粉、うどん、そうめん、野菜、特にかぼちゃ、さつまいも、栗、海藻、たけのこなどです。

陽性な食べものを与えすぎると成長に影響して、背も伸びにくくなるので注意しましょう。収縮する力が強い陽性な食べもの、たとえば肉や魚（特にちりめんじゃこ）、卵、ハム、ソーセージ、乳製品、圧力鍋で炊いたごはんや乾麺、ごま塩、きんぴらごぼう、てっかみそ（根菜とみそで作るふりかけ）などに、特に気をつけてください。

食い改め その2

「適塩」で食べる

ちょうどよい塩梅の「適塩」がよい

塩のとりすぎは、高血圧や脳卒中の原因になるから減塩にすべきと、近年は塩を仇《かたき》のように扱う減塩時代になっていますね。政府まで減塩キャンペーンに乗り出して、ばあちゃんは老婆心から納得も得心もいかないから物申す。

巷《ちまた》には減塩みそ、減塩しょうゆ、減塩梅干し、減塩漬物のオンパレード。だったらお聞きします。おにぎりに塩がなくて、おいしいですか？　みそ汁に塩気がなくて飲めますか？　みそでもしょうゆでも、梅干しでも漬物でも、塩をうーんとケチって減塩で作ったら、全部腐ってウジがわいて、悪臭で鼻が曲がります。保存食というのは、一切できなくなってしまいます。塩は大事。塩がないと人類は、特に日本人は生きられません。

私が子どもの頃、大人たちは体調や具合の悪いことを「塩梅《あんばい》が悪い」と言っていました。これは、「塩加減を悪くして体を損ないました」という意味だと思うのです。

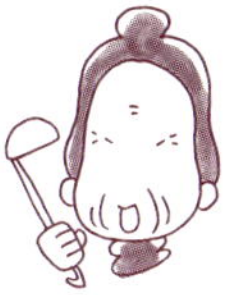

塩はとりすぎてもいけないけれど、足らないのもいけないんです。ちょうどよい塩梅の「適塩」がよいのです。「適塩」とは、その人が生まれる前からもっている本能的な塩の加減。その人に応じた塩梅の塩加減がとても大切です。煮ものでも漬物でもみそ汁でも、「適塩」で調理すれば、おいしく食べられて健康が保たれるのです。

長崎で被曝した聖フランシスコ病院院長、秋月辰一郎《あきづきたついちろう》医博は、自ら被爆症に苦しみながら被爆者の診療に誠心誠意挺身《ていしん》。「原爆を受けた人には塩がいい。玄米ごはんに塩をたくさんつけて握るんだ。塩辛いみそ汁を作って毎日食べさせろ。そして甘いものは絶対にいかん。砂糖は血の毒だ」と言いました。

病院の医者・看護婦70名が全員自覚症状を感じながらも克服し働き続けることができたのは、玄米や塩、漬物、昆布のおかげであると。皆さんは、この事実をどう思われますか?

昭和43年日本医師会最高優功賞、46年西日本文化賞、47年吉川英治文化賞を受賞。秋月ご夫妻は二人とも90歳近くで天命を全うされました。

今は放射能時代です。秋月先生の体験は、とても参考になると思います。チェルノブイリの原発事故のとき、日本から大量のみそが送られています。放射能には塩こそ命。

ニガリ成分の少ない塩を求めて

私たちの血液は「血潮《ちしお》」と呼ばれるように、約1％弱の塩分を含有している体液です。血中の塩分が、赤血球を一生懸命守って活性化させているのです。塩は赤血球の守護神なのです。

塩は赤血球をつくり守ります。造血力をつくります。塩は体温を上げます。抵抗力の本体は塩です。神経の興奮（信号）を伝える電気伝導体も塩です。私たち人間に塩がなかったら一日も生きること、暮らすことはできません。塩は仇ではなく、恩人でしょう。

塩ならなんでもいいかというとそうではありません。イオン交換膜電気透析法によって作られる人工の化学塩は絶対にいけません。自然の塩でもニガリの多い塩は避けて、なめたら甘いよい塩を探すことです（P233参照）。ニガリは体をかたくして老化現象を起こす原因になり、腎硬化症にもなりかねません。ニガリ成分の少ない塩を求めましょう。

塩には粘膜や筋肉を広げる働きのあるカルシウム、カリウムと、逆に縮める働きがあるマグネシウム、ナトリウムが含まれています。塩は極陽性だとかたづけられがちですが、陰陽あわせもっているので、体調を安定させるのに役立つのです。質のいい塩をとっていれば、新陳代謝がよくなり、基礎体温も上がります。胃腸や心臓の働きもよくなり、基礎体力がアップして抵抗力も強くなります。

それから、塩の上手なとり方があります。植物性の大豆や小麦、大麦、大根に塩を抱かせ、年月をかけて発酵と熟成をしたみそ、しょうゆ、梅干し、たくあん、漬物など有機化したものでとることです。3年以上経ったものは塩が枯れているので塩の害はなく、まろやかでおいしい食薬となります。

減塩をすると、陰性な病気が増える

塩という字は「土・人・口・血」という文字で作られています。人間の体は65%が血液・リンパ液・組織液・唾液・尿・汗・羊水・涙・鼻水・精液といった水分で、そのすべてに塩分が含まれているんです。胎児は母体の中の羊水で人間の体をつくり続けていますが、生命の発生は海からといって、羊水は海水の成分に似ています。

ところが現代のお母さんは妊娠中に甘いものや果物、生野菜、ナス科の野菜を食べるので、羊水の塩分が少なくなり、陰性な羊水になっていることが多いです。陰性のエネルギーが働くと大きくなりますから、胎児の体重が増えすぎたり、貧血で生まれてきたりします。

羊水だって塩梅です。いい塩梅で生まれてくる子は健康そのものです。「ええ塩梅」とはよい塩加減ということです。「加」は陽性で、「減」は陰性で、「加減」は陰と陽を表しています。昔の人は陰陽という言葉を使わなくても、「塩加減・水加減・火加減・味加減」といっており、甘い辛いも全部塩加減でおいしい味を決めてきたのです。

最後に減塩をするとどうなるのか。減塩をすると、陰性な病気が増えます。人間の基本的な生理状態がおかしくなります。極端に減塩をすると心臓の収縮力が弱って、脳に血液や酸素が送られなくなり、物忘れがひどくなったり、認知症になったりします。

塩を制限すると、胃の具合も悪くなるでしょう。胃液は胃酸の塩酸などでつくられていますが、その材料は塩です。胃酸ができないと食物を分解し、消化吸収することができないのです。「適塩」にして、胃の状態を改善・回復させないと全身に脱力感が起こるでしょう。

減塩によって腎臓の働きも悪くなり、腸も弱まります。腸の動きが活発でなくなれば、便秘になっていきます。また肝機能も衰えるので、アトピー性皮膚炎や花粉症などのアレルギーやがんになる可能性が増えると思います。

減塩の必要性が大々的に叫ばれ、それに従った人々が減塩をしても高血圧と脳卒中の患者はあふれかえっているという現実があります。ばあちゃんに言わせれば、「減塩は本末転倒！」。それぞれの体に合った「適塩」で、本当の健康が得られるんですよ。

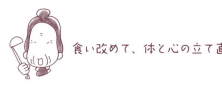

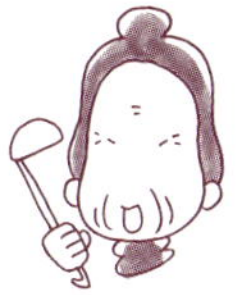

食い改め　その3

陰陽をふまえて食べる

陰は遠心力で拡散、陽は求心力で収縮

この本の中には、「陰陽」とか「陰性」「陽性」という言葉がたくさん出てくるのですが、ばあちゃんが今いちばん言いたいのは、「陰陽を知ってください」ということなんです。陰陽は何を食べるかだけでなく、私たちが生きていく上で指針となるものさしです。体の陰陽、食べものの陰陽、病気の陰陽、宇宙の陰陽……。桜沢如一《さくらざわゆきかず》先生（マクロビオティックの創始者）の陰陽論がこれからカギになると思っているんです。

陰陽論というのは、森羅万象すべてのものは「陰」と「陽」からできていて、陰と陽のエネルギーのバランスによって、この世が成り立っているという考え方です。

太陽（陽）と月（陰）、地（陽）と天（陰）、朝（陽）と晩（陰）、光（陽）と闇（陰）、火（陽）と水（陰）、男（陽）と女（陰）、夏（陽）と冬（陰）、動物（陽）と植物（陰）……。正反対ではあるけれど、互いが存在することで成り立っているものが、私たちのまわりにはたくさんあります。

陰は遠心力のエネルギーが働いて拡散していく性質があり、陽は求心力が働いて収縮する性質があります。そこから派生する陰と陽の性質をまとめてみますね。

陰	陽
拡散性と遠心力のエネルギー	収縮性と求心力のエネルギー
左回転	右回転
カリウムが多い	ナトリウムが多い
冷やす	温める
水分が多い	水分が少ない
ゆるむ	引き締まる
広がる	縮まる
寒い・涼しい	暑い・暖かい
上昇する	下降する
長い	短い

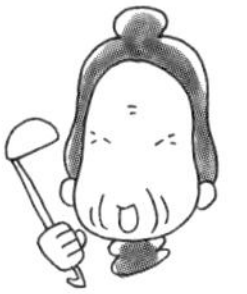

大きい	小さい
太い	細い
色が薄い	色が濃い
濃度が低い	濃度が高い
柔らかい	かたい
縦	横
地上で上に伸びる	地上で横に伸びる
地下で横に伸びる	地下で下に伸びる
暑い気候・暑い土地でとれる	寒い気候・寒い土地でとれる
早く育ち、すぐ大きくなる	ゆっくり育つ
早く煮え、すぐ柔らかくなる	煮るのに時間がかかる
リラックス	緊張
えぐい・辛い・酸っぱい・甘い（甘味料の甘み）	渋い・苦い・塩辛い
紫・青	黒・赤・橙《だいだい》

カリウムの多い陰性食品は体を冷やし、細胞をゆるめる

陰陽バランスのとれた状態を「中庸《ちゅうよう》」といいますが、陰陽のメガネを使って体質や体調、食べもの、性格などを見て中庸を目指すと、さまざまなトラブルに対処しやすくなります。

まずは陰陽のメガネで食べものを見てみましょう。ただし、陰陽は比較でとらえる世界で、絶対の陰性も絶対の陽性もないことをふまえておきましょう。

カリウムの多い陰性な食品は体をゆるめる働きがあるので、血管も細胞も内臓もゆるんでいきます。そして、体はどんどん冷えていきます。

野菜のなかでも地下でまっすぐ下に伸びていく根菜類は比較的陽性ですが、地上で上に伸びる葉物はそれに比べると陰性です。根が下にしっかり伸びる野草は、青菜などに比べ陽性であると判断しますが、特にたんぽぽの葉は地上をはうようにして横に伸びるので陽性です。

暑い季節にできる夏野菜は、青菜などよりずっと陰性です。トマトやなす、ピーマンなどナス科の野菜は煮ればすぐに柔らかくなり、水が出てドロドロにくずれるところを見ても、とても陰性であることがわかります。これらはカリウムも多く、大変体を冷やすので、夏季であっても注意が必要です。

ばあちゃんは、じっとしているだけで汗がダラダラ流れるくらい暑いときでないと食べないようにし

ています。色の陰陽で最も陰性に位置するのが紫ですから、なすは特に気をつけています。ちなみに、紫玉ねぎや紫キャベツも使わないですね。

じゃがいもは地下で育ちますが、下に向かって伸びるごぼうやにんじんと違い、分裂して育つので、陰性が強い食べものです。ばあちゃんは、夏でもみそ汁の具に使わないようにしていますね。

夏野菜よりもっと陰性なのは果物です。これについてはあとで詳しく述べますが、特に南国のフルーツは避けたいですね。さらに極端に陰性な砂糖などの甘味料や清涼飲料水、アルコール類についてもあとで述べることにします。

ほかに気をつけてほしい陰性食品はというと、きのこ類、もやし、貝割れ大根、スプラウト、ベビーリーフ、そして大豆製品があります。しいたけやエリンギ、しめじ、えのきだけ、まいたけ、マッシュルームなど、さまざまな人工きのこが販売されているわけですが、きのこは薄暗く湿度の高い陰性な環境で、菌で人工的に育てる極陰性食品です。日に当たらず大地で育たないわけですから、相当陰性なわけで、体をとても冷やしてしまいます。多用していると、肺がんのリスクを高めるので要注意です。

ばあちゃんが教えてきた料理には、きのこ料理はないですね。きのこを使うとしたら、原木栽培で天日に干したしいたけを、だしに少量使うくらいです。

もやしや貝割れ大根、スプラウト、ベビーリーフなどは、成長の途中であることに問題があります。未成熟なものは体にいいわけがないんです。

カリウムがとても多くて陰性が強い大豆の加工食品については、あとで詳しく伝えます。

ナトリウムの多い陽性食品は体を温め、細胞を締める

一方、ナトリウムの多い陽性な食品は体を締める働きがあります。酸性食品であれば血管が締まるだけでなく、血液も酸性となって汚れ、動脈硬化や高血圧による血栓をつくる原因になります。体を温める作用がありますが、行きすぎて温めすぎてしまいます。それが、肉や赤身の魚、乳製品、卵です。これらについても、あとのページで詳しく述べます。

中庸に位置する食べものが何かというと、ばあちゃんは土鍋で炊いた玄米ごはんだと思っています。野菜や野草は玄米より陰性なので、加熱したり、塩分を加えたり、干したり、圧力をかけたり、時間をかけたり、右回転のエネルギーを加えることで陽性化し、中庸にもってきて食べるんです。

ばあちゃんの料理で陰性なものを何も使わないかというとそういうことはなく、食材の取り合わせや体調に合わせて陰性要素が必要なときは大根おろしのような生の食材を使ったり、みりんや日本酒、

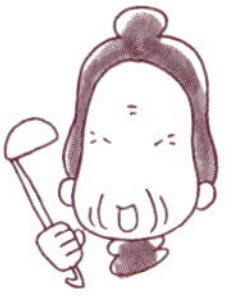

酢といった陰性な調味料も使います。

最近増えたベジ料理のカフェなどで香辛料やハーブを使用する料理が多いんですが、体が陰性になりすぎるのではないかと、心配しています。赤とうがらしやわさび、からし、さんしょう、七味とうがらしなど日本人が昔から使ってきた香辛料にとどめておいたほうがいいように思います。

日本人の基本は一汁一菜。中庸の土鍋炊きごはんとやはり中庸あたりに位置する海藻も加えて、陰陽の真ん中への食事をしていると、体調は安定してきます。ところが極陽性の卵や肉などを食べると、体は温まりすぎて冷やすものが欲しくなります。体は陰陽バランスをとろうとして、極陰性のスイーツや和菓子、アイスクリームのような冷たいもの、生野菜や果物、炭酸飲料、アルコール類、酸っぱいものや激辛食品などが欲しくなるんです。それらをとれば体は一気に冷え、今度はまた動物性食品を求めるようになり、シーソーのように繰り返していきます。

極陽性の動物性食品は血を汚すもので、極陰性の食品は血を溶かすものです。これが交互に体に入り続けていけば、そのうち体はなんらかの症状を出してきます。そうして陰陽さまざまな病気が発生しやすくなるのです。

陰性症状には陽性なお茶、陽性症状には陰性な食品を

陰性食品が原因の症状は、体の上のほう（おへそより上）に出ます。陽性食品が原因の症状は、体の下のほう（おへそより下）に出ます。体の前は陰性で後ろは陽性なので、胸やおなかに出る症状は陰性が原因で、背中に出る症状は動物性食品の陽性が原因です。また、右半身に出る症状は陽性で、左半身に出る症状は陰性です。左肩が痛ければ陰性、右足が腫《は》れれば陽性、背中に湿疹が出れば陽性と判断して、陰性症状に対しては陽性な黒焼き玄米茶（P222）を使ったり、陽性症状に対しては陰性な大根おろしを使ったりするというわけです。

陰陽は体の状態だけでなく、心の状態でも見ることができます。ネガティブになってすっかり落ち込んでいる状態は陰性で、イライラ、カッカと怒りっぽく攻撃的になっている状態は陽性です。体の症状と同様、落ち込んでいるときには黒焼き玄米茶や梅しょう番茶（P220）が有効ですし、怒りっぽくなっているときはまこも茶（P225）やよもぎ茶（P224）、はと麦茶（P225）が心を落ち着けてくれます。

ここまで読んで、「陰陽って、難しい。とっても取り入れられない」って思った人もいるかもしれませんね。でも、昔の人は、この陰陽論を当たり前のように知っていて、毎日使い、生活の知恵として生きていたんです。

なにより、私たちの体には陰陽が刻印されています。髪の毛は縦だから陰性でしょ、顔も縦だから陰性。耳も縦だから陰性でしょ。まゆは横で陽性、鼻は縦で陰性、口は横で陽性、歯は横で陽性、舌は横で陽性、首は縦で陰性という具合です。歩いていたって右と左で「陰陽陰陽」、息を吸うのが陰性で吐くのが陽性、心臓だってふくらんで（陰）縮んで（陽）を繰り返して全身に血液を送っているわけで、私たちはただ生きているだけで陰陽を体現しているんですよね。

「かいぐりかいぐりとっとのめ」というわらべ歌がありますが、陰陽でいうと「一日は朝（陽）と晩（陰）、光（陽）と闇（陰）とぐるぐる回っている。人も自律神経が副交感神経（陰）と交換神経（陽）がめぐり、眠り（陰）と目覚め（陽）もめぐっている」という意味にとれます。私たちはこの世に生まれたときから、陰陽のめぐりの循環の中で生きてきているんです。

この宇宙の法則を無視していたら、たちまち陰陽不調和をつくってしまうのです。人間を小宇宙というのだから、自然と共に生きるのがいちばんなのです。

この世のすべてのものは「むすんで開いて」、陰陽の繰り返しですからね。

※陰陽については、P76～81の漫画でもわかりやすく解説しています。

食い改め　その4

動物性食品を控える

肉は血を汚し、毒素をつくり、体を酸化させる

自然界の動物を眺めてみると、象やキリン、羊、馬、ヤギは草や笹や木の葉だけを食べて、たんぱく質も脂肪もカルシウムも体内でつくっていることがわかります。筋肉も皮膚も内臓も、毛や歯やひづめ、角に至るまで、すべて植物を食べ、自前でつくっているのです。海の中の魚介類も、海藻やプランクトンを食べてかたい殻をつくり、子孫をつくっています。

昔の子どもたちはごはん、みそ汁、煮もの（野菜や野草、海藻）、漬物だけで、丈夫な体をつくり、元気な風の子でした。また赤ちゃんは、質素な食事のお母さんのおっぱいだけで、6か月で3倍の体をつくっています。

動物性食品や植物性たんぱく質をとらなくても、体にはたんぱく質やカルシウム、脂肪をつくりあげる能力と機能が備わっているから、いとも簡単に肉体をつくるのです。このことを、高等教育を受けた人間がわかっていません。だから、自然界の動物に学べばよい！　とばあちゃんは思います。

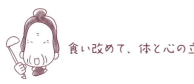

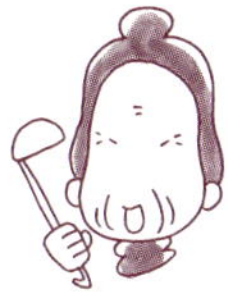

動物は緑の草のクロロフィルから、赤いヘモグロビンの血液をつくっているではありませんか。体は正しい食物で寿命の長い赤血球ができれば、悪いところをどんどん解体して壊し、修復して自ら治してゆくものです。

これがマクロビオティックの創始者、桜沢如一先生のおっしゃる宇宙の秩序、自然の法則です。この秩序、法則に反した食べ方をしていると、体は極陰に傾いたり極陽に傾いたりしていきます。女の子の生理が早まっているのもその現れなのです。早い子は小学2、3年生頃から始まっていると聞きますが、幼稚園児で生理がきたという話にはビックリします。

昔に比べてたんぱく質の摂取が多すぎることや、家畜の餌に由来する肉や牛乳に含まれる成長ホルモン剤が主な原因だと思います。ばあちゃんの時代は、女性の生理は16から18歳くらいで始まるのが普通でした。うちの孫も18歳で生理が始まりましたが、昔のような食事をしていると、今の時代であってもまともに生理がくるものです。昔は「生理が早く始まると長生きできない」とまでいわれていたんですから、早くこないほうがいいんですよ。

日本はかつて、動物を食べることを禁じていた時代が千年も続いていたんですからね（六七五年に天武天皇が肉食禁止の勅令を公布）。特に女性は牛や豚を食べると血が汚れるという理由からと、決して食べることはなかったんですよ。

肉はナトリウムが多く含まれる極陽性食品で、強酸性食品です。食べると血液が窒素で汚れ、毒素がつくられ、食べすぎれば動脈硬化や高血圧、心臓疾患などの原因になり、肝臓や脾臓《ひぞう》の機能の低下も招きます。

ですから、牛肉や豚肉だけでなく、鶏肉でも食べない選択をしてほしいとばあちゃんは思います。鶏肉と卵、牛乳、乳製品は子宮がんや乳がん、卵巣嚢腫《のうしゅ》の原因なんですからね。特に女性は気をつけなくちゃいけません。

赤ちゃんは、カルシウムの少ない母乳を飲むのが自然

ばあちゃんはあちこちで、「今の卵は無精卵で悪い。卵は化学物質の集合体ですよ」って言っています。鶏舎で飼われている鶏たちは、牛や豚と同様で抗生物質を投与され、成長ホルモン剤や女性ホルモン剤を入れた餌を食べさせられていますから。合成飼料を与えられていれば、遺伝子組み換え食品が心配ですしね。

なにより、卵は加熱すると固まりますよね。ゆで卵でも目玉焼きでも、カチッとかたくなります。

こういう食べものは体全体をかたくするんです。血管や筋肉がかたくなれば、動脈硬化、高血圧、血管が詰まれば脳梗塞や心筋梗塞、狭心症などのリスクが高まります。

それから、卵を食べていると多いのが化膿性疾患。歯槽膿漏《しそうのうろう》や歯周炎、蓄膿症《ちくのうしょう》など炎症を起こす病気にかかりやすくなります。

極陽性の卵は、極陰性の砂糖と一緒に調理されることが多く、それがなおさら病気の幅を広げ、治りにくくさせていることを知ってほしいと思います。

それから牛乳についてですが、まずだれの乳かってことを考えてみてください。これは牛の母乳で、それを人間が飲むこと自体、不自然です。牛の赤ちゃんはカルシウムの多い乳を飲むのが自然で、人間の赤ちゃんはカルシウムの少ない母乳を飲むのが自然なんです。

牛は3か月で体重が100kgにまでなってしまうのですが、どうしてそんなスピードで成長するのでしょうか？　それは、外敵から身を守るために神様から与えられた機能なんです。速く逃げるためには、早く体ができていなければならない、早く骨をつくらなければならないわけです。だから、カルシウム豊富な乳を飲んで、グングン大きくなるんです。

一方、人間の赤ちゃんは親がずっとめんどうをみて育ちますよね。すぐに歩き出さなくてもいいんです。18歳とか20歳くらいで成人の体になるのが正しいです。人間の母乳の成分と牛乳の成分は、そのために全然違うのだということを理解してください。

子どもの骨折や骨《こつ》粗《そ》鬆症《しょうしょう》を心配する人たちが、牛乳を飲むのを心がけているようですが、牛乳にはカルシウムの吸収を阻害するリンが多く含まれているため、牛乳を飲むことでかえってカルシウム不足に陥ることがあります。特に、日本人の女性はカルシウムをごまや青菜、海藻からとるほうが、効率がいいと思います。

カルシウム不足を心配して、人間にとって異種たんぱくである牛乳を飲んで、せっせとアトピーや花粉症、ぜんそくなどのアレルギー体質をつくっていたのでは、本末転倒です。

バターやチーズ、ヨーグルトなどの乳製品をとり続けていると、これも体にとってはダブルパンチの痛手となります。公演先で乳がんになった人に、どんなものを好んで食べていたか聞いてみると、ほぼ全員乳製品だと答えますからね。

バターについては、なにより酸化がきつくて怖いですね。一回加熱して作られているもので既に酸化のかたまりになっているのに、調理のときにまた加熱して、さらに酸化させてしまうのですから。バターほど血を汚すものはないと思いますよ。

魚はごくたまに、干物は体の酸化を進めるので厳禁

日本人は、海や川の資源の魚や貝を食べてきた民族です。だからばあちゃんも、月に1～2回程度、季節の新鮮な白身の魚だけと決めて少し食べています。ただ、マグロやカツオのような赤身の魚は極陽性なので避けます。昔から、「赤身の魚は病人に食べさせるな」とことわざにもありますからね。クジラやイルカ、サバやサンマ、イワシといった背の青い魚も極陽性な魚の部類です。

もう一つ避けたいのがアジやホッケ、イワシやシシャモといった魚の干物です。日に干すことで、魚に含まれる脂肪やたんぱく質が酸化して過酸化脂質が増加するので、血液が汚れ、血栓の原因になるんです。干物を食べていると体の老化が進むので、体力の衰えとともに白髪の原因にもなります。だしに使われる煮干しも同様なので、要注意です。

タラやヒラメ、タイなどの白身の魚やアユやコイのような川魚なら、獲れる季節に少量食べても問題ないと思います。魚を食べるときに重要なのが、「つけ合わせ・取り合わせ・食べ合わせ」です。体にとって異種たんぱくであることは間違いないので、消化を促す野菜や薬味の酵素が必要です。

大根やしょうが、ごぼう、ふき、青じそ、みょうが、梅干し、柑橘類などを、昔の日本人は魚を食べるときに必ず添えていましたよね。アユの塩焼きにはたで酢、コイのあらいにはからし酢みそ、こ

いくには大量のごぼう、といった伝統的なルールを守った上で食べることが肝要です。

海の魚を食べるときは、同じ海からとれる海藻を食べることも大事です。魚に含まれるナトリウムが血液を汚すのですが、海藻はそれを浄血してくれるのです。

ばあちゃんが魚を食べるといっても、切り身を焼いて一切れ食べる、というようなことはありません。大勢で鍋ものをするときに、白菜や春菊、ねぎ、大量の大根おろしなどと一緒に白身の魚を入れて煮、身のほうはほかの人たちに譲って、アラを食べるのが極意。

カサカサのアトピー性皮膚炎や魚の多食による腎臓疾患、高血圧や心筋梗塞、動脈硬化症、子宮がんや大腸がんなど、陽性症状のある人は、魚も含め一切の動物性食品はやめるほうがいいですね。

草などの植物は燃やしても煙はなく、白い灰になって完全燃焼します。一方肉や魚を燃やすと黒い煙が出て臭くなり、かたくなります。同様に体の中に肉や魚が入ると、不完全燃焼となります。動物性食品は強酸性食品で血液が汚れます。病気の本体は血液の汚れと血行の悪さと血栓のつまりですから、動物性たんぱくと脂肪を摂取する食生活から米・野菜・海藻の食養に切り替え、その効果をぜひ体感してください。

食い改め　その5
砂糖をやめる

砂糖は血液を溶かし、細胞を破壊する極陰性食品

まず、「白砂糖は食品ではない」ということを知っておいてください。ばあちゃんは、白砂糖は化学薬品だと思っています。白砂糖の作り方を知っていれば、誰でもそう思うはずです。

白砂糖の原料はさとうきびですが、これを圧搾して糖蜜をとり、石灰や炭酸、亜硫酸ガスなどを使って煮詰め、不純物を取り除きます。それから、ホウ酸塩や塩素などで脱色し、塩素などの無機酸で漂白して真っ白な砂糖にするんです。この精製の過程でミネラルやビタミンなどの栄養素はなくなってしまい、食品としての価値はゼロになるのです。長い年月、日本人がおかずや菓子にこの砂糖をたっぷりと使ってきた結果が、現代病、文明病、食源病となって現れています。

陰陽でみれば、砂糖は極陰性。血を溶かす溶血性食品です。国際自然医学会会長の森下敬一博士の実験では、赤血球に砂糖水をかけると溶けていくことが確認されています。砂糖の強い陰性によって、赤血球が溶けて壊れるわけですよ。だから、森下先生は砂糖のことを溶血性食品というんです。

ちなみに同じように塩水をかけると、赤血球は元気になって、キュッキュッキューと動き始めたそうです。さらに酢水をかけてみると、今度は溶けて壊れたそうです。酢も溶血性食品だから、赤血球は溶けるんですね。

甘いものを食べ続けることで、体の中の赤血球が壊れて、悪性貧血になったり、溶血性貧血になったり、再生不良性貧血になったりするんだよ、と森下博士は警告しています。砂糖の極陰性は脳細胞も破壊し、とり続けていると思考力がどんどん落ちて、判断力がなくなります。物忘れもひどくなり、認知症になったりするのはほとんど砂糖のせいですね。

陰性は上昇するエネルギーなので、体の上のほうに症状が出ます。砂糖は首から上の病気をつくるんです。視力が悪くなったり、鼻の中や口の中の病気をしたりね。耳の病気もそうですし、抜け毛なんかもそうです。まあ、どれも原因は砂糖だけではなく、果物やアルコール、清涼飲料水、減塩などの陰性も複合してかかわっているんですけどね。

砂糖で貧血、冷え性、低体温、尿もれ、骨折、精神不安定に

とにかく砂糖が体に入ると陰性のゆるむ拡散力が強く働くので、血管でも細胞でも内臓でもどんど

んゆるんでもろくなっていくんですよ。最近、口をキュッとつむっていられずに、半開きになっている人や、ポカーンと口を開けている人をよく見かけますが、あれは砂糖のとりすぎですね。甘いものを食べると口元の細胞がゆるんで自然と口が開いてしまい、ひどいと水っぽいよだれが出たりするんです。

失禁や尿もれも、極陰性のゆるむ力が働いていますね。顔の皮膚がたるんだり胸がたれたり、お尻がたれたりという美容の悩みも、甘いものと大いに関係していますよ。

砂糖はゆるませるだけではなくて、体を冷やしてしまうのが問題です。冷え性や低体温の人に聞いてみれば、ほとんど甘いもの中毒ですよ。子宮が冷蔵庫のように冷えてしまうから、さまざまな婦人科系の病気になるし、不妊症もまねきます。

砂糖が酸性食品であることも、注意しなければならない点です。体の老化を進め、病気の元になるのですが、白砂糖が大量に体に入ると、その中和のために体内のミネラル、特にカルシウムが使われてしまいます。カルシウムが不足すれば、虫歯にもなりますし、体中の骨がもろくなってしまいます。子どもの骨折が増えたことと砂糖の摂取が増えたことは、関係が深いのです。

カルシウム不足はイライラや精神不安定も引き起こすので、甘いもの漬けの子どものおやつをおにぎりにしたり、かぼちゃやさつまいもなどの自然の甘みの手作りお菓子にすることで、性格がすっかり変わったという話はよく聞くことです。

砂糖の摂取によって体が失うものは、カルシウムだけではありません。ビタミンB_1です。これはブドウ糖の分解に使われるビタミンです。ビタミンB_1は乳酸の燃焼にかかわりがあり、疲労回復ビタミンと呼ばれています。ですから、これが不足すると疲れやすくなるのです。めまいや貧血、うつ、記憶力の低下などもビタミンB_1の欠乏によって引き起こされます。

白砂糖は血糖値の乱降下を引き起こし、キレる子どもをつくる

血糖値を急上昇させてしまうのも、砂糖による大変大きな弊害です。特に白砂糖は体に入ると血糖値が急激に上がってしまいます。すると体がそれを下げようとして、膵臓《すいぞう》からインスリンというホルモンを分泌します。そうすると、血糖値が下がっていくのですが、インスリンが大量に出るため下がりすぎて低血糖になってしまいます。

そうなると、今度は体が血糖値を上げようとするわけです。そこでアドレナリンというホルモンが副腎皮質から出るのですが、このホルモンは血糖値を上げるだけでなく心拍数や血圧も上げるんです。

だからアドレナリンが分泌されると、イライラしたり、キレたり、攻撃的になったり、暴力的になったりするわけです。子どもたちがキレたりすることや、青少年の犯罪には甘い菓子や菓子パン、砂糖がたくさん含まれる清涼飲料水などが関係しているとみて間違いないと思いますよ。

こんなふうに、砂糖はその強烈な陰性エネルギーによってたくさんの病気をつくるから、ばあちゃんは常日頃から、「貧血、冷え性、低体温、便秘症、低血糖症、低血圧症の原因は砂糖だよ」と言っているんですよ。

砂糖より怖い人工甘味料が、多種多様な飲食物に使われている

それで、「砂糖は百害あって一利なし」とどこへ行ってもハッキリ言っているんですが、もっと体に悪いものがあるんです。それが、人工甘味料。アスパルテームやトレハロース、スクラロース、ステビアなどです。甘みは砂糖の数百倍、だけどカロリーはゼロ、というとダイエット中の甘いもの好きの人には救世主が現れたようなものですね。でも、人工甘味料は脳神経や染色体、遺伝子を傷つけると指摘している研究者もいるくらい大変危険なものなんです。うつ病の増加には砂糖もさることながら、この人工甘味料が相当悪さをしているとばあちゃんは思っています。

人工甘味料は、ダイエット食品だけでなく、スーパーで売られている多種多様な飲食物に使われているからご用心。スナック菓子や菓子パン、チョコレート、アイスクリーム、飴、ガム、市販の弁当やできあいの惣菜、練り製品、清涼飲料水、ビール、発泡酒などなど、ありとあらゆる商品に使われているんです。

甘いものを食べなくても、いつの間にか摂取してしまっているのが人工甘味料です。それらが少しずつ脳細胞を破壊しているんですよ。加工した食べものを買うのは勧めませんが、どうしても買わなければならないときは、表示の原材料をよく見て確認したほうがいいですね。

三温糖なら白砂糖よりいいだろうと思って使っている人がいますが、これは、白砂糖の精製の過程でできる一部カラメル化したものが含まれる砂糖で、カラメルなどで着色していることが多いんです。だから、白砂糖よりよくないんです。

ミネラルが残っている黒糖やきび糖、粗糖などを使う人も多いのですが、陰性のゆるむ力、冷やす力は働くわけですから、白砂糖と同様に注意が必要なのです。

てんさい糖なら原料が北海道で作られる砂糖大根だから、南で栽培されるさとうきびより陽性でいいのではないかと思われがちですが、砂糖大根は病害虫に弱いため農薬や殺虫剤の使用量がとんでも

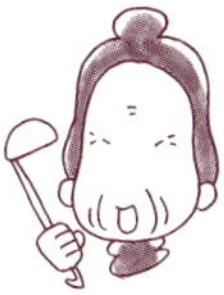

なく多いんです。ばあちゃんは実際に畑を見学したことがありますが、除草剤で葉を全部枯らしてから収穫していましたね。茎や葉はじゃまですから。命より効率優先の農業です。とてもこんなものは使えないと思いましたよ。

メープルシロップとかアガベシロップならどうか？　とも聞かれますが、ばあちゃんは買ったことも使ったこともないです。こういう甘みを欲しがる人には、圧力鍋で玄米を炊いている人が多いです。体が陽性になりすぎて、陰性な甘みを欲するのです。ごはんを土鍋で炊くようにすれば、甘いものへの要求はだいぶおさまると思いますよ。

米飴は少し使う分にはいいですが、食べすぎて虫歯になった人もいますから、量は注意しないといけませんね。それから最近はやりの甘酒ですが、昔の人はお祝いやハレの日以外は飲んでいなかったですよ。ばあちゃんにはとても甘すぎて飲めないですね。

動物性食品や圧力鍋炊きごはんを食べると、甘いものが欲しくなる

そもそも、日本人は基本的に甘いものがいらない民族なんですよ。お米でブドウ糖をとっていますからね。それなのに陰性な甘いものを欲しがるというのは、陽性の動物性食品を食べているか、前述

のように圧力鍋炊きのごはんを食べているか、どちらかだと思います。体が締まりすぎれば、ゆるめるものを欲するのは当然のことです。

どちらでもないのにまだ甘いもの欲求が止まらないという人は、これまで相当動物性食品をとってきて、体の中に古いナトリウムがたまっている状態だと考えられます。そういう人は大根や玉ねぎ、青菜、海藻などを食べてナトリウムを溶かしていく必要がありますね。

おかずばかり食べて、米をしっかり食べていない人も、甘いものを欲すると思います。糖分が足りていないですからね。甘いものを食べたくなったら、おにぎりをよく噛んで食べてみてください。低血糖状態から抜け出せて、甘いものへの欲求はおさまると思いますよ。

砂糖は中毒性があるから、なかなかやめられないものです。頭でわかっていても、砂糖をやめるのは苦しいと言う人が本当にたくさんいます。砂糖の害を知って甘いものをやめていたのに、誘惑に負けて食べてしまい、自分を責める人がいますが、食べてしまったものは仕方ないですよ。そういうときは、梅しょう番茶（P220）を飲めばいいんです。これを飲めば甘いものを食べても大丈夫、と言っているわけではないですよ。でも、砂糖が体に入ったときの陰陽バランスのとり方として、覚えておくといいですね。

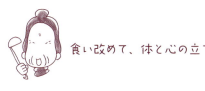

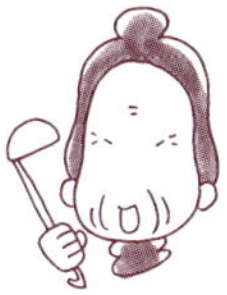

食い改め　その6

果物を控える

果物の常食で免疫力、自然治癒力が低下

「陰陽をふまえて食べる」の項で少し述べましたが、果物はカリウムが多く、拡散のエネルギーが働いて大変陰性な食品。体を冷やし、細胞をゆるめ、血液の濃度を薄める食べものです。こういうものを常食していると、体力がなくなっていきますし、免疫力や自然治癒力が落ちていくんです。「果てる物」と書いて「果物」ですからね。字を見るだけで、わかりますよ。冷え性、貧血、低体温、低血圧症、低血糖症、陰性の便秘、うつなどの悩みをかかえている人に聞いてみると、ほとんど果物か甘いものをたくさん食べているんです。

昔の人は果物が体によくないということを知っていて、「屋敷になりものの木を植えると病人が絶えない」と言い伝えられています。家の敷地内に果物の木が植わっていると、どうしてもたくさん食べてしまいますからね。

それから、「いちじくは病人のうめき声を聞いて大きくなる」なんてことも、昔の人は言っています。

いちじくが極陰性で、病気をつくる原因になることを表しているすごい言葉ですね。色は紫で、水分が多く、強烈な甘みがあって、果物のなかでもいちじくの陰の強さはダントツです。

ばあちゃんは、果物をまったく食べちゃダメ、と言いたいわけじゃないんですよ。果物のなかにも陰陽がありますからね。寒い土地でできるもの、小さいもの、赤いものは陽性ですから、りんごやいちごはたまに食べてもいいし、さくらんぼも旬の時季に少量いただくくらいはいいと思います。

すいかは大きく水分がいっぱいでとても陰性なんですが、丈夫な人が夏の本当に暑いときに食べる分にはそれほど体にこたえないでしょう。ただし、冷房漬けで冷えきっている人や先に書いたような陰性な症状を出している人は避けたほうがいいですよ。

みかんやきんかんも、ばあちゃんはときどき食べます。柑橘類は魚の毒消しになるんです。でも桃や梨、びわなんかは食べないですね。桜沢先生は、「1個の果物は5杯の水を飲むより体を冷やす」って言っていますから、果物はホントに気をつけなくちゃいけないです。

熱帯のフルーツは体を猛烈に冷やす

日本人の体に最もよくないのは、バナナやパイナップル、マンゴー、キウイといった熱帯・亜熱帯のフルーツです。暑い土地で育つものは、体をとんでもなく冷やす代物なんです。それに、砂糖同様、血を溶かしますからね。こういうものを食べていると、女性は子宮が冷えて、不妊症になります。運よく妊娠しても流産したり、産道から赤ちゃんを出す力がなくて帝王切開になることもあるんですよ。

バナナの極陰性は、その姿によく表れています。まず非常に高いところになっているでしょ。陰は上昇するエネルギーですからね。そして、分裂している。これも陰性の働きです。甘さも半端ないですよね。尿路結石や腎臓結石などの原因となるシュウ酸が多いのも、バナナの特徴です。

パイナップルもすごく陰性ですよ。食べると舌がピリピリしたり、口角が切れたり、唇や舌がザラザラになる人もいます。これは、パイナップルで自分の体のたんぱく質を溶かしているんです。

乾燥させたドライフルーツなら生のものより陽性になっているからいいんじゃないかと、お菓子などに入れている人が多いですが、ばあちゃんはオーガニック栽培のものでも使いませんね。水分がほとんどなくなっているという点では陽性といえますが、生の果物より糖度は増しているんですよ。

昔話に二人の炭焼きの話があります。ある冬の日、二人は町に炭を売りに行きました。炭を売ったお金で、腹黒いほうの一人が干し柿を買い占めてしまい、もう一方は残っていた塩鮭を買って帰りました。村に帰る道中、どんどん寒くなり雪まで降ってきたのですが、おなかもすいてきて、一人は干し柿を食べ、もう一人は塩鮭をかじったそうです。塩鮭を食べたほうはスタスタと山を越えることができたけれど、干し柿を食べたほうは体がすっかり冷えてしまい、家に帰れなかったといいます。

食べものの陰陽がはっきりわかるお話ですね。「柿食えば冷える」と昔から言われていますが、干し柿だって体を冷やすんです。

食い改め　その7

大豆製品に気をつける

豆腐は温めて食べても体を冷やす

近年、おしゃれなマクロビオティックレストランやベジカフェが増え、食事を菜食に切り替える女性が目立つようになりましたね。肉や魚、卵を食べなくなると、大豆製品でたんぱく質を補わなければと、豆腐や厚揚げ、油揚げ、納豆を毎日のように食べている人が多いようです。特に子どもを育てている家庭では、体の成長にはたんぱく質が必要だと思って、一生懸命大豆製品でおかずを作ったりしがちです。でも、そのために体を冷やし、アレルギーをつくり、病気をつくり、気持ちまで落ち込ませているような気がしてなりません。

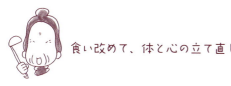

ばあちゃんは、現代病は「たんぱく病」だと思っているんです。昔の食卓には、たんぱく質のおかずなんてなかったですよ。みそ汁と漬物くらいでごはんをモリモリ食べて、大人だって子どもだって、元気だったんです。子どももいっぱい生まれていたんです。

たんぱく質は、米にも野菜にもみそ汁にも含まれているから大丈夫なんですよ。玄米や三分づき米なら、白米よりたんぱく質がありますしね。それどころか、たんぱく質は自分の体で合成できるんですから。草食動物は草だけ食べて巨体をつくっているじゃないですか。

ばあちゃんがどうしてそんなに大豆製品に警告を発しているかというと、大豆にはカリウムという陰性な元素がたくさん含まれているからなんです。これが体を猛烈に冷やすわけですよ。高熱のときに豆腐を頭に貼れば、熱が下がるくらいですからね。豆腐は「豆が腐る」と書くじゃないですか。極陰性で腐るのが早いんです。

真夏の暑いときなら、冷やっこも薬味をたっぷり添え、しょうゆをしっかりかければいいと思うんですが、みんな一年中食べてますからね。冬は湯豆腐を食べたいわけですよね。いくらアツアツでも体は冷えるので、たくさんは食べないほうがいいですよ。野菜も一緒に煮て、食べすぎないことです。

昔の人は、みそ汁に豆腐を入れるくらいだったと思いますよ。今の人は、豆腐ハンバーグとか豆腐ステーキとか、いろいろな料理にしますよね。たんぱく質信仰のたまものって感じですが、そんなにがんばって作らなくていいんですよ。

香辛料をきかせた豆腐ディップや、メープルシロップと合わせた豆腐クリームのように陰に陰を重ねてしまうと、体はしんしんと冷えます。貧血、冷え性、低体温、まっしぐらですよ。

納豆はカリウム過多で、体が猛烈に冷える

昔の人は、そんな大豆の危険性を体験的に知っていて、塩の陽性と抱き合わせ、じっくり発酵・熟成させたみそやしょうゆという形にして毎日摂取してきたんです。大豆を煮るときも、陰陽バランスをわかっていて、陽性なごぼうやにんじん、れんこん、昆布などと炊き合わせて煮豆を作っていました。

油揚げについては、豆腐を揚げて陽性化しているので、野菜や根菜と煮合わせたり、けんちん汁に入れたりして、使っていました。酸化した油は湯をかけて油抜きするのではなく、熱湯に入れてサッとゆでてから調理するようにしています。これは厚揚げも一緒です。厚揚げはおでんに入れたり、八宝菜に入れたりしています。

発酵食品の納豆は健康にいいものと多くの人が認識していますが、ばあちゃんはずっと前から注意を促してきました。そもそも納豆が全国的に食べられるようになったのは、戦後のこと。ばあちゃんは九州の出身なので、若い頃は見たことも食べたこともありませんでした。

昔からある水戸納豆はわらに蒸し大豆を包んで天然の納豆菌で発酵させたものでしたが、いま出回っているのは、人工培養させた納豆菌を使って短時間で大量生産している納豆で、決して体にいいものではないんです。

大豆は陰性で拡散性が強く、カリウムが多くて、急速に発酵させてさらに陰性にしているので、納豆は極陰で体を冷やし、ゆるめる力が大きいということを知っておいてください。納豆を食べるなら、昔ながらの納豆にし、家族で分け合って少しずつ食べ、毎日は食べないようにするのが無難です。もし食べるときは、取り合わせ・食べ合わせを大事にし、ねぎとからし、しょうゆを加え、よくかき混ぜてから食べてください。ただし、冷え性、貧血、低体温、便秘といった陰性症状が出ていたら、納豆は厳禁ですよ。

大豆の加工品のなかで、最も陰性なのが豆乳です。これに極陽性のニガリを加えた豆腐ですら体を冷やすのに、豆乳をそのまま飲むなんて、本末転倒もいいところです。最近は料理やスイーツに使う人が多いですが、貧血、冷え性、低体温をつくる極陰性の食材ですから、冷えや病気から抜け出せないでしょう。

食い改め その8
野草を食べる

F1種から育った野菜より、生命力のある野草を

「いく薬 求めむよりも 常に身の やしなひ草を つめよとぞ思ふ」。これは明治天皇が詠んだ歌なんですが、いい薬を求めるよりも養生になる野草を摘むことを勧めています。「薬」という字は、草かんむりに楽と書きます。野草を食べると体が楽になる、薬になる、とこの字から読み取れます。

天保4年、東北を襲った大飢饉で、米沢藩では一人の餓死者も出なかったのですが、山菜や野草で救われたのです。食べるものがない所では、餓死者が大勢出てしまったという史実もあるんです。

現代の問題としては、野菜の質がとても悪くなっていること。スーパーに並ぶほとんどの野菜が、F1種という種から作られているものです。F1種はハイブリッド種とか雑種第一代と呼ばれ、一代交配の種、一代限りの種ってことです（野菜の種の袋には「交配」と記載）。大量生産しやすく改良されているので、一代目は形状もそろって農家さんにとって好都合。でも、収穫後に種をとってまくと、形も大きさもバラバラで、出荷には向かないというわけなんです。だから、農家さんは毎年種を

買わなければならないのですね。

Ｆ１種は、次世代へ命を継げない種。ばあちゃんに言わせれば、生命力も生殖器も宿っていない種です。それにフリーシーズンで、旬もないのです。昔から受け継がれてきた在来種の種には子孫をつくる生命力があるんです。これを守ろうとがんばっている農家さんや種屋さんもいて、ばあちゃんが畑にまくのも在来種です。でも、日本のほとんどの家庭の食卓にあがるのは、Ｆ１種から育った野菜なんですよね。だから、太古の昔より今も自然界にやってくる季節ごとの野草は尊いのです。野草を食べて、血液を変え、細胞を変え、内臓を変えて体と心を元気にしてほしいと思うのです。

有機野菜は腐るが、自然栽培野菜や野草は腐らない

うちはオーガニック野菜を買っているから安心、と思っている人が大勢いるかもしれません。でも、化学物質漬けの有機肥料が使われていることも多々あります。畜産の現場では抗生物質やホルモン剤が普通に使われているんですが、特に鶏は病気になりやすいから、抗生物質の使用が半端ないんです。外国産の餌を与えていれば、ほとんど遺伝子組み換え食品が使われています。そういう家畜から出た鶏糞《けいふん》や牛糞、豚糞を畑に投入して、無農薬野菜として売られることもあるのですが、特に鶏糞は窒素

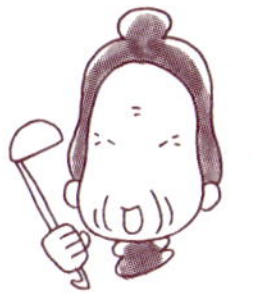

が多くて、野菜に与える影響を考えると体によくないといえます。

薬品を使用せず、餌も国産のものにしている畜産農家はいます。そういう家畜の糞でつくられた有機肥料で育った作物ははたして安全でしょうか？　これは実験をすれば、すぐにわかります。肥料を投入した野菜と無肥料で育てた野菜をそれぞれビニール袋に入れて置いておくんです。しばらくすると、肥料を使った野菜のほうは溶けて水になり、腐って悪臭が出だしますが、無肥料で育てたほうは自然にシワシワと枯れていきます。肥料は、化学肥料であっても有機肥料であっても同じこと。どんなこだわりの有機肥料を使っても、結果は同じです。

野に育つ野草は腐らないで枯れます。それが自然なんですよ。自然なものと不自然なものと、どっちを食べたら体によいか、誰でもわかりますよね。だから、ばあちゃんは言うんです。「健康になりたかったら、とりあえず野草を食べなさい。それがいちばん早道だよ」ってね。

野草は肥料どころか水一滴やらなくたって、天の恵みでいくらでも生えてくるんです。ということは、精が強いっていうことです。だから、いっぱい食べる必要はなく、たくさん食べてもよくないんです。アク抜きをきちんとして、毎食少量いただくだけで、野草の高いエネルギーによって自分の中のエネルギーも高まります。

野草を季節に応じて使っていけば、体はどんどん元気になっていきますよ。ばあちゃんは、春はふきのとうやつくし、よもぎ、のびる、せり、よめな、からすのえんどう、かんぞう、うど、ははこぐさ、はこべ、夏はあかざやしろざ、あおざ、つゆくさ、たで、いのこづち、べにばなぼろぎく、ひゆなをおいしくいただきます。野草にも陰陽があるので、アクの強い野草は気をつけていますが。

この野草さえあれば、あとは米と塩、みそ、しょうゆでどんな時代が来たって生き抜いていけます。だからこういう知恵を、これからの人たちに知ってほしいと思い、伝えています。最近は野草を生で食べたり、アクもとらずに料理をしたり、酵素ジュースにする人がいますが、危険なので絶対にやめてくださいね。

食い改め　その9
海藻を食べる

海藻は浄血作用があり、血液をアルカリ性にする

海に囲まれて暮らす日本人は、海藻からたくさんの栄養を補給してきました。海藻はミネラルの宝庫といわれますが、海で育つ海藻は元々塩分をもっていて、カルシウムやナトリウムが豊富に含まれている陽性食品なんです。干した海藻はさらに陽性になっているので、貧血、冷え性、低体温、低血圧症、低血糖症、陰性の便秘、不妊症などの陰性な症状をかかえる人は、特に意識してとるようにしてくださいね。

もちろん、症状のない中庸の状態にある人や陽性に傾いた人でも、海藻は毎日食べてもらいたい食品です。海藻は体内の毒素を吸着して排出してくれますし、浄血作用があって、血液をアルカリ性にしてくれるスグレモノなんですから。

海藻には、カルシウムもたくさん含まれています。「カルシウムをとるなら牛乳よりもひじきやごま、青菜で」とよくいわれますが、乾燥ひじき100g当たりのカルシウムの含有量は1400mgで、

わかめや昆布の倍近くあります（ちなみに、ごまは１２００mg）。

少し前までは、ひじきの煮ものがどこの家の食卓にものっていたものです。食事が欧米化して、日本のテーブルからひじきはすっかり姿を消し、煮方もわからない主婦が増えてしまいました。こういうことも、子どもの骨折を増加させたり、骨粗鬆症を患う人を増やした原因になっているとばあちゃんは思います。

海藻をよく食べる村は長寿村、あまり食べない村は短命村ともいいますから、米、野菜、野草とともに欠かさないようにして、これからの食事作りをしっかりと考えてほしいと思います。

昆布は天然ものを、のりは酸処理していないものを

海藻にもいろいろあるので、それぞれの特徴や使い方を述べていきましょう。

まず昆布ですが、だしをとったりつくだ煮にしたりして、最も登場回数の多い海藻だと思います。といっても、顆粒だしや液体だしを使う人が増えたので、家に昆布がないという人も多いかもしれません。

昆布を買うときは上質なもの、養殖でなく天然の昆布を求めたいものです。天然の昆布は岩礁に自

生しているものですが、歯ごたえがあって噛むほどに味わいがあり、粘り気もあって昆布本来のパワーを感じます。一方養殖の昆布は大ぶりで、天然ものに比べて色が多少薄く、柔らかくて香りが少ないのが特徴です。こちらは、2年かけて養殖しています。さらに「即成」といって、養殖期間が1年のものもあります。こちらは色が薄くて厚みもペラペラに薄く、昆布の香りがしないものです。

だしをとるには真昆布や利尻昆布がおすすめです。だしがら昆布は、つくだ煮にして、無駄なく使いきってください。

ひじきは、海藻のなかで最も締める力が強い陽性な食品です。特に陰性症状のある人は、ひじきの煮ものをきらさないようにして、毎食一箸食べるようにするといいですね。ばあちゃんは、ごぼうやにんじんと一緒に炊いて常備菜にしています。ごはんに混ぜて、ひじきごはんにするとおいしいですよ。

それから、伊勢志摩地方でとれるあらめ（コンブ科）も陽性食品です。東日本ではほとんど見かけませんが、自然食品店には売っています。これはやはりミネラルが豊富で、特にカルシウムと鉄分が多く含まれています。クセがないので、野菜や野草と組み合わせて煮ものや炒めものに重宝します。

のりはビタミン、ミネラル、食物繊維が豊富です。おにぎりに欠かせないものですが、ばあちゃんはよく野草の磯辺あえに使います。あぶってちぎったのりにしょうゆを加え、アク抜きした野草（塩ゆでして水にさらし、しょうゆ洗いしたもの）を刻んであえるのですが、簡単でおいしくて滋養がありますよ。

のりを買うときは、酸処理していないものを選んでくださいね。酸処理というのは、のりを養殖網ごと有機酸などの水槽につけて、網に付着する汚れや病原菌を排除する方法です。これは収穫の回数を増やして生産量を上げるために全国でなされている方法ですが、酸処理をしたのりはかたくなって、風味も落ちてしまうんですよ。

それと、わかめですね。こちらは、みそ汁に毎日入れて食べてもらいたい海藻です。ばあちゃんは炊き込みごはんにも入れますよ。生わかめのしゃぶしゃぶも、おいしいですよ。土鍋に昆布のだし汁を温め、生わかめをしゃぶしゃぶしたら、大根おろしとポン酢、しょうゆ、七味でいただくんです。

最後に寒天ですが、これは成分のほとんどが食物繊維で、腸内の老廃物や毒素を吸着して外に出してくれます。寒天を使用すれば、動物性のゼラチンを使わずにヘルシーなゼリーを作れますね。あずきの煮汁やよもぎ茶を米飴と一緒に固めると、体によくて子どもたちに喜ばれるおやつができます。

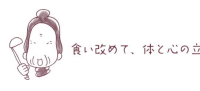

食い改め　その10

飲みものに注意する

お茶はガブガブ飲まずに、のどを湿らす程度に

水分は陰性。とりすぎると体の中で拡散のエネルギーが働くので、ゆるみ、ふくらみ、冷えて、水太りになって、血液が薄くなり、バテやすくなります（夏は熱中症になります）。だからばあちゃんはお茶をガブガブ飲むことはなくて、のどを湿らす程度にちびちびと口に入れています。

ごはんと野菜や野草、海藻のおかずや汁ものといった自然の食事をしていると、そんなにのどは渇かないものです。肉や卵を食べたり、添加物や化学調味料の入ったものを食べたり、パンやクッキーみたいに水分の少ないものを食べたりすると、猛烈にのどが渇くんです。それで緑茶やコーヒー、水、ジュース、清涼飲料水なんかを一日中飲んで、体をすっかり陰性化してしまっている人がいっぱいいると思います。

特に子どもは元々大人より陽性なので、極陽性の肉や卵を食べると体が温まりすぎてしまいます。それで水分をたくさん要求するわけですが、今度は飲みすぎてしまうんです。そうなると血液が薄まり、体力が落ちて、子どもなのにだるいとか言い出すんです。

のども渇かないのに、健康法として水を飲んでいる人もいますね。湿気のある日本で体に水はそれほどいらないのに、乾燥している西欧の健康法を取り入れるところに間違いがあるんです。これは、貧血、冷え性、低体温、陰性の便秘を進める不健康法だと気づいてほしいですね。

緑茶は三年番茶やたんぽぽ茶に比べ陰性で、体を冷やす

日常のお茶としては、三年番茶（P220）がオススメです。これは、3年以上生育した茶の枝を刈り取り、焙《ほう》じてから熟成させたお茶です。カフェインは新芽に多く含まれるので三年番茶には含まれず、子どもや高齢者も安心して飲むことができます。体を温める陽性寄りのお茶で、新陳代謝を促し、酸性体質改善にも役立ちます。

緑茶は三年番茶に比べるとずっと陰性で、体を冷やすお茶です。魚を食べている人にはいいかもしれないけれど、動物性食品を控えている人が緑茶を常飲すると、陰性の貧血になっていくので注意しましょう。

もっと気をつけたいのは抹茶です。これはよしずとわらで陽性な日光を遮って育て、陰性な若葉を

使って作る極陰性のお茶なんです。茶道では、さらに主菓子《おもがし》や干菓子といった極陰性のお菓子を食べるので、病気になっている人もけっこう見受けられます。ばあちゃんはよもぎの粉末に熱湯を入れて、お茶を点《た》てて飲みますよ。

よもぎは血液をきれいにしますからね。浄血、造血、止血作用があるので、よもぎ茶（P224）を飲むだけで、1週間で体が変わるんですよ。血液循環がよくなって体が温まるし、体内から有害物質を排出させるのにも役立ちます。

まこも茶（P225）も、血液の浄化にいいですね。細胞を活性化し、内臓も強化してくれます。とにかく老廃物や体内毒素を排出する力が強くて、自然治癒力を高めてくれる素晴らしいお茶なんですよ。体の再生には、まこも茶がいちばんですね。

それから、ばあちゃんイチオシのお茶がもみつきの黒焼き玄米茶（P222）。もみのついたままの玄米を土鍋でじっくり焙煎《ばいせん》したものですが、右回転で混ぜながら煎れば陽性のエネルギーも加わって、大変陽性なお茶になります。これを煮出して飲んでいると、体はポカポカ温まってきて、体温が上がってくるし、免疫力がアップするんです。

貧血、冷え性、低体温といった陰性症状の人には、たんぽぽ茶（P221）もいいですね。これはたんぽぽの根を刻んで干して、煎ってお茶にし、煮出したものですが、母乳不足の人にもいいんです。「たんぽぽコーヒー」の名称で自然食品店にもいろいろなタイプが出ていますが、糖分が入っているものは避けてください。でも、たんぽぽ茶は自分で作るとおいしいですよ。

動物性食品をとりすぎて陽性症状を出している人にオススメなのが、はと麦茶（P225）です。新陳代謝を増進させ、美肌効果もあるので、アトピー性皮膚炎などの改善にも貢献します。タコ、ウオノメ、イボのある人にもいいお茶です。

果糖ブドウ糖液糖が含まれる清涼飲料水は絶対避けたい

体を冷やす飲みものでよしとするのは、はと麦茶までですね。緑茶のことは書きましたが、コーヒーはたとえホットで飲んでも、体をすごく冷やすんです。利尿効果が働くので、大事なミネラルも排出してしまいます。

飲みもののなかで最も避けたいのは、清涼飲料水ですね。これには果糖ブドウ糖液糖（異性化糖）というものが入っているんですが、これが白砂糖より恐ろしい代物《しろもの》なんですよ。とうもろこし（ほとんど遺伝子組み換え食品）から果糖とブドウ糖を化学的に作り出したもので、低温では砂糖より甘く感じるという理由で清涼飲料水やスポーツドリンク、アイスなどに使われやすいのですが、砂糖より安価だという経済的なこともあるわけです。

果糖は、ＡＧＥｓ（終末糖化産物）という老化物質をブドウ糖の10倍産生し、動脈硬化や腎臓病、神経障害、脳梗塞や心筋梗塞などのリスクを高めるんです。

しかも清涼飲料水には、体内のカルシウムを押し出す作用のあるリンが含まれていて、これが骨折しやすい骨、骨粗鬆症になりやすい体にするんですよ。

清涼飲料水には、砂糖の項目で書いたような危険な人工甘味料も含まれていますし、子どもには与えてはいけない飲みもの。炭酸飲料を与えると、骨がもろくなってしまいます。飲みものは、家で作るお茶が安心・安全です。

食い改め その11

いい食材、いい調味料を使う

在来種の種から育てた無農薬・無肥料の米や野菜を

ばあちゃんは米も野菜も自分で作って、野草を摘んで、塩はニガリの少ない甘みのある塩を買って、それを使ってみそやしょうゆを造り、油や酢やみりんは、原料や製法にこだわっているものを購入してきました。最近、こういう自給暮らしをする若い人が増えてきて、ばあちゃんはとても感心しています。アパートで一人暮らしの女性がみそ造りをしたり、畑や田んぼをやる人も多くなってきましたよ。

口に入れるものは自分で作るものがいちばん信用できるわけですが、そうもいかないことが多いので、購入する場合の注意点をあげていこうと思います。高いものばかりだと思うかもしれないけれど、ごはんとみそ汁、煮もの、漬物といった質素倹約・シンプルな食生活に切り替えていけば、動物性食品や甘いもの、果物、大豆製品やその他の加工品、ドレッシング、ルーなどを買ったり、外食やできあいのものに使っていた食費をまわせるので、前よりいいものを食べて、かえってお金が余るようになるんですよ。自分のできることから、少しずつでも取り入れていってちょうだいね。

まず米や野菜ですが、農薬や肥料を使わずに在来種の種から自然農法や自然栽培で育てたものがオススメです。理由は野草の項目（P51）に書いたのですが、有機栽培の野菜は、農薬や化学肥料を使用していなくても、鶏糞や牛糞、豚糞を使うので注意したほうがいいんです。家畜の餌は、遺伝子組み換え食品が混じる外国産の飼料が多く、臭《にお》い取りのために脱臭剤も入れられたりしています。無理に大きくさせる成長ホルモン剤や肉づきをよくして肉を柔らかくしたり、飼育期間の短縮をかなえる女性ホルモン剤も投与されて飼育した家畜からの糞が使われていても、「有機栽培」と表示されて売られていることがあるんです。

農薬漬けの野菜でもこういった有機栽培の野菜でも、長く置いておくと腐ってドロドロになってしまいます。けれど、無肥料で育てた野菜は枯れてシワシワになります。体の中でどう働くか、想像がつきますよね。腐る野菜ではなく、枯れる野菜を食べてほしいものです。

これも野草のところで述べましたが、種のことにも触れておきましょう。農家が仕入れる種の９割以上が輸入品で、そのほとんどが一代交配のＦ１種子です。これは次の世代にバトンを渡せない種なので、それをまいてできたものは命をつながない野菜だとばあちゃんは思っています。種子消毒もされていて危ない種なんですが、スーパーに並ぶ野菜のほぼすべてがこのＦ１種子から作られたものです。生命力のあるものを食べていなければ、命と健康は守られませんからね。在来種の種を守る農家さんや種屋さんががんばっているので、そういう農家さんから野菜や米を取り寄せたり、家庭菜園で在来種の種をまいて野菜を作ったりすれば安心です。

ばあちゃんは昨年京都の綾部《あやべ》から故郷の大分に移ったんですが、20年以上ほったらかされていた畑を借りて開墾し、在来種の種をまいて、畑に声だけかけて全国に講演に出かけました。帰ってきたら大きく育って、手では抜けないほどたくましい陽性な大根になっていましたよ。煮ものや漬物にしたり、大根おろしにしたり、大根葉を干せば腰湯（P229）にも使えて、捨てるところがありません。貸し農園などもあることですし、ねぎやにら、小松菜ぐらいは自分で栽培してみたらどうでしょうか。

天然醸造で長期熟成のしょうゆやみそを使いたい

「身土不二《しんどふじ》」という言葉をご存知でしょうか？　身（体）と土（土地）は二つならず、という意味なんですが、自分が住んでいる土地のものを食べるといいよと教えている言葉です。現代は、国内産・外国産問わずさまざまな食材が流通していますが、気候の違う遠くの土地でできたものを食べるのは不自然で、それが体の不自然を引き起こし、病気の要因にもなっています。

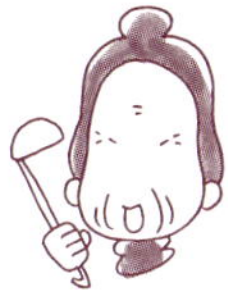

それから、旬でないものは買って食べないようにしてくださいね。春は冬の間にたまった毒素を掃除する苦みのある野菜や野草、夏は体をクールダウンして、利尿効果のあるウリ科の野菜、秋は体温を上げるのに役立つ根菜類や野草の種のつくだ煮、冬は冷えを緩和する海藻や切り干し大根など、旬のものを食べていると、季節ごとに変わる体に対応することができます。

次に調味料ですが、安物買いだけはしないでください。あれこれたくさん種類を取りそろえないこと。塩、みそ、しょうゆ、みりん、梅酢、米酢、日本酒と、油はごま油と菜種油があれば、ほかには何もいりませんよ。調味料はお米と一緒で毎日体に入るものなんだから、天然醸造の本物を使ってください。塩は前述の通りニガリを多く含まない、なめて甘くておいしいものを買い求めてください。

しょうゆは自分で造ったり、グループで造ったりする人が全国的に増えてきていますね。近くでしょうゆ造りのワークショップなどがあったら、ぜひ参加してみてください。購入する場合は、添加物が入っていない天然醸造のもので、できれば3年熟成させたものを選んでください。こういうしょうゆはうまみと甘みがあります。煮ものに砂糖を入れなければおいしくできないのは、使う野菜に問題があるがしょうゆにも原因があると思いますね。

ばあちゃんはしょうゆを2種類合わせて料理に使うことがあるんですが、味に深みが出ていいですよ。濃口しょうゆと薄口しょうゆを混ぜたあえものなど、ぜひ試してみてくださいね。

　みそとしょうゆは造血に欠かせないもので、いいものを摂取すれば体温を上げるのにも役立ちます。質のいいみそを、毎日のみそ汁に使いましょう。みそはしょうゆに比べ手軽に手造りできるので、原料にこだわって、ぜひ自分で造ってほしいですね。なるべく3年おいたほうがいいので、それまでは自然食品店や自然食の通販などで購入してください。購入する場合は、国内産有機の天然醸造にこだわってほしいです。

　ばあちゃんは米みそ（大豆と米麹のみそ）を使っていますが、夏には陰性な麦みそ（大豆と麦麹のみそ）、冬には陽性な豆みそ（大豆と豆麹のみそ）と季節に合わせます。豆みそは鉄分が多く、男の人には豆みそを使うと、とても元気な精子をつくるのでオススメです。

みりんや酢、料理酒、油も、原料や製法をよく確認して購入

　みりんは陰性なので、みそやしょうゆほど使うものではありませんが、煮ものに少し入れるとうま味の深い味に仕上がります。国産のもち米と米麹、米焼酎だけでほかに何も入れないで造る本みりんがオススメです。３年間熟成させたものを、ぜひ使ってください。

みりんの陰性を飛ばす方法に、煮きりみりんがあります。みりんだけ鍋で沸騰させてからほかの材料と合わせるのですが、おいしいそばつゆや寿司酢に利用できます。

寿司酢はみりんを煮きったところに酢を入れて塩を入れ、パッと火を止めるのですが、みりんと酢の陰性を飛ばして作る方法です。酢は極陰性で溶血性食品なので、要注意ですが、このように少し加熱すると多少陽性になります。

ばあちゃんが使っている酢は、玄米と湧き水で仕込み、長期熟成させたもの。野草の酢みそあえやきゅうりの酢のものなどにも重宝しています。でも酢を使ったものを食べすぎると貧血や冷え性、体力の低下などは治りませんから要注意。

酸味を入れたい料理には、極陰性の米酢より塩気がきいて陽性な梅酢のほうが体にもよく、安全に使えます。しょうがを漬け込んだり、大根やきゅうりの梅酢漬けもでき、重宝します。梅酢は梅干しを漬けたら、自動的にできるからお得です。すぐに使いたい人は、自然食品店で購入してください。

それから料理酒として使う日本酒ですが、米と麹と水だけで造られた純米酒を使ってください。発酵の力でできる自然のアミノ酸が、料理にうまみをプラスしてくれます。酒も極陰性なので、たくさん使うものではありません。

食い改め　その12

土鍋を活用する

土鍋調理は金属の溶解の心配がなく、甘みが引き出される

食材が同じでも、調理する鍋によって、味も栄養も違ってきます。ばあちゃんは、ごはんを炊くのも野菜を煮るのも、みそ汁を作るのも、土鍋を使っています。これがおいしくて、体にいちばんいいだけでなく、調味に砂糖が一切いらなくなるんですよ。

土鍋ならアルミやステンレスの鍋のように、金属の溶解の心配がないですし、ごはんを炊けば、土鍋から放射される遠赤外線のおかげで米のでんぷん質が十分にアルファー化され、甘くなって消化吸収がよくなるんです。遠赤外線は陽性のエネルギーだから、土鍋ごはんを食べていれば体温が自然に上がって、元気が出てくるんですよ。

玄米食をしている人には圧力鍋で炊いている人が多く、せっかくの自然栽培米もそれでは台無しでもったいないとばあちゃんは思います。腸がまだ未発達の幼児が圧力鍋炊きの玄米を食べたときの便を見れば、皮が消化されずに出てくるのを見ることができます。土鍋炊きの場合は、便に皮が見られ

ないので、しっかり消化されているというわけですね。

圧力鍋で加熱すると、急激に高温高圧になるので、ビタミンB1が破壊されてしまいます。「玄米がショック死する」とばあちゃんは言っています。それから、圧力鍋で炊いた玄米ごはんの色に注目してください。茶褐色なのは、玄米が酸化現象を起こし、陽性になってしまっているからです。酸化は病気のもとになったり老化を進めたりするわけですが、圧力鍋の玄米を食べている人に白髪が多いのも老化の表れです。体にいい玄米を食べるなら、病気を癒し、若返るように炊いてくださいね。

野菜の煮ものもばあちゃんは土鍋一本ですが、これがまた甘みやうまみが引き出され、砂糖なしでおいしいんですよ。厚手の土鍋は、熱伝導率の高い金属製の鍋に比べゆっくり熱が入ってゆっくりさめるのが利点です。土鍋調理にするだけで、すべての料理に砂糖を使わずに済むようになりますよ。

ばあちゃんはりんごやきんかんでジャムを作るときにも、塩だけ入れて土鍋で煮るので、砂糖がまったくいりません。

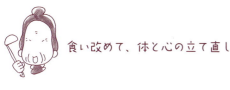

電子レンジやIH調理器にも注意したい

金属製でも、鉄鍋や鉄のフライパンはいいと思います。調理中に二価鉄という体に吸収されやすい鉄が溶け出すので、貧血の人に有効です。一方、フッ素樹脂加工のフライパンやホーローの鍋は、表面がはがれると有害物質が料理に混入するので、使用を避けたいものです。フッ素樹脂加工のフライパンは、表面がきれいでも、温度が高くなると有害なガスや化学物質が発生する可能性があるようです。

金属製の鍋よりもっと問題なのが、電子レンジです。これは、マイクロ波という電磁波によって、食品の中の分子を振動させて発熱させるものです。これにより、食品は組成が変わって、その結果、栄養が損なわれたり、発がん物質に変わる可能性もあるというのです。

それから、最近急速に増加しているＩＨ調理器もクセモノだと思っています。ＩＨ調理器から発せられる電磁波は小児白血病やがんの原因になるともいわれています。料理をしているときは、どうしてもおなかあたりに電磁波を受けます。妊婦さんは特に使用を避けてもらいたいですね。

ばあちゃんは昔ながらの七輪で焼きおにぎりを作ったり野菜を焼いたりするのだけど、本当はガスより炭や薪を熱源にしたほうがいいに決まっています。でも、土鍋を使えば、ガスの火でそれに近い調理ができるんです。だから、とにかく土鍋を使ってほしいですね。

玄米にこだわらなくていいから、まずは分づき米を土鍋で炊いて、みそ汁も、煮ものも土鍋で作ってください。体の中から食欲がわいて、基本食のすごさを体感します。

食養を始めると排毒現象が起こる

体の浄血と造血が活発になってくると排毒が始まる

「食い改め」を実行すると、排毒という現象が体に起こります。

「出もの腫れもの所嫌わず」ということわざがありますが、目くそ、鼻くそ、耳くそ、歯くそ、鼻水、汗、フケ、涙、おりもの、大便、小便、咳《せき》、痰《たん》、かゆみ、むくみ、口臭、体臭、と体の中からいろいろなものが出てきます。

生まれや育ち、親、環境は千差万別、十人十色、百人百様、それぞれの体には先天性のものから後天性のものまでいろいろあります。だから、老廃物や毒素も一人ひとり出るものは全部違うんです。

母親が妊娠中に栄養学を元に食べていると、生まれてきた子どもは、貧血、冷え性、低体温の体質の子が多いです。その後いろいろなものを食べて成長した大人が、体質改善のために玄米と野菜、海藻、野草を土鍋を使って調理する食養生活に変えていくと、正常な血液ができます。

体の浄血と造血が活発になり始めると、いよいよ出てくるのが排毒現象なんです。人によって短期であったり長期であったりするのですが、体中から生理的にドンドン吹き出てくるんです。

排毒は体力のある人が出すので、肉体的にも精神的にも病的にとらえないことです。「やっと出てくれた」と、喜んでがんばるといいんです。陰性な毒素と陽性な毒素がどこに出てくるかはわからないけれど、出たあとの爽快さは格別。この排毒が海の波のように、幾度も引いては寄せるのを繰り返すのです。この現象は体の悪いところを解体し、改善と回復をさせて、健康体にしているのだから、ありがたいことなのです。

排毒症状にはシンプルな食事と自然の手当て法で対処

排毒症状が出ているときは、食事の量をできるだけ少なくするといいです。極陽性の動物性食品と極陰性の食品は禁止です。肉、卵、牛乳、乳製品、魚介類、干物、練り製品、インスタント食品、甘いもの、辛いもの、果物、生野菜、大豆製品、アルコール類、そして添加物や農薬、人工甘味料、化学調味料などが含まれる食品です。薬を飲んだり、合成洗剤を使ったりするのも避けたほうがいいですね。

では、具体的にどんな症状が出るのでしょう。めまい・眠気・寒気・涙もろくなる・視力が悪くな

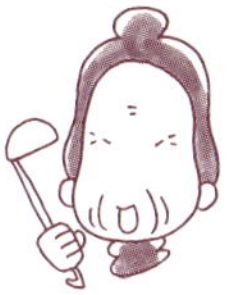

る・頭痛・おりものが増える・便や尿の臭いが強くなる・忘れっぽくなる・哀しくなる・淋《さび》しくなる・やせてくる・生理が止まる・化膿《かのう》する・イボができる・かゆくなる・咳や痰が出る・下痢をする・口臭や体臭が目立つ・熱が出る・足のかかとがかたくなる・のどが渇く・フケが出る・鼻水が出る・体がゆれる・悪い言葉が出てくるなどがあります。

排毒時にオススメなのは、玄米、分づき米、ごま塩、きんぴら、ひじきの煮もの、みそ汁、たくあん、梅干し、みそ漬け、金山寺みそ、旬の野草、海藻、干したけの煮もの、野菜のあえものなど。

手当てとしては、症状に応じて多種多様な飲みもので対応します。この本では黒焼き玄米茶（P222）や、梅しょう番茶（P220）、しょうゆ番茶（P220）、よもぎ茶（P224）、まこも茶（P225）、梅干しの黒焼き（P227）、たんぽぽ茶（P221）、はぶ茶（P223）などを紹介していますが、ほかにもたくさんあります。

外用の手当ても、この本ではしょうが湿布（P231）、里芋パスター（P231）、腰湯（P229）、足湯（P228）、こんにゃく温湿布（P230）、焼き塩湿布（P230）、みそ湿布（P229）などを紹介していますが、やはり症状別にさまざまな手当て法があります。ぜひ講座や本などで学んでいってください。

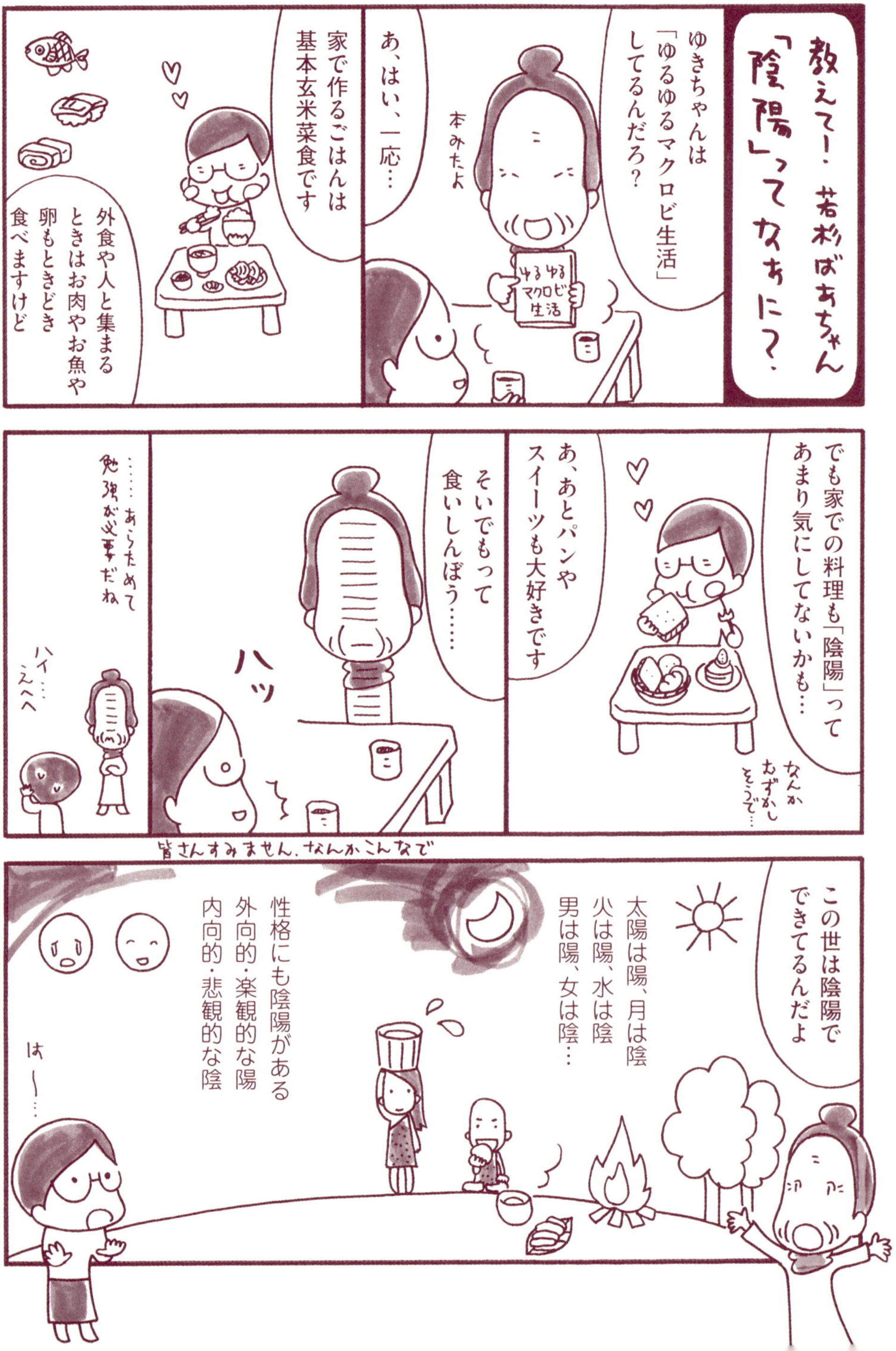

教えて! 若杉ばあちゃん
「陰陽」ってなぁに?
ゆきちゃんは「ゆるゆるマクロビ生活」してるんだろ?
本みたよ
ゆるゆる マクロビ 生活
あ、はい、一応…
家で作るごはんは基本玄米菜食です
外食や人と集まるときはお肉やお魚や卵もときどき食べますけど
でも家での料理も「陰陽」ってあまり気にしてないかも…
なんかむずかしそうで…
あ、あとパンやスイーツも大好きです
そいでもって食いしんぼう……
ハッ
……あらためて勉強が必要だね
ハイ… えへへ
皆さんすみません、なんかこんなで
この世は陰陽でできてるんだよ
太陽は陽、月は陰
火は陽、水は陰
男は陽、女は陰…
性格にも陰陽がある
外向的・楽観的な陽
内向的・悲観的な陰
は〜…

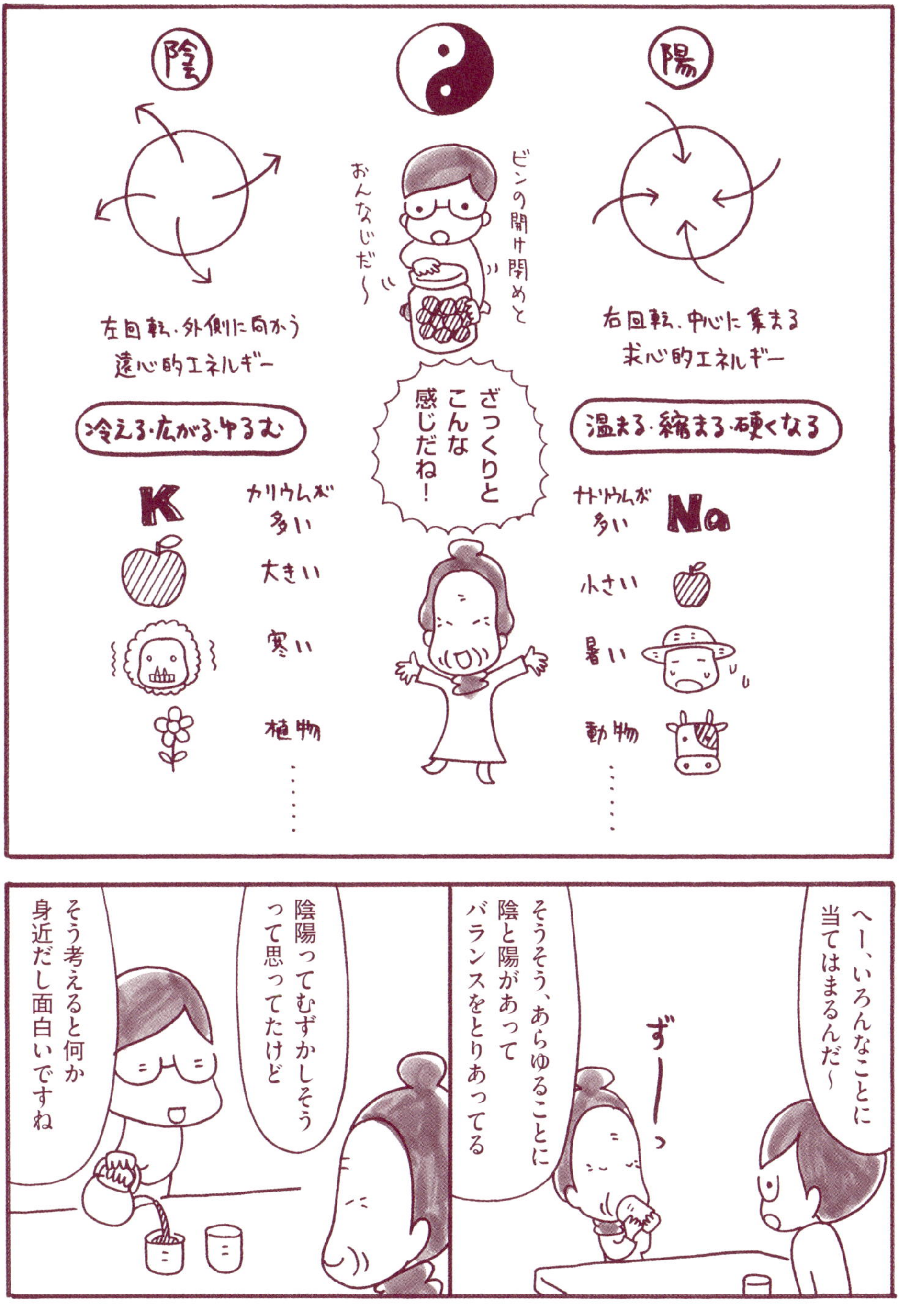
陰
陽
ビンの開け閉めと
おんなじだ〜
左回転・外側に向かう
遠心的エネルギー
右回転・中心に集まる
求心的エネルギー
冷える・広がる・ゆるむ
温まる・縮まる・硬くなる
ざっくりとこんな感じだね！
K
カリウムが多い
ナトリウムが多い
Na
大きい
小さい
寒い
暑い
植物
動物
へー、いろんなことに当てはまるんだ〜
そうそう、あらゆることに陰と陽があってバランスをとりあってる
ず〜っ
陰陽ってむずかしそうって思ってたけど
そう考えると何か身近だし面白いですね

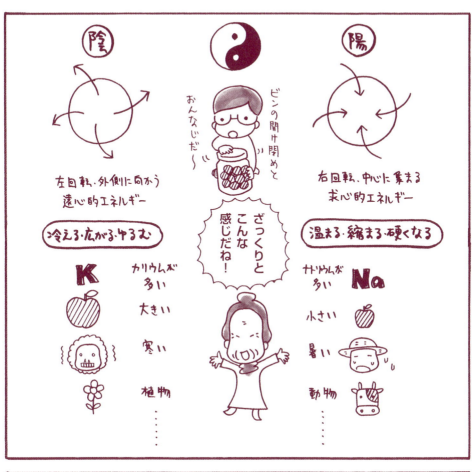

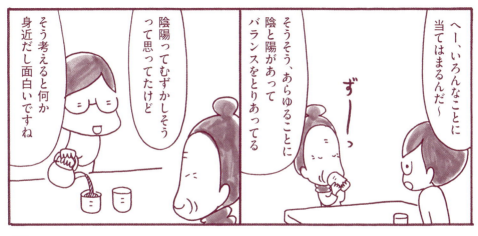

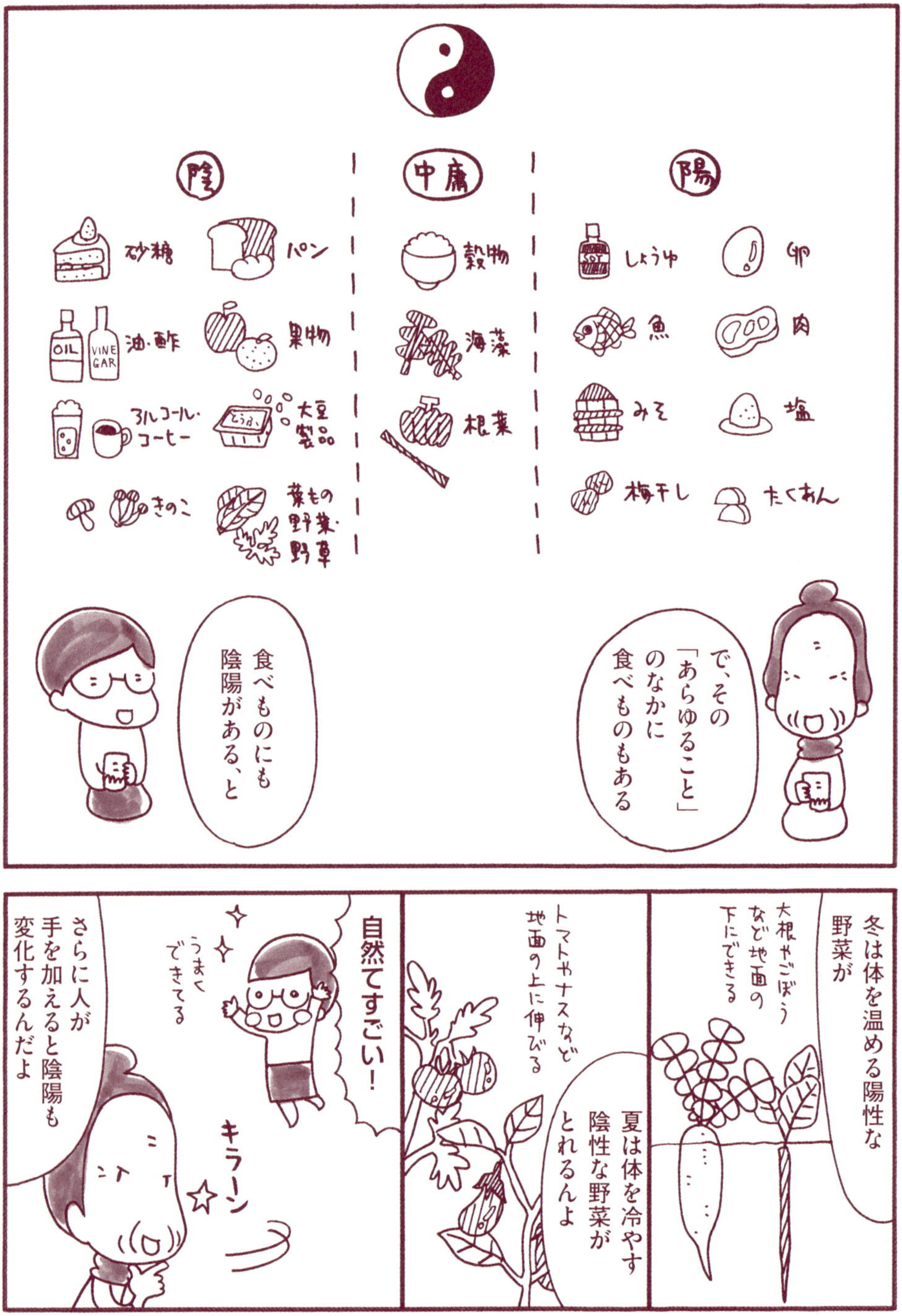

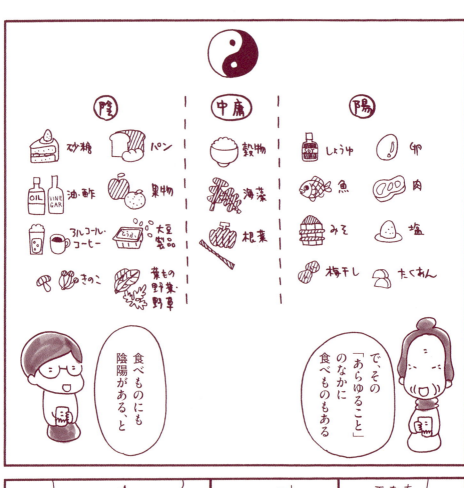

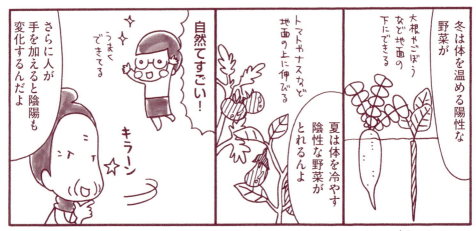

ナス科の野菜が陰性な理由は他にもいろいろあります(p.22)

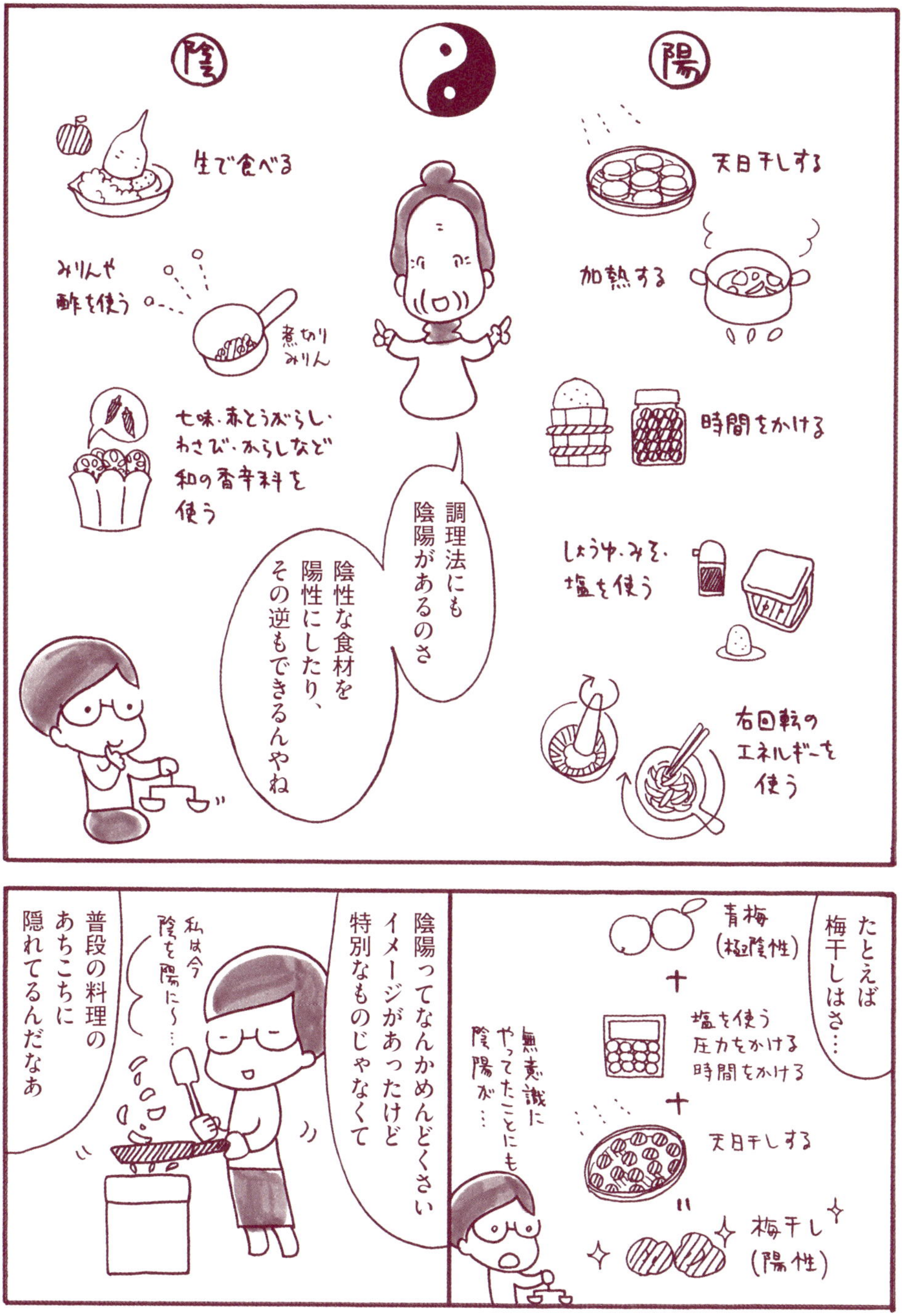
陰
陽
生で食べる
みりんや酢を使う
煮切りみりん
七味・赤とうがらし・わさび・からしなど和の香辛料を使う
天日干しする
加熱する
時間をかける
しょうゆ・みそ・塩を使う
右回転のエネルギーを使う
調理法にも陰陽があるのさ
陰性な食材を陽性にしたり、その逆もできるんやね
たとえば梅干しはさ…
青梅（極陰性）
＋
塩を使う
圧力をかける
時間をかける
＋
天日干しする
＝
梅干し（陽性）
無意識にやってたことにも陰陽が…
陰陽ってなんかめんどくさいイメージがあったけど特別なものじゃなくて
私は今陰を陽に〜…
普段の料理のあちこちに隠れてるんだなぁ

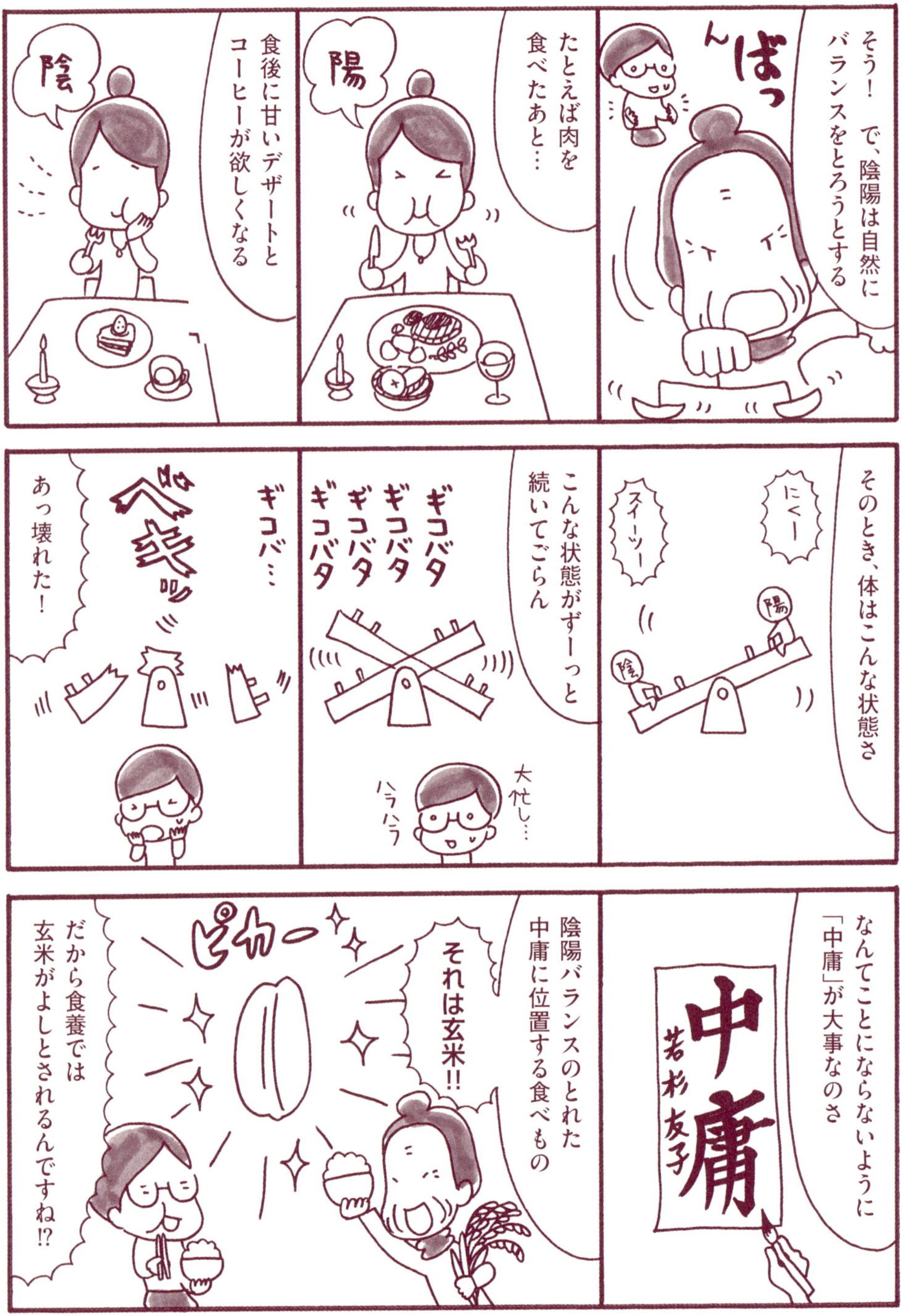
そう！　で、陰陽は自然にバランスをとろうとする
んぱっ
たとえば肉を食べたあと…
陽
食後に甘いデザートとコーヒーが欲しくなる
陰
そのとき、体はこんな状態さ
にくー
スイーツー
陽
陰
こんな状態がずーっと続いてごらん
ギコバタ
ギコバタ
ギコバタ
ギコバタ
大忙し…
ハラハラ
ギコバ…
ベキッ
あっ壊れた！
なんてことにならないように「中庸」が大事なのさ
中庸
若杉友子
陰陽バランスのとれた中庸に位置する食べもの
それは玄米!!
ピカー
だから食養では玄米がよしとされるんですね!?

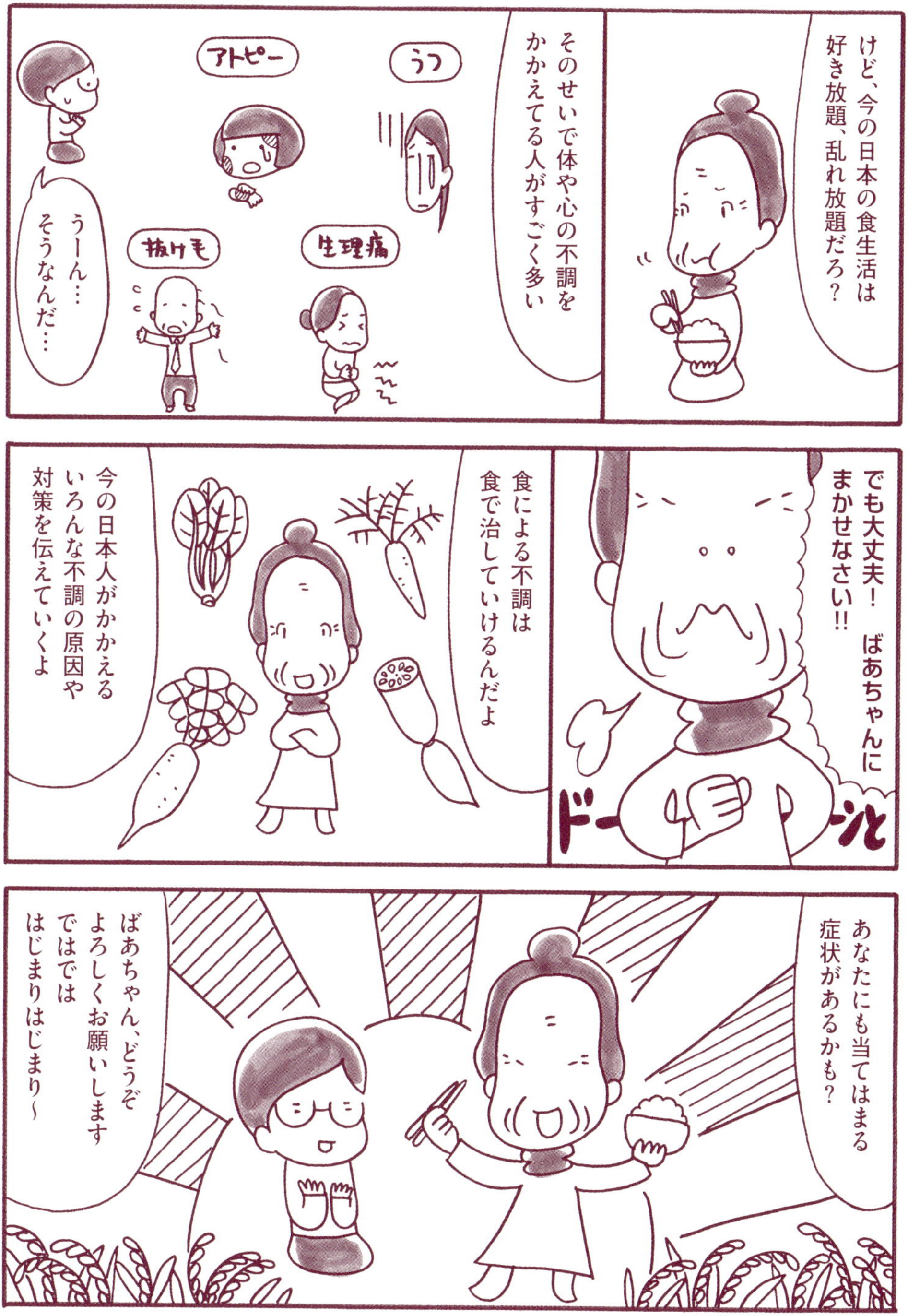
けど、今の日本の食生活は
好き放題、乱れ放題だろ？
そのせいで体や心の不調を
かかえてる人がすごく多い
アトピー
うつ
抜け毛
生理痛
うーん…
そうなんだ…
でも大丈夫！　ばあちゃんに
まかせなさい!!
ドーンと
食による不調は
食で治していけるんだよ
今の日本人がかかえる
いろんな不調の原因や
対策を伝えていくよ
あなたにも当てはまる
症状があるかも？
ばあちゃん、どうぞ
よろしくお願いします
ではでは
はじまりはじまり～

若杉ばあちゃんの食養相談コミック

＊漫画のストーリーは、実話を元に再構成しています。
＊登場人物の名称は、実際の名前と異なります。
＊食事や手当ての効果には、個人差があります。

エピソード1

生理痛は、たんぱく質と体を冷やす食品に注意すれば軽くなる

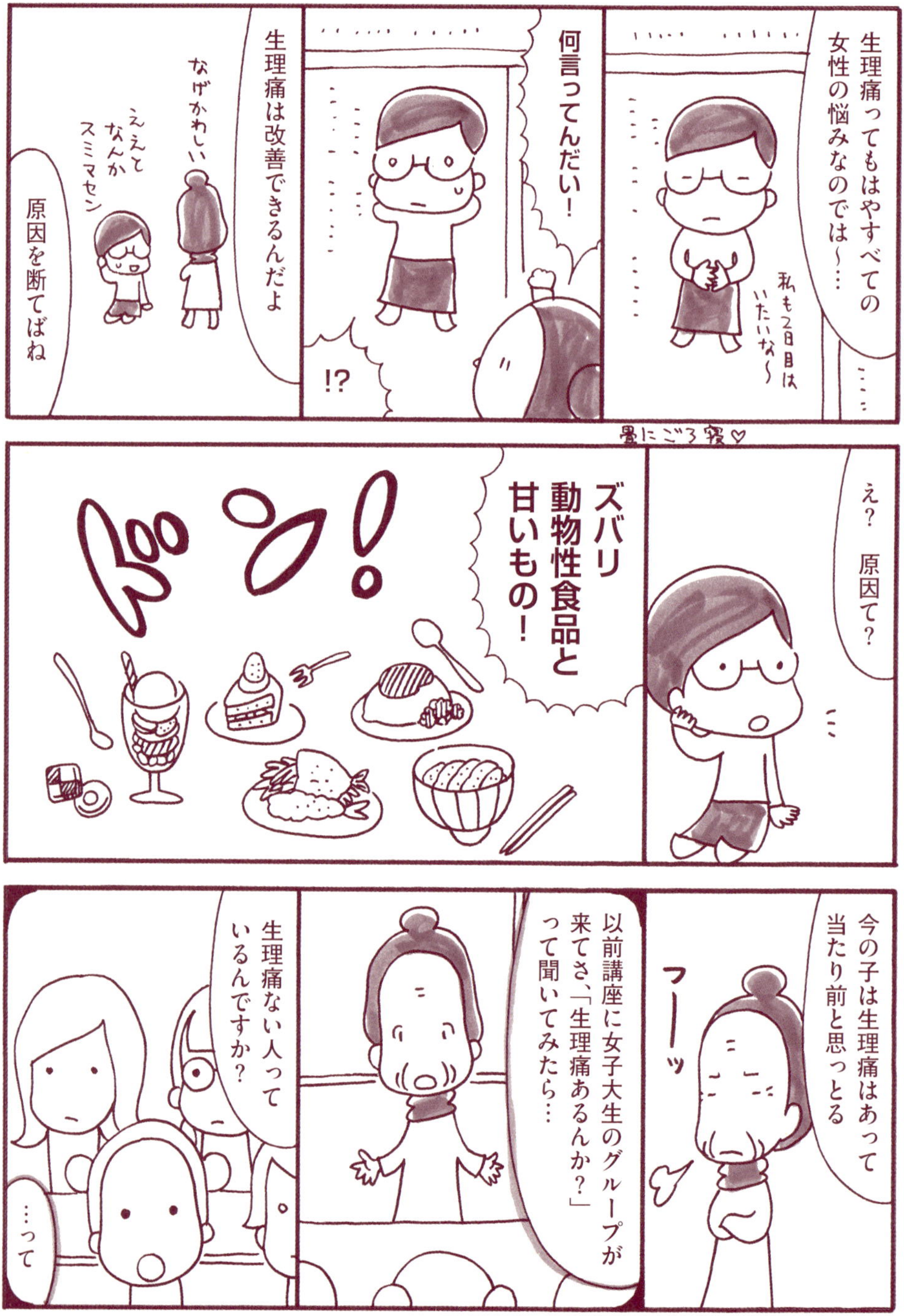
生理痛ってもはやすべての女性の悩みなのでは～…
私も2日目はいたいな～
……
畳にごろ寝♡
何言ってんだい!
!?
生理痛は改善できるんだよ
なげかわしい
ええとなんかスミマセン
原因を断てばね
え? 原因て?
ズバリ動物性食品と甘いもの!
ドーン!
今の子は生理痛はあって当たり前と思っとる
フーッ
以前講座に女子大生のグループが来てさ、「生理痛あるんか?」って聞いてみたら…
生理痛ない人っているんですか?
…って

生理痛は、たんぱく質と体を冷やす食品に注意すれば軽くなる

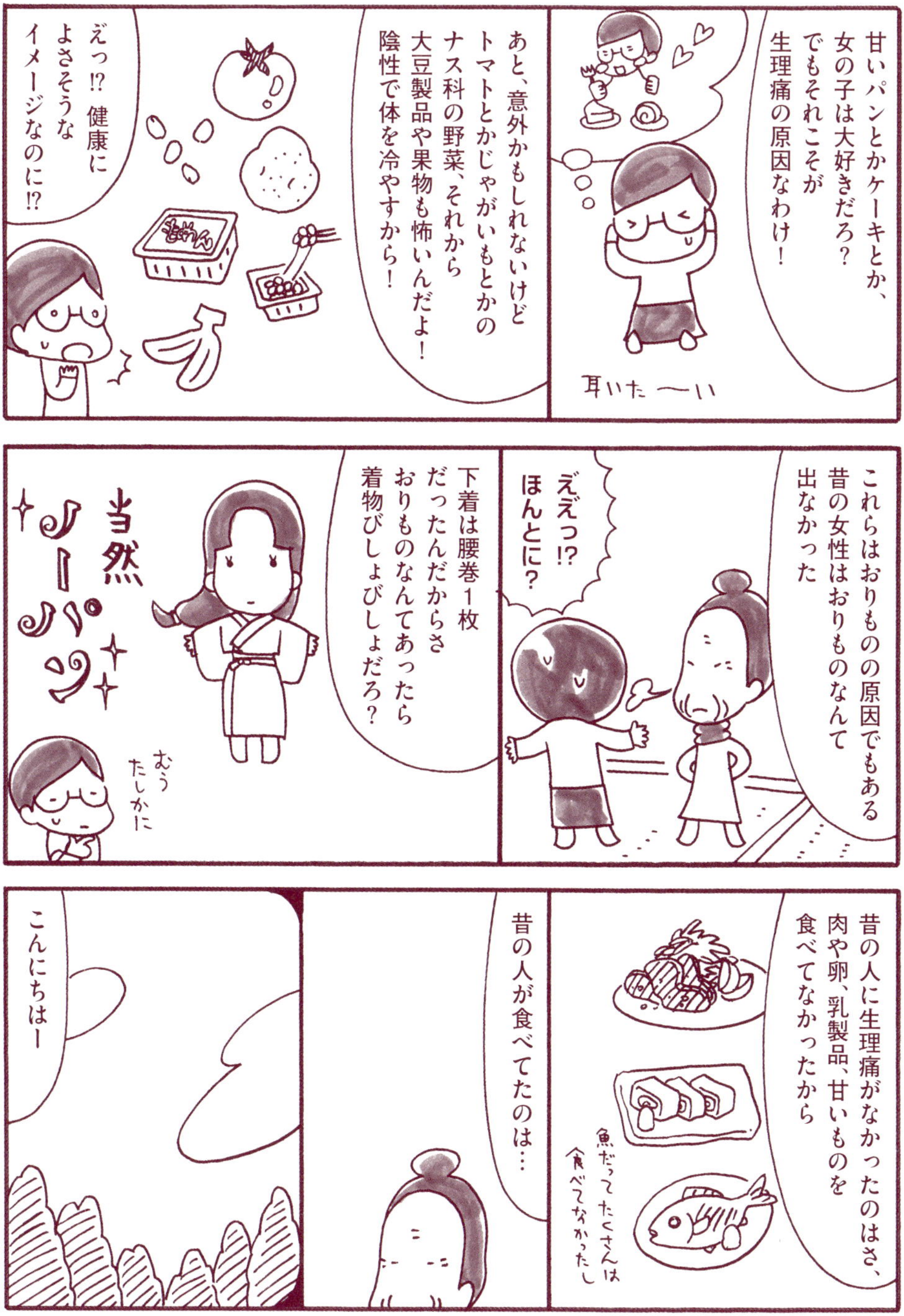

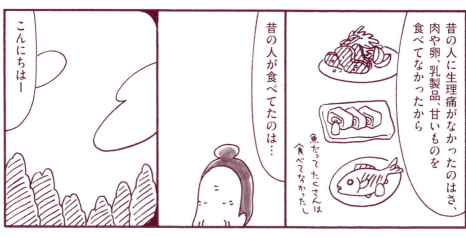

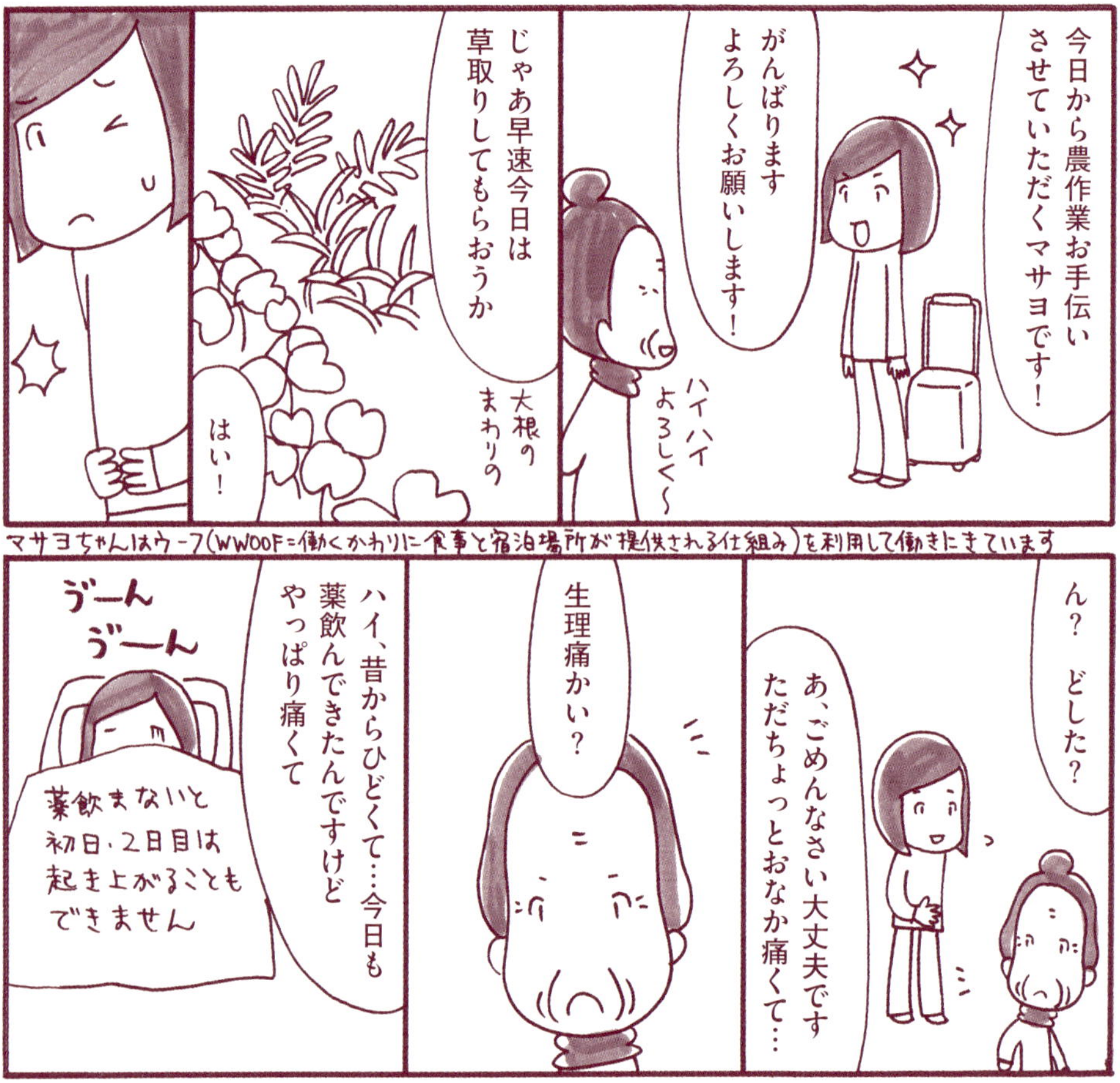
今日から農作業お手伝いさせていただくマサヨです！
がんばります よろしくお願いします！
ハイハイ よろしく〜
じゃあ早速今日は草取りしてもらおうか
大根のまわりの
はい！
マサヨちゃんはウーフ(WWOOF=働くかわりに食事と宿泊場所が提供される仕組み)を利用して働きにきています
ん？ どした？
あ、ごめんなさい大丈夫です ただちょっとおなか痛くて…
生理痛かい？
ハイ、昔からひどくて…今日も薬飲んできたんですけど やっぱり痛くて
ゔーん ゔーん
薬飲まないと初日・2日目は起き上がることもできません
生理くるのが毎回こわくて…
…マサヨちゃん、あんた肉好きだろう？
え？ ハイ、すごいよくわかりますね めっちゃ肉食です
ジビエとか食べれる？
最初に言っとくけどね ここでは肉は出ないよ
!?

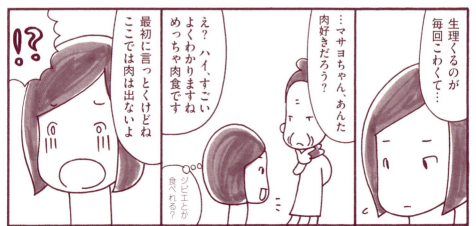

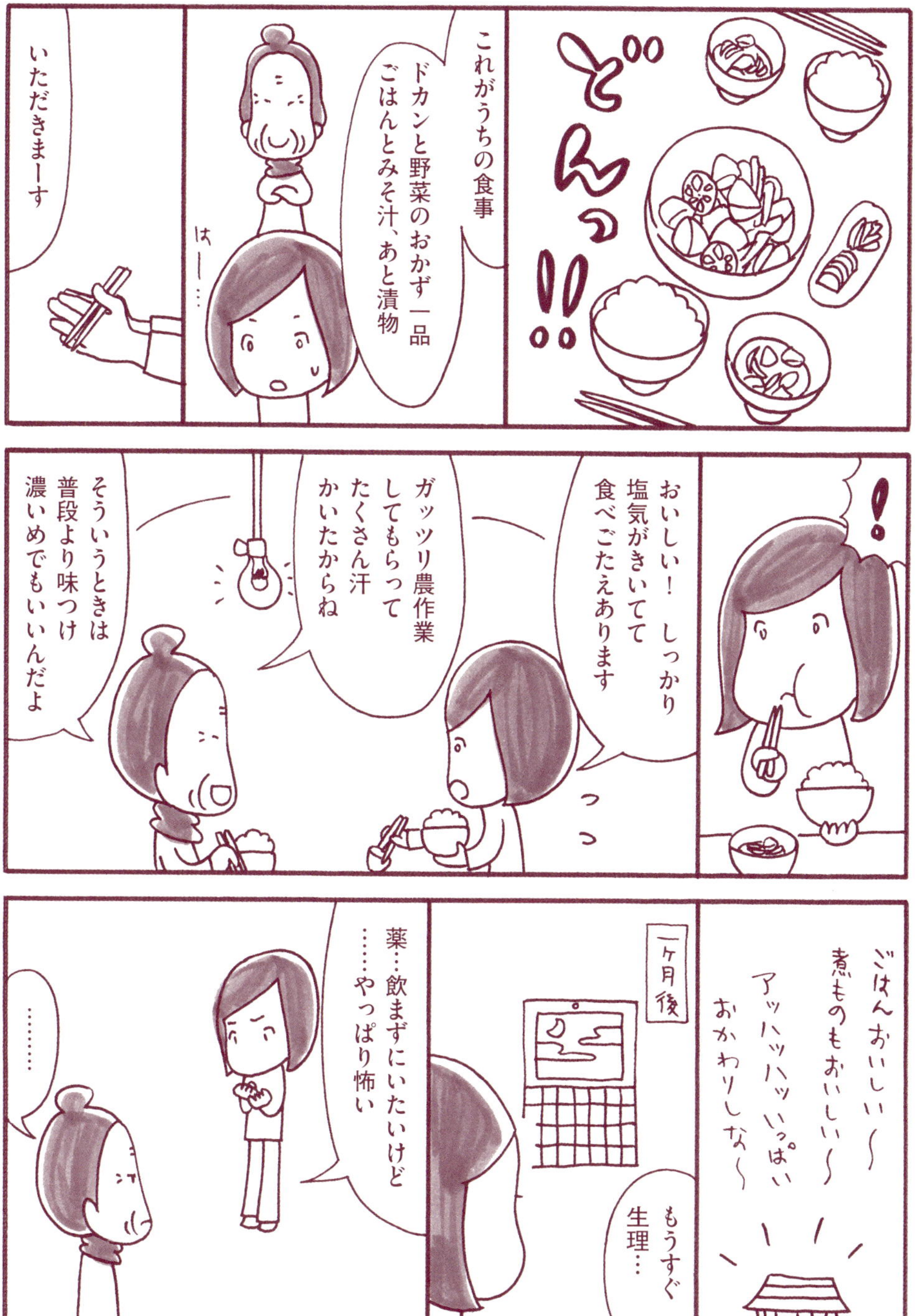
どんっ!!
これがうちの食事
ドカンと野菜のおかず一品
ごはんとみそ汁、あと漬物
はー…
いただきまーす
!
おいしい! しっかり
塩気がきいてて
食べごたえあります
ガッツリ農作業
してもらって
たくさん汗
かいたからね
そういうときは
普段より味つけ
濃いめでもいいんだよ
ごはんおいしい~
煮ものもおいしい~
アッハッハッいっぱい
おかわりしな~
一ケ月後
もうすぐ
生理…
薬…飲まずにいたいけど
……やっぱり怖い
………

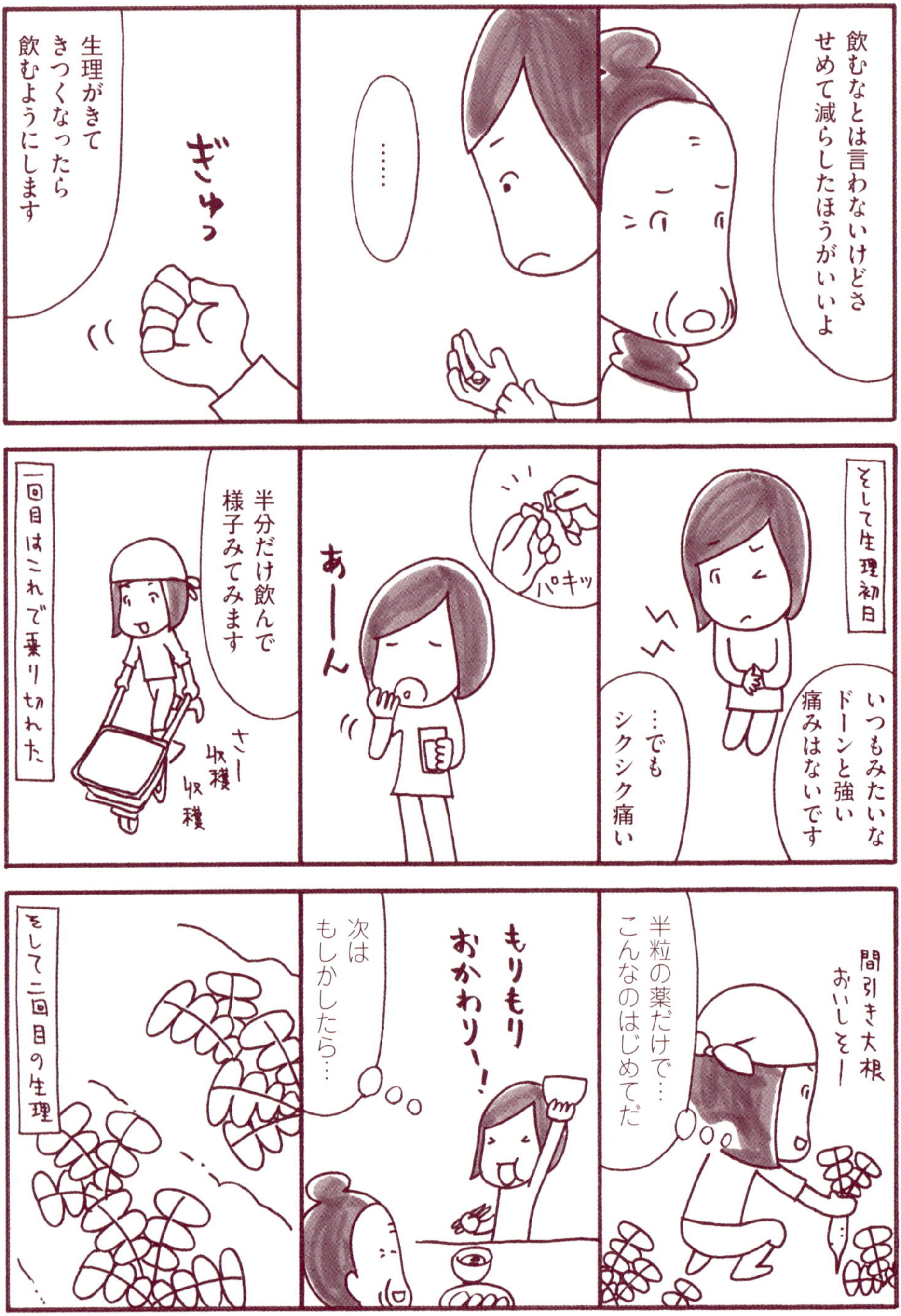

飲むなとは言わないけどさ
せめて減らしたほうがいいよ
……
ぎゅっ
生理がきて
きつくなったら
飲むようにします
そして生理初日
いつもみたいな
ドーンと強い
痛みはないです
…でも
シクシク痛い
パキッ
あーん
半分だけ飲んで
様子みてみます
さー
収穫
収穫
一回目はこれで乗り切れた
間引き大根
おいしそー
半粒の薬だけで…
こんなのはじめてだ
もりもり
おかわりー!
次は
もしかしたら…
そして二回目の生理

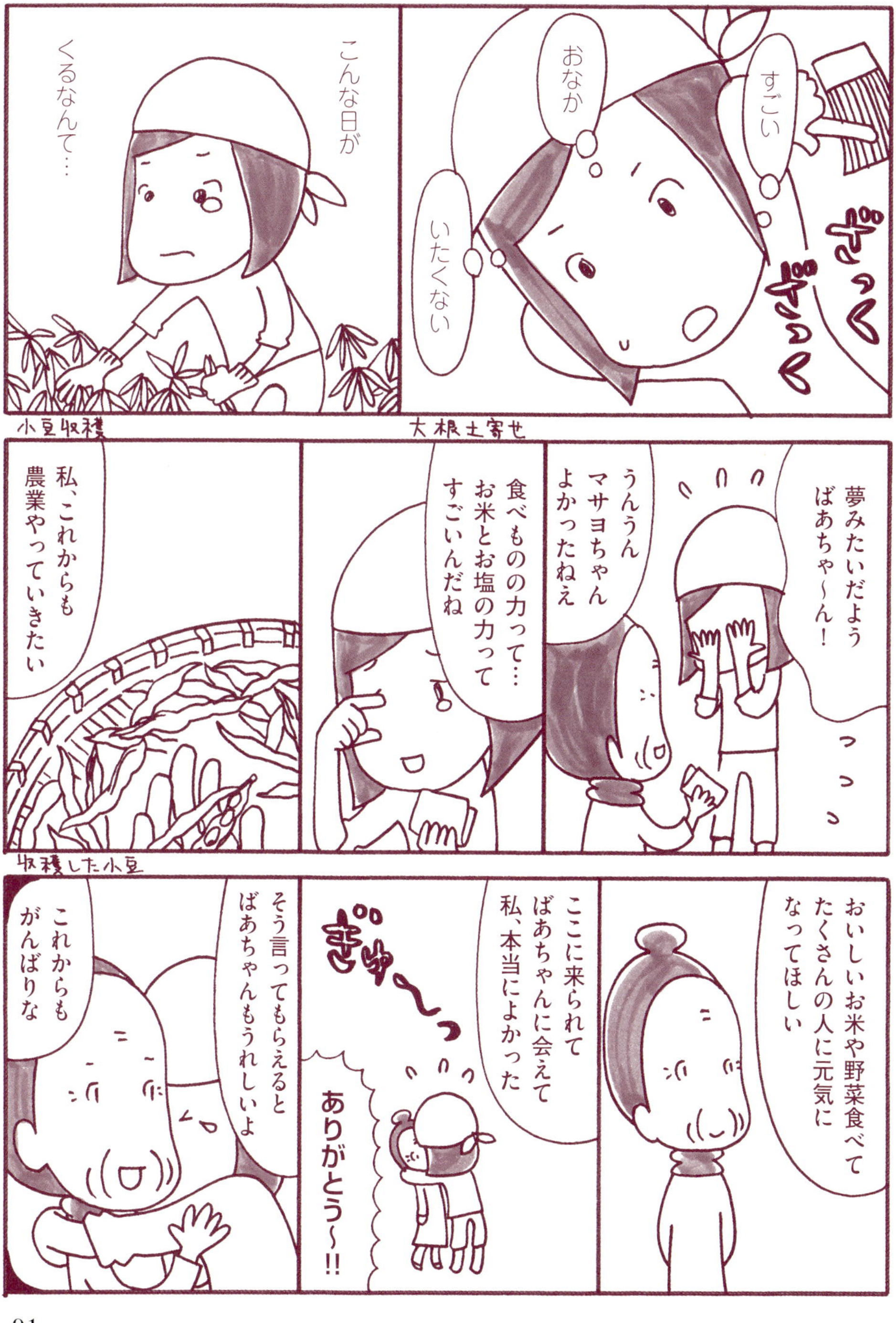
すごい
おなか
いたくない
ざっくざっく
こんな日がくるなんて…
大根土寄せ
小豆収穫
夢みたいだよう ばあちゃ～ん！
うんうん マサヨちゃん よかったねえ
食べものの力って… お米とお塩の力って すごいんだね
私、これからも農業やっていきたい
収穫した小豆
おいしいお米や野菜食べて たくさんの人に元気に なってほしい
ここに来られて ばあちゃんに会えて 私、本当によかった
ぎゅ～っ
ありがとう～!!
そう言ってもらえると ばあちゃんもうれしいよ
これからも がんばりな

動物性食品で激痛に、砂糖や果物で長引く痛みに

女性の健康は、月に一度生理が順調にくることです。

生理が2日でサッとあがる人は、健康。1週間も10日もある人は、貧血です。体が貧血を起こしていると、経血（生理で排出される血液）がチョボチョボとしか出てこないから、出るのに長い時間がかかります。これは、甘いものや果物、生野菜などを食べている人、清涼飲料水やアルコール類を飲む人に多いですね。いわゆる陰性過多です。

肉や魚、卵といった動物性食品を多くとると、陽性過多になり、経血がどす黒くて臭くなります。これは、明らかに食事の間違い。動物性食品を控えて米をしっかり食べていると、経血の色も臭いも変わってきます。

動物性食品が血液を酸化させ、砂糖や果物、生野菜、豆乳などが子宮の血管内の血液を粘らせます。粘った血液は血管を詰まらせ、それが神経を圧迫して痛みが起きているのが生理痛です。生理前に動物性食品を食べると激痛になり、甘いものや果物を食べると痛みが長引きます。陰性の甘いものがやめられない人は貧血がひどくなり、無月経や不妊症になりやすいので気をつけたいですね。

女性は全身に流れている血液の汚れを、生理で外に出して体のクリーニング（浄化）をしています。これは、子どもを産むために全身の汚血を排出して、受胎の準備を生理的にしているのです。

子宮は子の宮だから神殿。生まれるときに通る道は産道(参道)。女性は生命を産み出すおかみ(神)さんです。この子宮の病気で、最近は大勢の女性が亡くなっています。男より女のほうが長生きするという神話がくずれ、女性が先に亡くなる家庭が増えているのです。それで、ばあちゃんは、「生理痛のうちに体を治さんと、深刻な事態になってしまうよ」と、警告しているんです。

生理痛の原因は血液の悪化。血液が悪ければ、生殖器の病気は治りません。生理痛があったり、無月経だったりすると、汚れた血が体にたまっていきます。その汚れた血液が元で乳がんや子宮がんになることも十分考えられます。防ぎたいと思ったら、甘いものや果物を断つことですね。そうでなければ、怖い婦人病から逃げることはできないと、ばあちゃんは思います。

陰性食品をやめ、動物性と植物性のたんぱく質にも注意

陰陽の整った穀物菜食を実践している人は、毎月一度生理がきて、結婚すると昔の女性のようにすぐ赤ちゃんができるはずなんです。そうでない人は、前述のように貧血になっているわけですから、

自分の体の貧血を早く治すこと。それには、陰性食品をやめることです。

毎月生理がきちんときて、生理痛にもならないためには、食事を穀物菜食の和食にして動物性のたんぱく質を減らし、大豆加工品など植物性のたんぱく質もできるだけ減らす（症状があれば一切やめる）ことです。焼いた油揚げ一枚食べただけで、ズキーンと痛みが起こってきた人もいるんですから。

そして、穀物をよく嚙んで食べ、みそ汁を必ず飲み、野菜（特に根菜）を火を通して食べ、味つけは減塩ではなく自分がおいしいと思う「適塩」にして、いつも体をポカポカにしておくこと。さらに、甘いものや果物、生野菜、清涼飲料水、アルコール類など、体を冷やすものを摂取しないことです。昔から柿は冷やすというけれど、食べたらやっぱり痛みがきたと教えてくれた女の子もいましたよ。

なにより女性の生殖器にいちばんダメージを与える牛乳、乳製品、鶏肉、卵に要注意です。牛乳には女性ホルモンや成長ホルモンが含まれていて、乳がんなどの原因といわれています。卵は、人間が卵をつくる臓器、つまり卵巣に最も影響を与えます。毎日牛乳を出す動物（牛）や毎日卵を産む動物（鶏）由来のものをやめることは、生殖器を健全に保つためにとても大事なことなんです。

生理痛の改善には、食事を整えつつ手当てもするといいですね。よもぎや大根干葉の腰湯（P229）をするか、おなかにしょうが湿布（P231）をし、その後しょうが油（P229）でマッサージします。

エピソード２

便秘は、陰性なら塩で締め、陽性なら青菜でゆるめる

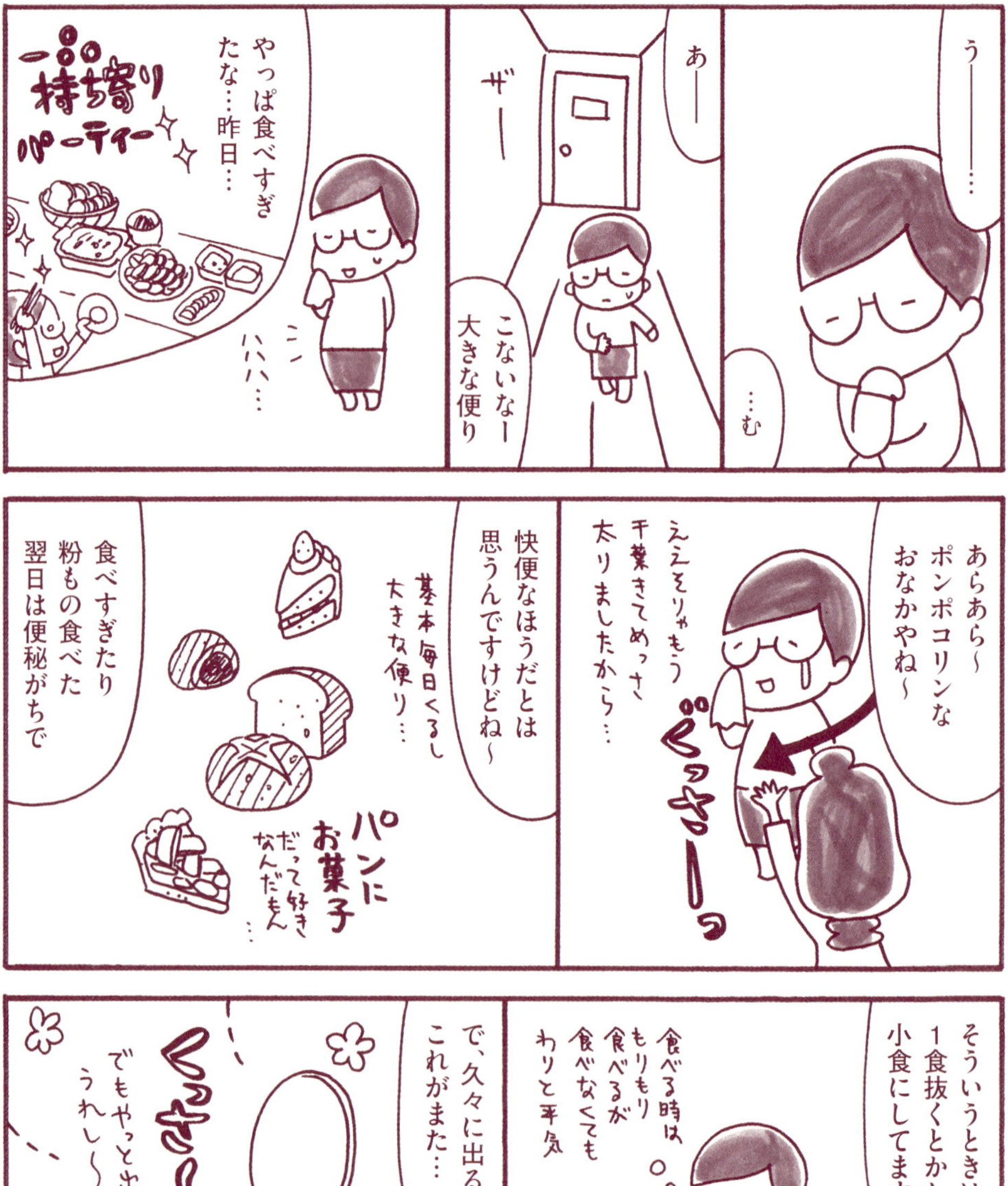

う――――…
…む
あ――
ザー
こないなー
大きな便り
やっぱ食べすぎたな…昨日…
持ち寄りパーティー
ハハハ…
あらあら～
ポンポコリンなおなかやね～
ええそりゃもう
千葉きてめっさ太りましたから…
ぐっさーっ
快便なほうだとは思うんですけどね～
基本毎日くるし大きな便り…
食べすぎたり粉もの食べた翌日は便秘がちで
パンにお菓子
だって好きなんだもん…
そういうときは1食抜くとかして小食にしてます
食べる時はもりもり食べるが食べなくてもわりと平気
そして小食にすると何故かすごく眠い
で、久々に出るとこれがまた…
くっさ～
でもやっと出てうれし～

すみませんこんな話で…

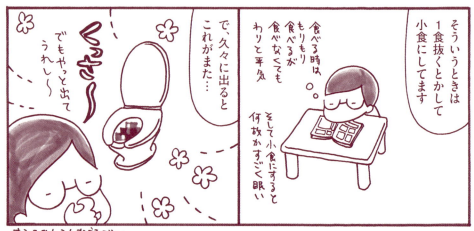

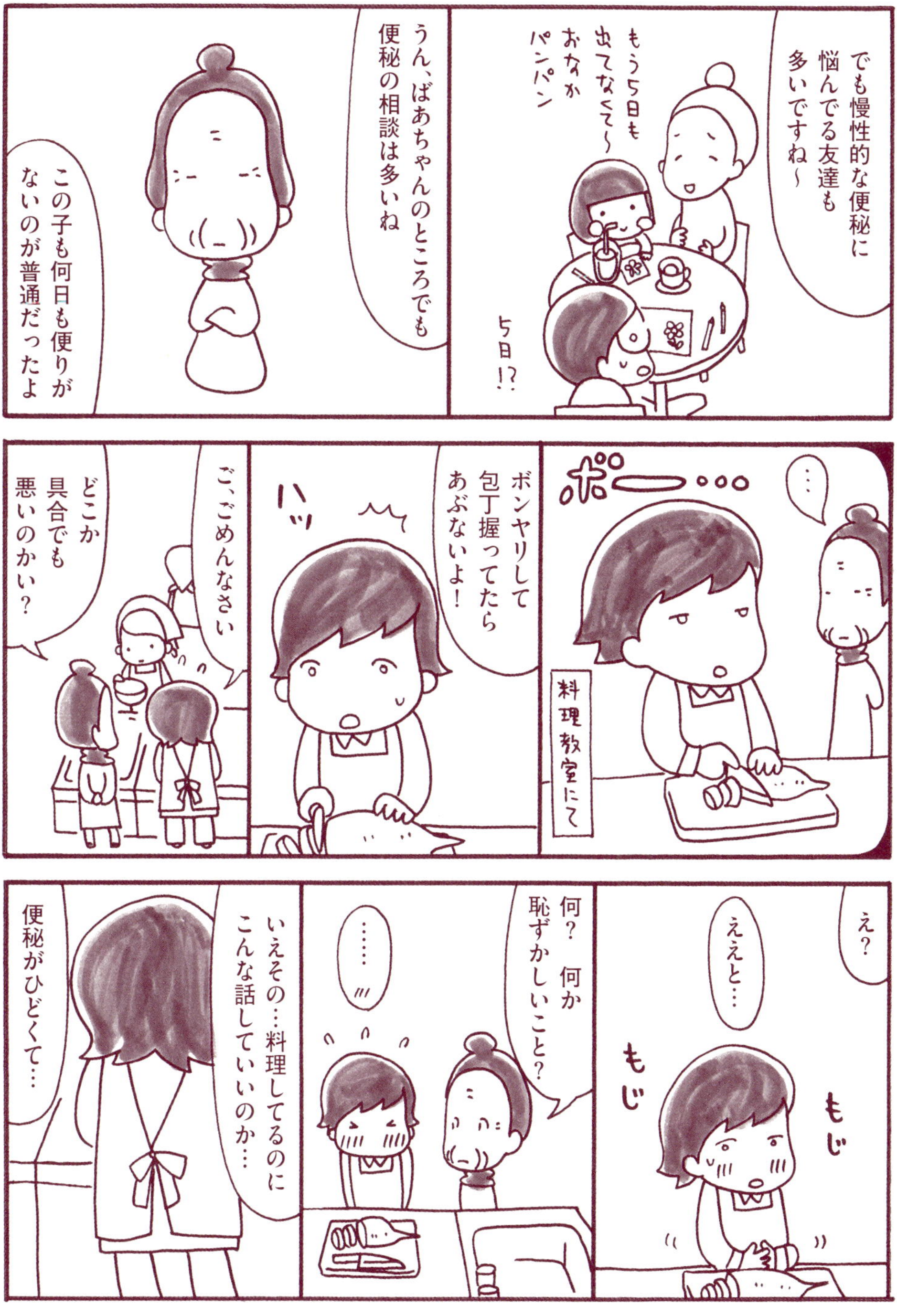
でも慢性的な便秘に悩んでる友達も多いですね～
もう5日も出てなくて～おなかパンパン
5日!?
うん、ばあちゃんのところでも便秘の相談は多いね
この子も何日も便りがないのが普通だったよ
…
ポー…
料理教室にて
ボンヤリして包丁握ってたらあぶないよ!
ハッ
ご、ごめんなさい
どこか具合でも悪いのかい?
え?
ええと…
もじ
もじ
何? 何か恥ずかしいこと?
……
いえその…料理してるのにこんな話していいのか…
便秘がひどくて…

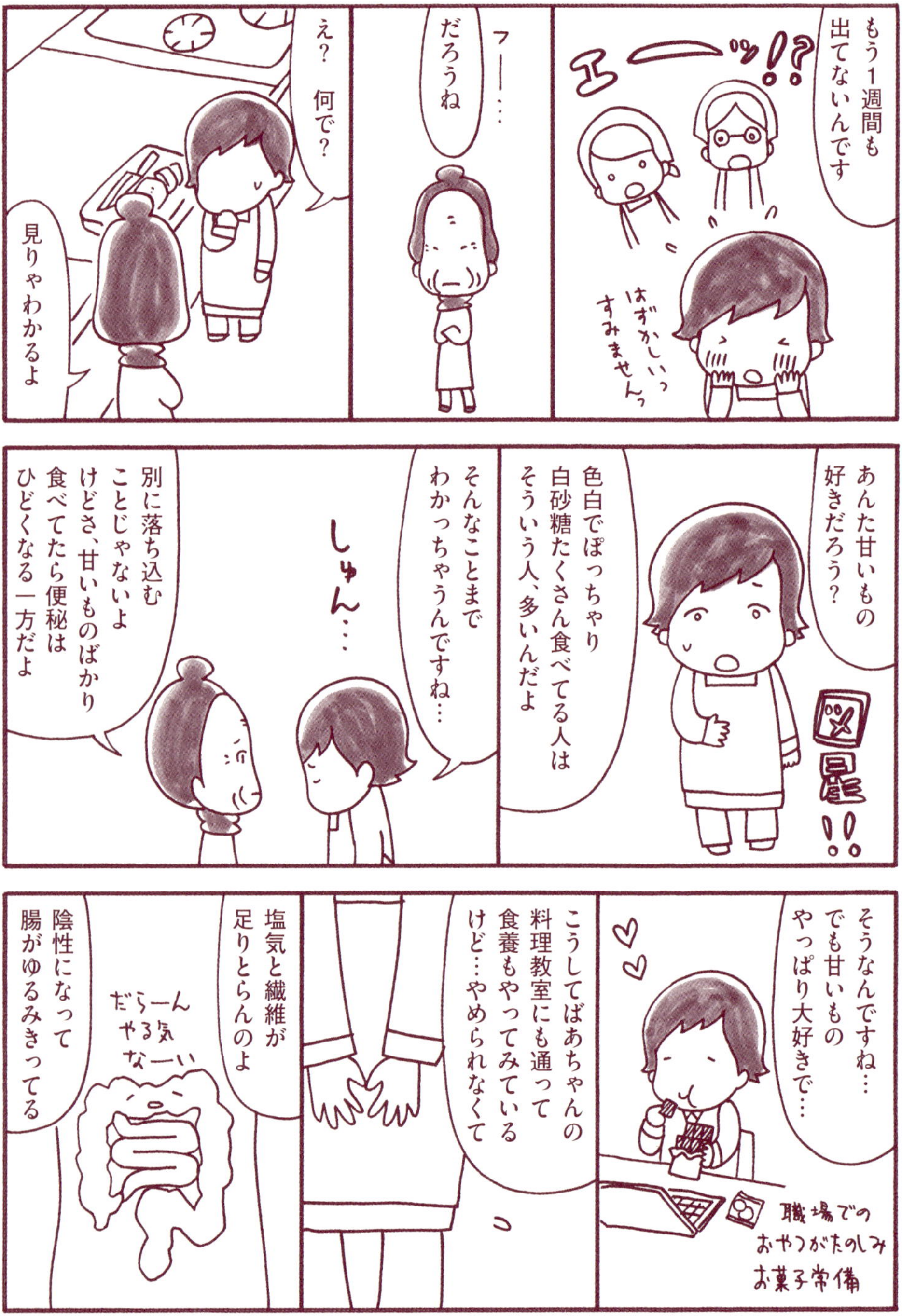
もう1週間も出てないんです
エーーッ!!?
はずかしいっすみませんっ
え？ 何で？
見りゃわかるよ
フー…
だろうね
あんた甘いもの好きだろう？
図星!!
色白でぽっちゃり白砂糖たくさん食べてる人はそういう人、多いんだよ
そんなことまでわかっちゃうんですね…
しゅん…
別に落ち込むことじゃないよけどさ、甘いものばかり食べてたら便秘はひどくなる一方だよ
そうなんですね…でも甘いものやっぱり大好きで…
職場でのおやつがたのしみお菓子常備
こうしてばあちゃんの料理教室にも通って食養もやってみているけど…やめられなくて
塩気と繊維が足りとらんのよ
陰性になって腸がゆるみきってる
だらーんやる気なーい

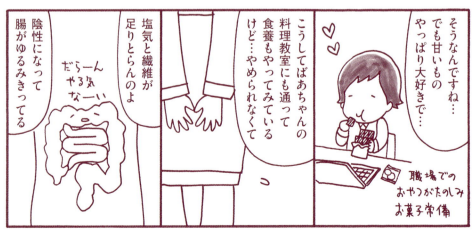

便秘は、陰性なら塩で締め、陽性なら青菜でゆるめる

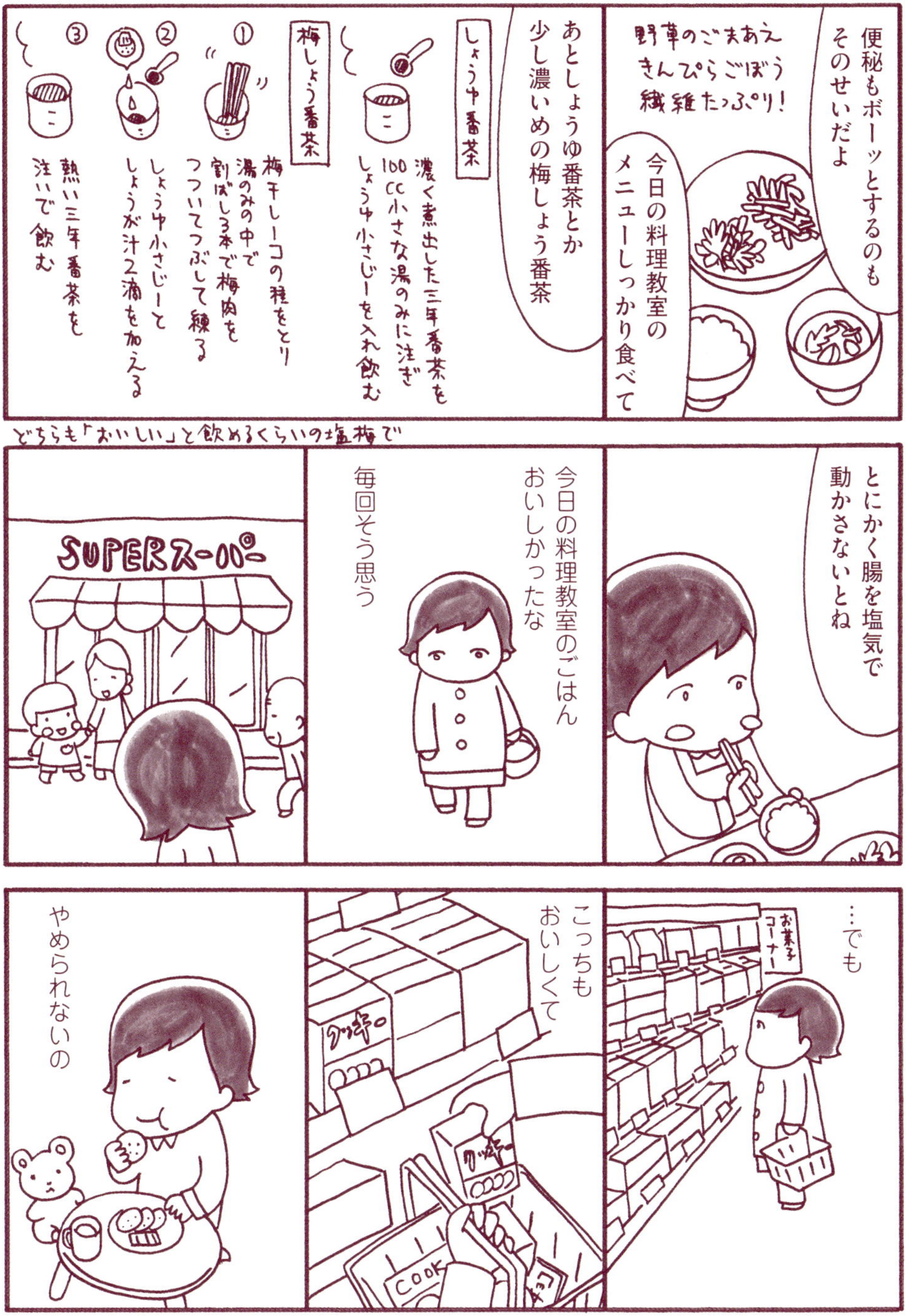

便秘もボーッとするのも そのせいだよ
野草のごまあえ
きんぴらごぼう
繊維たっぷり!
今日の料理教室のメニューしっかり食べて
あとしょうゆ番茶とか 少し濃いめの梅しょう番茶
しょう油番茶
濃く煮出した三年番茶を 100cc小さな湯のみに注ぎ しょう油小さじ1を入れ飲む
梅しょう番茶
① 梅干し1コの種をとり 湯のみの中で 割ばし3本で梅肉を つついてつぶして練る
② しょう油小さじ1と しょうが汁2滴を加える
③ 熱い三年番茶を 注いで飲む
どちらも「おいしい」と飲めるくらいの塩梅で
とにかく腸を塩気で 動かさないとね
今日の料理教室のごはん おいしかったな
毎回そう思う
SUPERスーパー
…でも
お菓子コーナー
こっちも おいしくて
クッキー
COOK
やめられないの

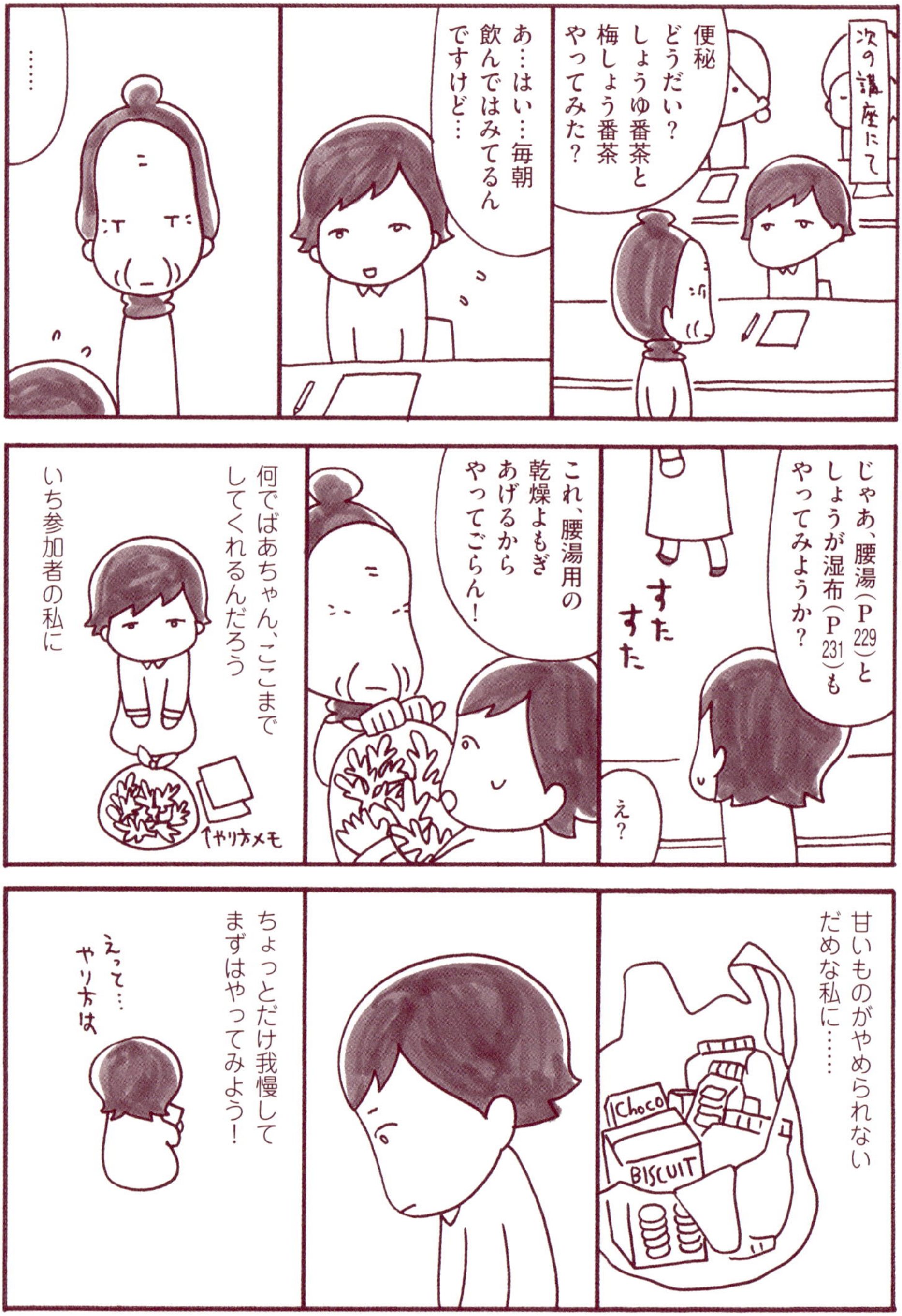
次の講座にて
便秘
どうだい？
しょうゆ番茶と
梅しょう番茶
やってみた？
あ…はい…毎朝
飲んではみてるん
ですけど…
……
じゃあ、腰湯（P229）と
しょうが湿布（P231）も
やってみようか？
すた
すた
え？
これ、腰湯用の
乾燥よもぎ
あげるから
やってごらん！
何でばあちゃん、ここまで
してくれるんだろう
いち参加者の私に
↑やり方メモ
甘いものがやめられない
だめな私に……
Choco
BISCUIT
ちょっとだけ我慢して
まずはやってみよう！
えっ
て…
やり方は

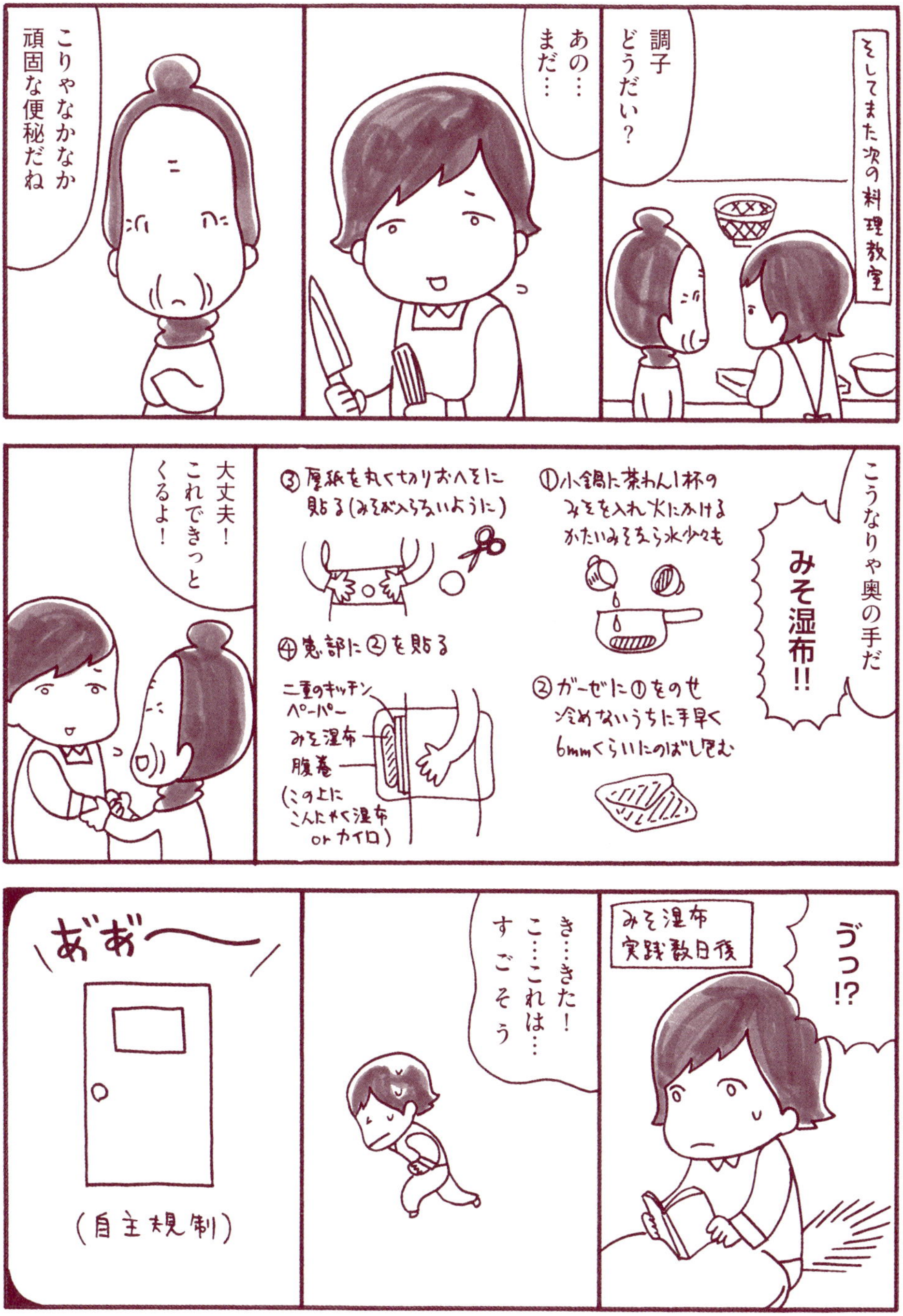
そしてまた次の料理教室
調子どうだい？
あの…まだ…
こりゃなかなか頑固な便秘だね
こうなりゃ奥の手だ
みそ湿布!!
①小鍋に茶わん1杯のみそを入れ火にかける かたいみそなら水少々も
②ガーゼに①をのせ冷めないうちに手早く6mmくらいにのばし包む
③厚紙を丸く切りおへそに貼る(みそが入らないように)
④患部に②を貼る
二重のキッチンペーパー
みそ湿布
腹巻
(この上にこんにゃく湿布 or カイロ)
大丈夫！これできっとくるよ！
みそ湿布実践数日後
うっ!?
き…きた！
こ…これは…すごそう
あぁ〜〜
(自主規制)

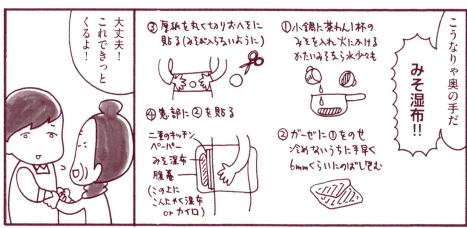

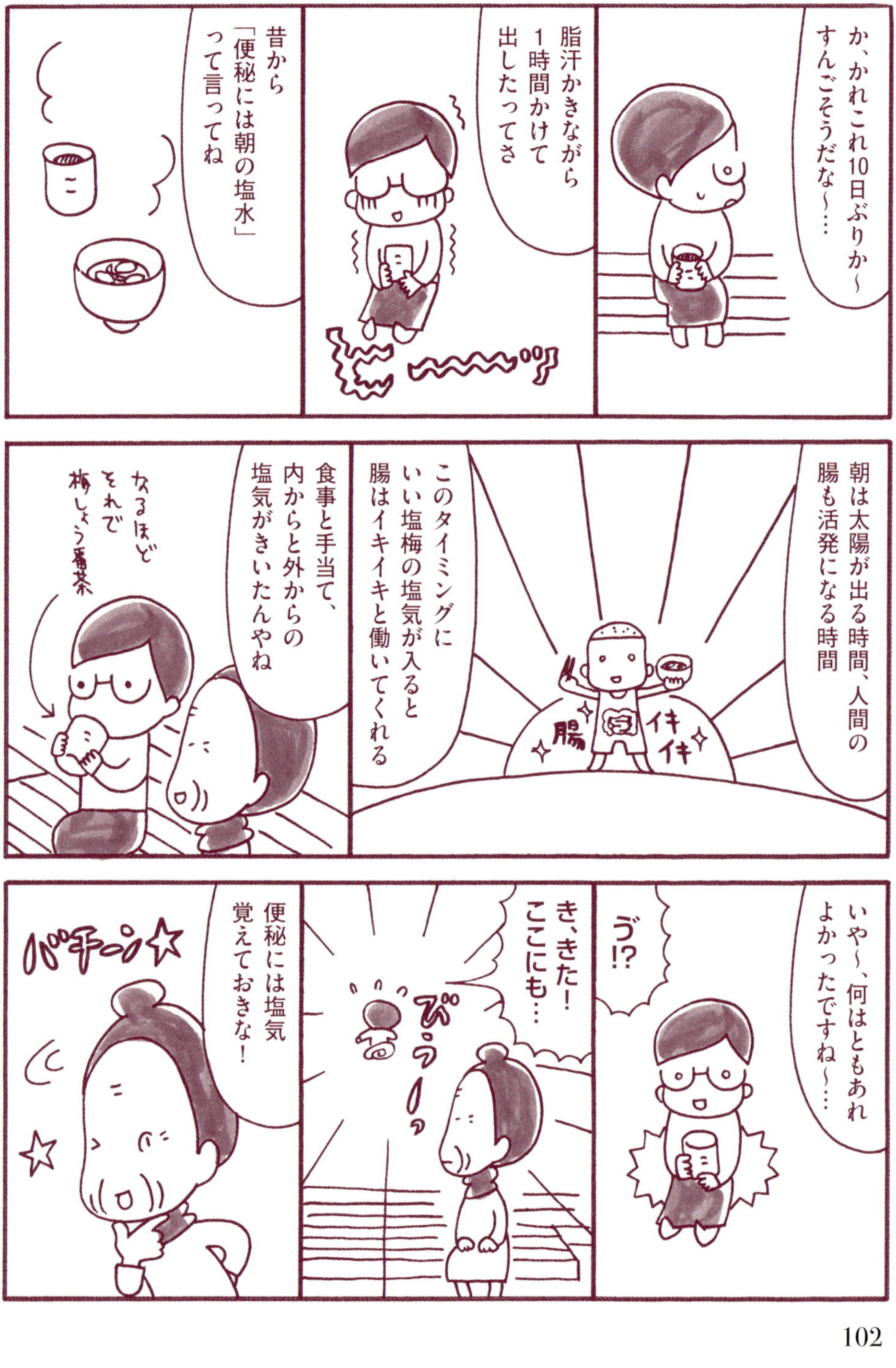

か、かれこれ10日ぶりか〜
すんごそうだな〜…
脂汗かきながら
1時間かけて
出したってさ
昔から
「便秘には朝の塩水」
って言ってね
朝は太陽が出る時間、人間の
腸も活発になる時間
腸
このタイミングに
いい塩梅の塩気が入ると
腸はイキイキと働いてくれる
食事と手当て、
内からと外からの
塩気がきいたんやね
なるほど
それで
梅しょう番茶
いや〜、何はともあれ
よかったですね〜…
う!?
き、きた!
ここにも…
便秘には塩気
覚えておきな!
バチーン☆

肉を食べると腸内腐敗が起こり、腸が動かなくなる

昔から、「便秘の人は、朝塩水を飲め」といわれていて、民間療法となっていますが、ばあちゃんは、「みそ汁や梅しょう番茶（Ｐ220）は便秘の薬」と伝えています。朝は排泄《はいせつ》の時間ですから、塩をきかせた飲みもので排便を促すのはとても大事です。

朝は陽性の太陽が出る時間。私たちの腸も朝日とともに目覚め、活発に活動し始めます。そのタイミングにいい塩梅の塩気が入ると、腸の蠕動《ぜんどう》運動が高まるんです。逆に陰性の甘いものが入ると、腸の動きがピタリと止まってしまうので、朝から菓子パンや果物などは絶対避けたいもの。

腸は、ただ単に消化吸収をしているだけではないんです。小腸は血液をつくる能力のある器官であり、原子転換のるつぼです。原子転換とは、簡単にいうと、食品中のミネラルが体内で別のミネラルに変化するということ。私たちの体はすごい！　だから、腸を正常に保つことはとっても重要なんです。

この正常な状態と真逆なのが、腸内腐敗です。「腐」という字は、陰性の「府（内臓）」の中に「肉」が入っていますね。肉を食べていると、悪玉菌が増えて腸内が腐敗していくことを、「腐」という字が教えてくれています。

だから、肉を食べている人がおならを出そうものなら、いたちの最後っ屁か、というほど臭いんです。肉には窒素《ちっそ》が含まれていて、腸内でたんぱく質が腐敗するとアミン類、アンモニア、インドール、スカトールなど窒素化合物が発生します。これが、臭いおならの元。窒素のおならは猛烈に臭いのです。一方、穀物菜食をしている人のおならは臭《にお》いのないメタンガスが多いため、臭くありません。

肉を食べている人のあとのお手洗いに入ったら、最悪です。臭くてトイレに居られたものではありません。百年の恋も、いっぺんに冷めるというものでしょう。

腸内が腐敗状態になると、腸の動きが悪くなり、便秘がちになります。けれど、便秘の原因は動物性のたんぱく質だけではありません。甘いものや果物によっても引き起こされます。こちらは陰性の便秘で、腸がゆるんで便を押し出す力をなくしてしまうケースです。

冷えからくる陰性便秘と、コロコロ便の陽性便秘

食事の注意としては、食物繊維を含む野菜を心がけてとること。ごぼう、にんじん、大根、れんこんを中心にして、わかめやひじき、昆布、あらめ（伊勢志摩地方でとれるコンブ科の海藻）を毎日食べることです。お米をしっかり食い込んで、みそ汁を飲み、発酵食品の漬物や食物繊維の豊富な野菜

のおかずといった食事に変えたことで、たくさんの人が便秘を治しています。

現代人は陰性の便秘が多いです。甘いものや果物、塩分不足では電気を通さないため（電気絶縁体）、腸の動きがピタリと止まり、体も冷えて陰性になって便秘に。いい塩気をとると電気が通り（電気伝導体）、腸が働いて排便が促され、腸は元気に陽性になるんです。陰性便秘の改善に、塩気が不可欠です。

しょうゆ番茶（P220）や梅しょう番茶（P220）、黒焼き玄米茶（P222）、はぶ茶（P223）、たんぽぽ茶（P221）のなかから、おいしいと思うものを選んで飲んでみましょう。主食は玄米ごはんか三分づき米ごはん、副食は、ごま塩、きんぴら、ひじきこんにゃく（ひじきとこんにゃくをしょうゆで煮た食養の基本のおかず）、昆布のつくだ煮、みそ漬け、たくあん、古漬けがオススメです。まずは塩気がこないと、腸は動かないのです。

外用の手当てとしては、よもぎの腰湯（P229）やしょうが湿布（P231）がありますが、それでも出ない場合はみそ湿布（P101）という奥の手があります。重症の便秘の人は試してみるといいでしょう。

陽性の便秘の場合は、うさぎの糞のようにコロコロになります。こういう場合は野草や根菜のおかずを食べると、繊維質が腸の蠕動運動を促すので、便秘が解消されやすくなります。たんぽぽ茶やよもぎ茶（P224）も陽性便秘にオススメです。

青菜や海藻も陽性便秘にはいいですね。わかめや菜っ葉のみそ汁を、「適塩」でいただくのがオススメです。大人ならりんごを皮ごとかじり、よく噛むのがいいです。大根の葛練り（P226）もいいですね。子どもなら、りんごの葛練り（P226）を食べさせるといいでしょう。りんごがない場合は、大根とりんごジュースの葛練り（P227）に。葛は整腸作用がありますからね。

陽性便秘解消には、歩くのも効果的です。頑固な便秘の場合は、よもぎのお茶（P224）を煮出して塩少々を加え、エネマ（薬局で売っている浣腸器具）を使って腸に入れると、カチカチの便が水分を含んで出やすくなります。

この頃は大腸がんになる人が多くなり、死亡率が欧米人並みになってきていますが、とにかく腸に便を詰まらせないことです。快食・快便・快眠が健康の象徴です。「便秘は万病の元」といわれますが、全身の血が汚れるので、便秘になると病気のデパート、病気のカタログになってしまいます。

便秘になっている人は、宿便もがっちりため込んでいます。頭の病気も腸が原因。腸と頭は密接につながっているのです。まずは便秘を解消してください。便秘を解消したら、外の症状もよくなります。食べたものにはお便りがくる。よい便りは、トイレに座るだけでスルスルスットンと一本の長いものが出ます。臭いもなく、紙もいらないくらい。そんな便りがくる食事、ぜひお試しあれ。

エピソード3

アトピー性皮膚炎は、食べものの不自然をやめればラクになる！

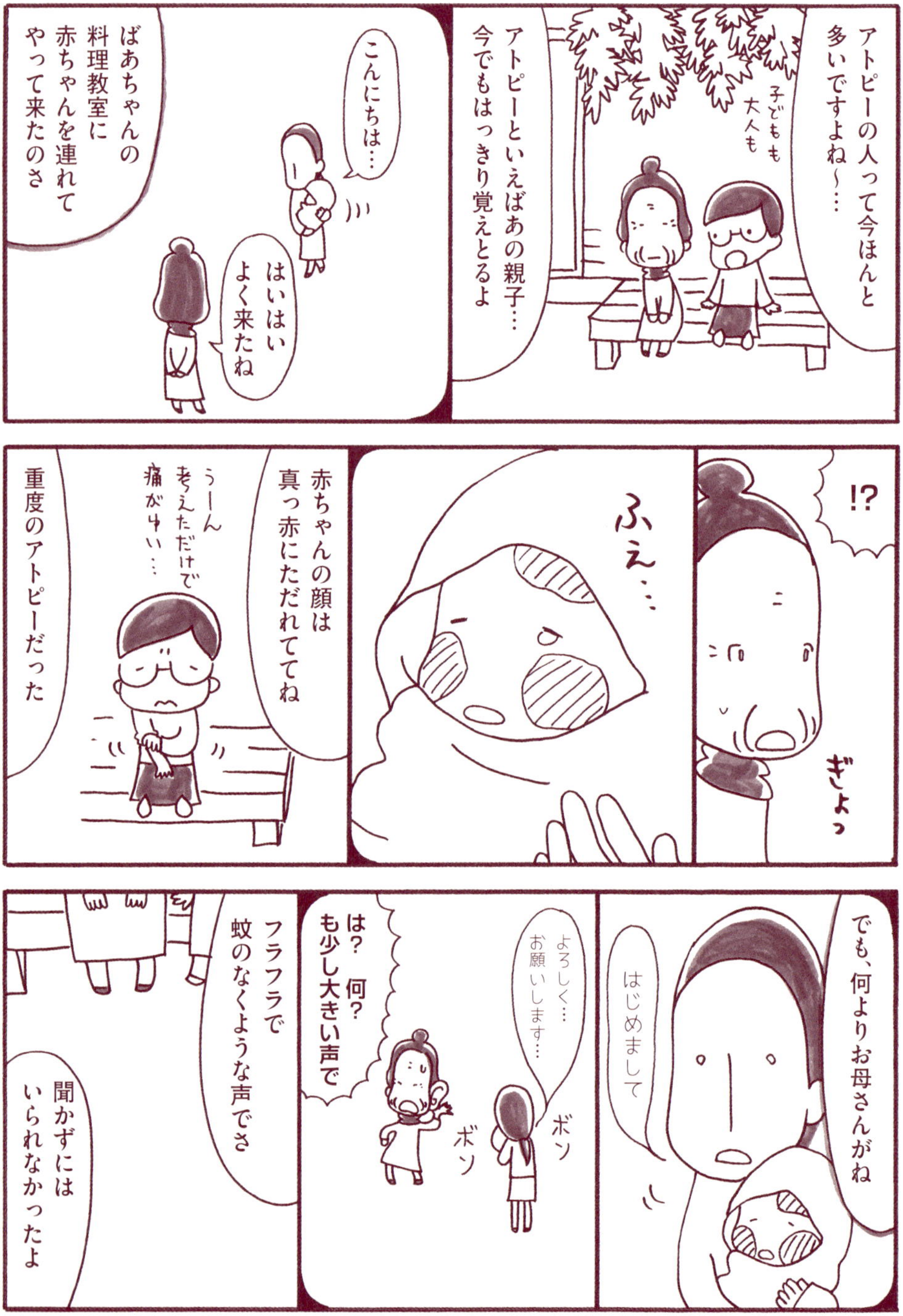
アトピーの人って今ほんと多いですよね～…
子どもも大人も
アトピーといえばあの親子…今でもはっきり覚えとるよ
ばあちゃんの料理教室に赤ちゃんを連れてやって来たのさ
こんにちは…
はいはいよく来たね
!?
ぎょっ
ふえ…
赤ちゃんの顔は真っ赤にただれててね
うーん考えただけで痛がゆい…
重度のアトピーだった
でも、何よりお母さんがね
はじめまして
よろしく…お願いします…
ボソ
ボソ
は？何？も少し大きい声で
フラフラで蚊のなくような声でさ
聞かずにはいられなかったよ

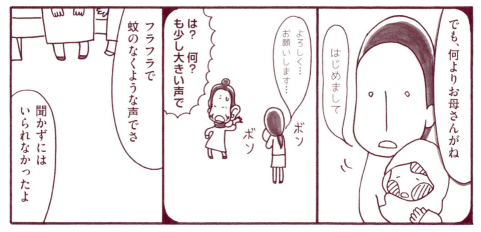

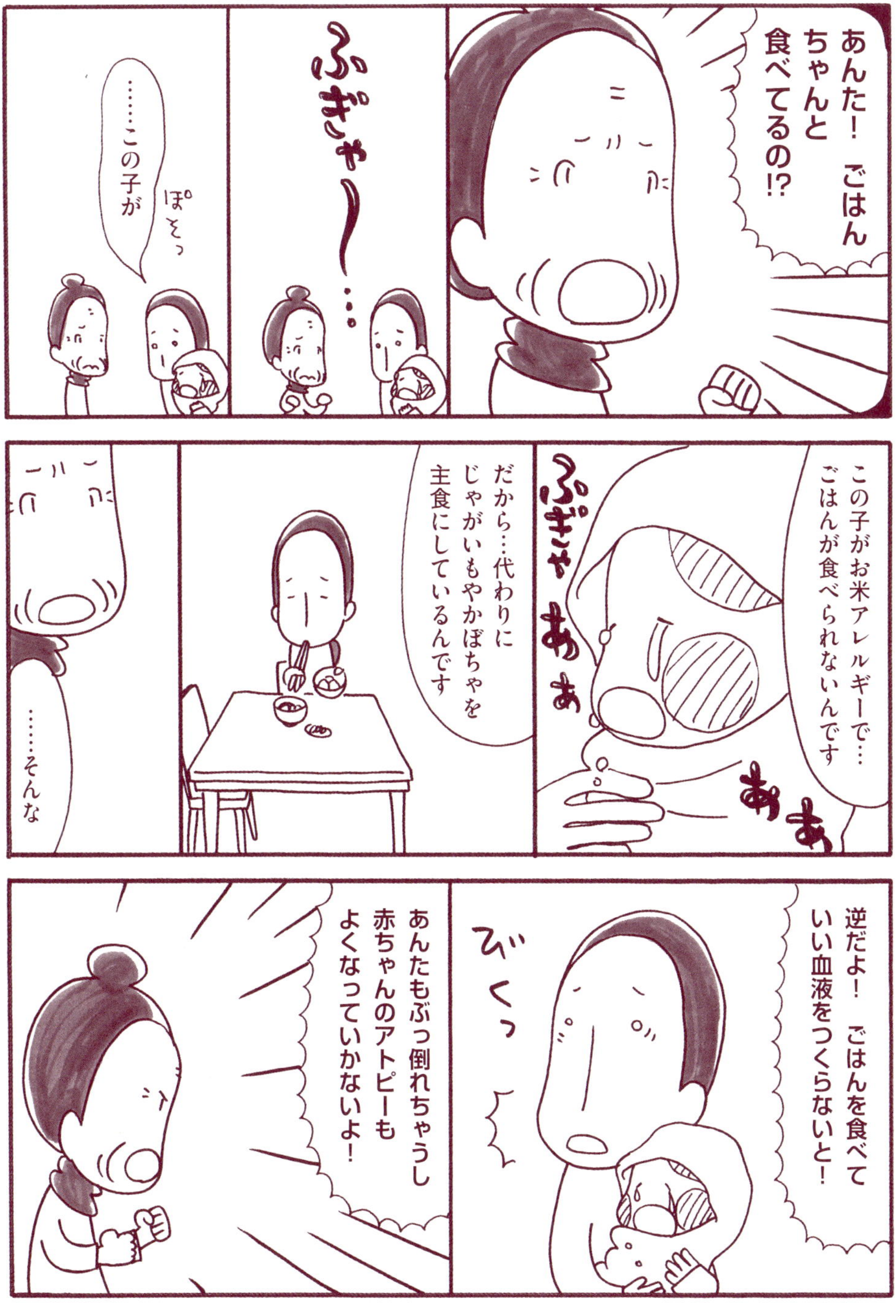
あんた！ ごはんちゃんと食べてるの!?
ふぎゃ〜〜…
……この子が
ぽそっ
この子がお米アレルギーで…ごはんが食べられないんです
ふぎゃあああああ
だから…代わりにじゃがいもやかぼちゃを主食にしているんです
……そんな
逆だよ！ ごはんを食べていい血液をつくらないと！
びくっ
あんたもぶっ倒れちゃうし赤ちゃんのアトピーもよくなっていかないよ！

ううっ…
ぽろぽろ
でも、母乳で育てているから
私の食べたものでこの子に
症状が出てしまうんです
んくんく
だからごはんが
食べられません…
私はいいから…
大丈夫なのか〜って…
先日、病院に行ってみたら…
こんなになるまで何してたんですか!?
ステロイドステロイド…
お米だけでなく
小麦・卵・大豆
アレルギーも…
もう…何を
食べたらいいのか…
聞いててつらい…
よろ〜
どうしたら…
ゆきちゃんなりきりすぎだよ
そんな悪いほうにばかり
考えちゃダメだよ!
がしっ
アトピーが出ていることは
決して悪いことばかりじゃない
…え?
子どもにはちゃんと
悪いものを出す力が
あるってことなんだよ!

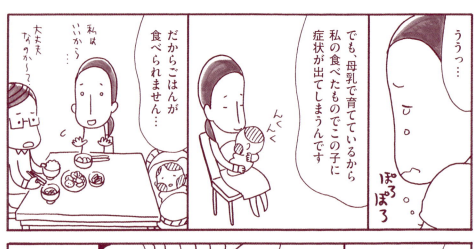

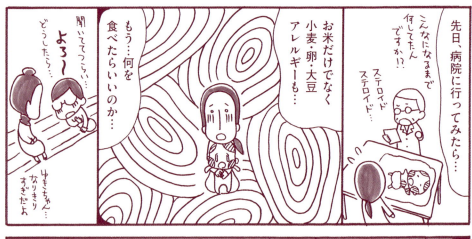

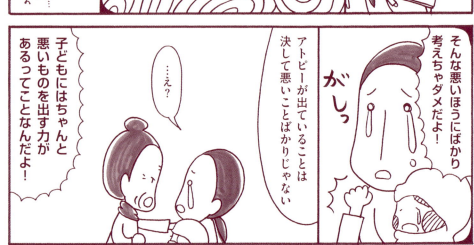

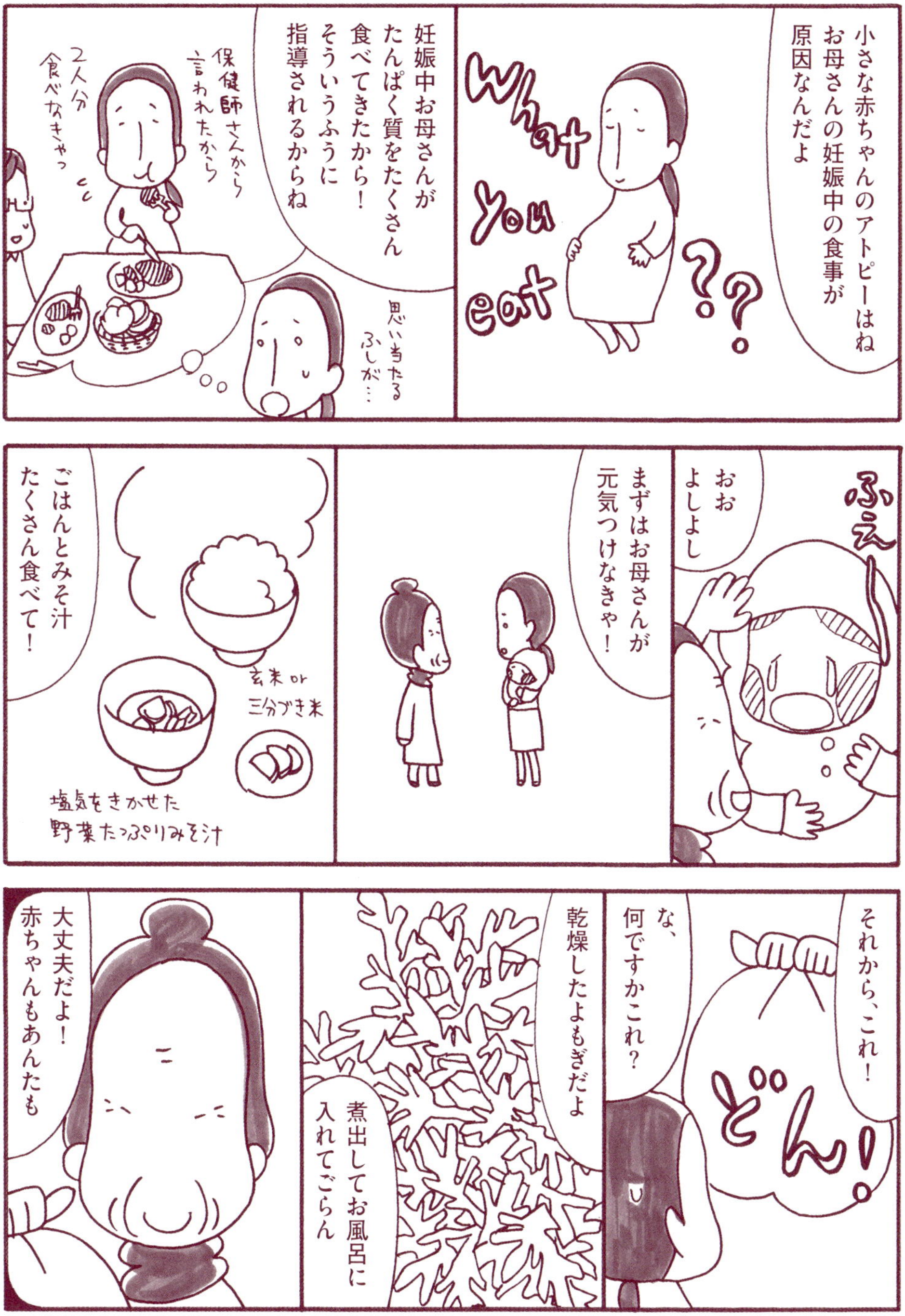
小さな赤ちゃんのアトピーはね
お母さんの妊娠中の食事が
原因なんだよ
What you eat ??
妊娠中お母さんが
たんぱく質をたくさん
食べてきたから！
そういうふうに
指導されるからね
保健師さんから
言われたから
2人分
食べなきゃっ
思い当たる
ふしが…
ふえ〜
おお
よしよし
まずはお母さんが
元気つけなきゃ！
ごはんとみそ汁
たくさん食べて！
玄米か
三分づき米
塩気をきかせた
野菜たっぷりみそ汁
それから、これ！
どん！
な、
何ですかこれ？
乾燥したよもぎだよ
煮出してお風呂に
入れてごらん
大丈夫だよ！
赤ちゃんもあんたも

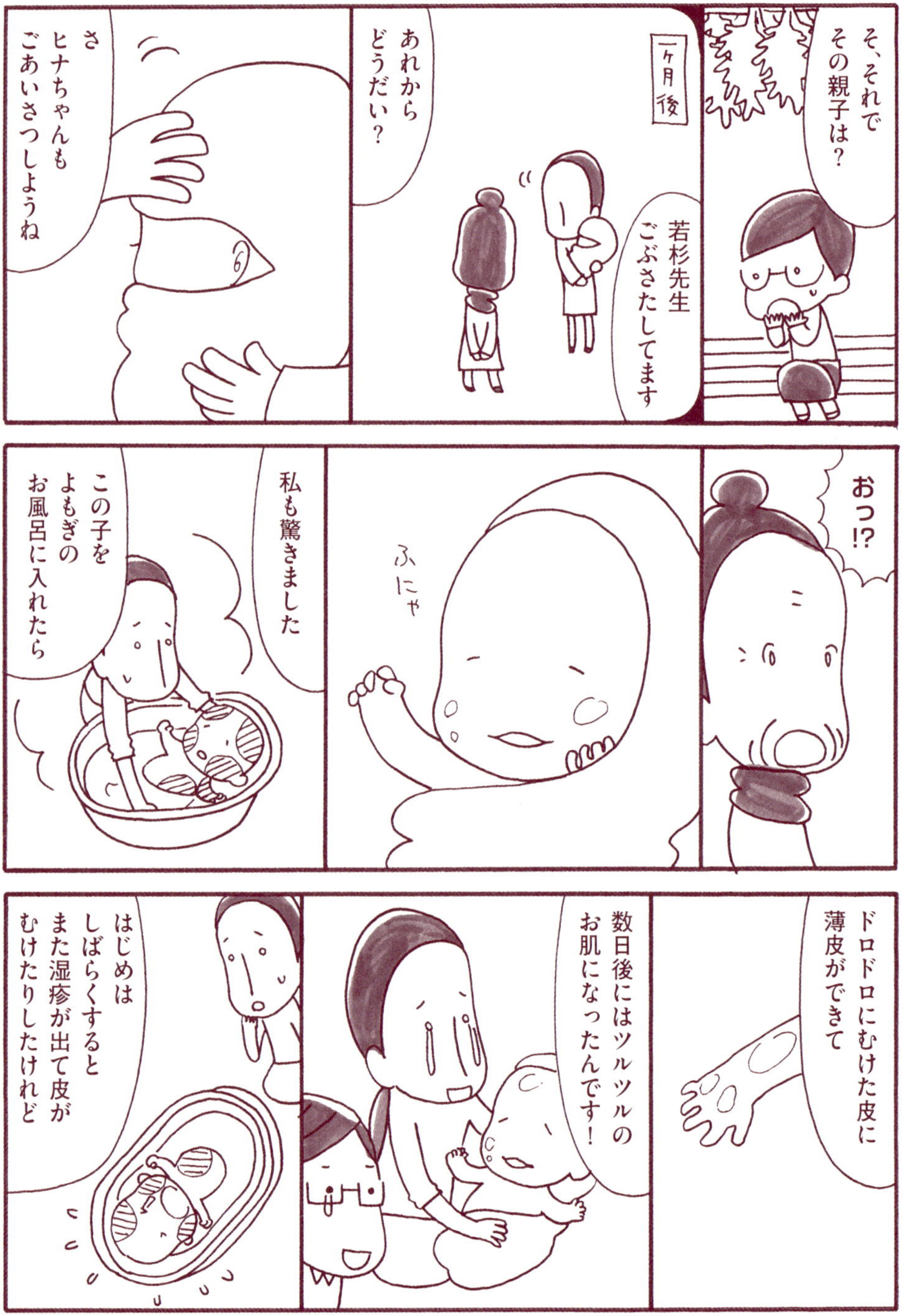

そ、それで その親子は？
一ケ月後
若杉先生 ごぶさたしてます
あれから どうだい？
さ ヒナちゃんも ごあいさつしようね
おっ!?
ふにゃ
私も驚きました
この子を よもぎの お風呂に入れたら
ドロドロにむけた皮に 薄皮ができて
数日後にはツルツルの お肌になったんです！
はじめは しばらくすると また湿疹が出て皮が むけたりしたけれど

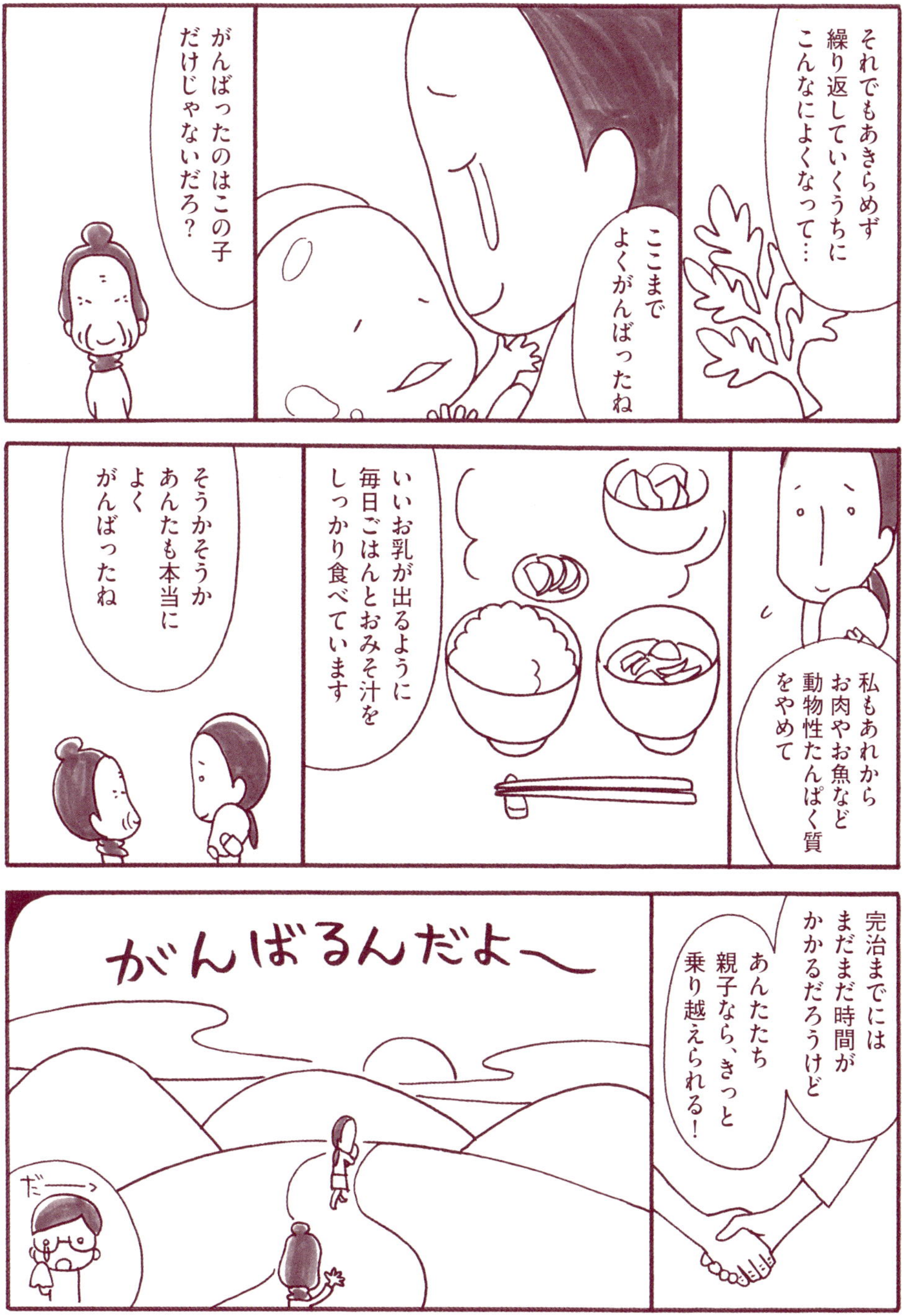
それでもあきらめず
繰り返していくうちに
こんなによくなって…
ここまで
よくがんばったね
がんばったのはこの子
だけじゃないだろ？
私もあれから
お肉やお魚など
動物性たんぱく質
をやめて
いいお乳が出るように
毎日ごはんとおみそ汁を
しっかり食べています
そうかそうか
あんたも本当に
よく
がんばったね
完治までには
まだまだ時間が
かかるだろうけど
あんたたち
親子なら、きっと
乗り越えられる！
がんばるんだよ〜
だー

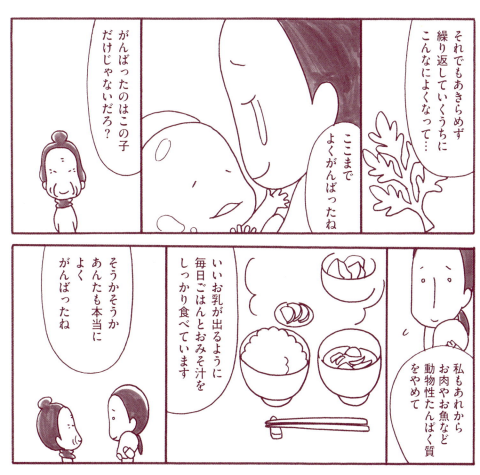

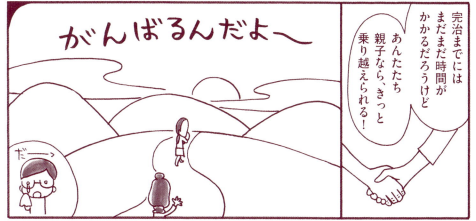

明らかに、たんぱく質の摂取が多い

１９８０年代、アトピー性皮膚炎になる子どもが増えだした頃、マスコミは「原因がわからない」とか「世界の名医を集めても治らない」とか言っていました。昔はアトピー性皮膚炎のようなアレルギー疾患の子どもなど、ほとんどいなかったと思うのですが……。

アレルギーというのは、体にとって異物である抗原（アレルゲン）が入ってきたときに、それに対抗する抗体をつくって、抗原を排除しようとする「抗原抗体反応」が過剰になって起きたものです。この抗原となりやすいのが、たんぱく質。アレルギーの人は、異種たんぱく質（人体を構成するたんぱく質とは異質のもの）に、拒絶反応を起こしているんです。

なかでも三大アレルゲンといわれてきたのが、牛乳、卵、大豆。牛乳はたんぱく質の占める割合が39・5％。卵では35・5％で、大豆の場合は35％です。たんぱく質は熱を加えると固まる性質がありますが、卵も牛乳も豆乳も加熱すると固まります。酢にもたんぱく質を固める性質があるため、牛乳や豆乳に加えると一気に固まります。明らかにたんぱく質が多いといえますね。

「大人に比べ陽性な子どもに、肉や卵、赤身の魚、乳製品みたいな陽性な食品を食べさせるなんて、不自然きわまりない」、とばあちゃんは常々言っているんですが、現代っ子の食卓に動物性食品がのらないことはないですよね。

アトピー性皮膚炎は、そういう動物性食品などが原因で血液が酸化し、熱をもって炎症を起こしていると判断すれば簡単です。血液を酸化させるものには、動物性食品のほかに油を使った食品(揚げものやスナック菓子など)、砂糖を使った食べもの、保存料や着色料などが使われている食品、インスタント食品など添加物が使われているもの、農薬が残留している食材などです。

今の子たちの体には、パンやクッキー、ケーキやプリン、チョコレート、清涼飲料水、ハムやソーセージ、ウインナー、かまぼこ、ちくわ、はんぺんなどの練り製品が毎日毎日入るのだから、症状が出ないのがおかしいくらいです。菓子や練り製品には、卵がたくさん含まれていますからね。

ジュクジュクの「湿疹」は陰性、カサカサの「乾疹」は陽性

アトピー性皮膚炎には、乾疹と湿疹があります。果物や菓子類のような陰性食品を多くとった場合、皮膚がジュクジュクし、赤くなって破れます。一方、肉や魚、卵、乳製品など高たんぱくな動物性食品を多くとった場合は、皮膚がカサカサしてはがれ、粉をふきます。

一目瞭然、症状を見ればわかります！

子どもにアトピー症状が出ている場合は、「親の食生活が悪すぎる！」とばあちゃんは言いたい。子どもかわいさに、よく考えずになんでも好きなものを与え、自分も一緒に食べているんです。こんな親が多すぎると思います。

でも、この病気は治ります。除去食をやっても治りませんが、穀物菜食にすれば治ります。自然な栽培法で作られた米や野菜、昔ながらの製法で造られた調味料で回復させることができるんです。食べものの不自然をやめて、季節ごとの旬の食材を用い、外国産ではなく国産のものをとること（身土不二）、皮をむいたり精米しないでまるごと食べること（一物全体《いちぶつぜんたい》）、副食を少なくしてごはんを多く食べることです。

母の腕にかかっているのです！

エピソード4

冷え性には、土鍋炊き玄米ごはんに塩気をきかせた野菜の煮もの

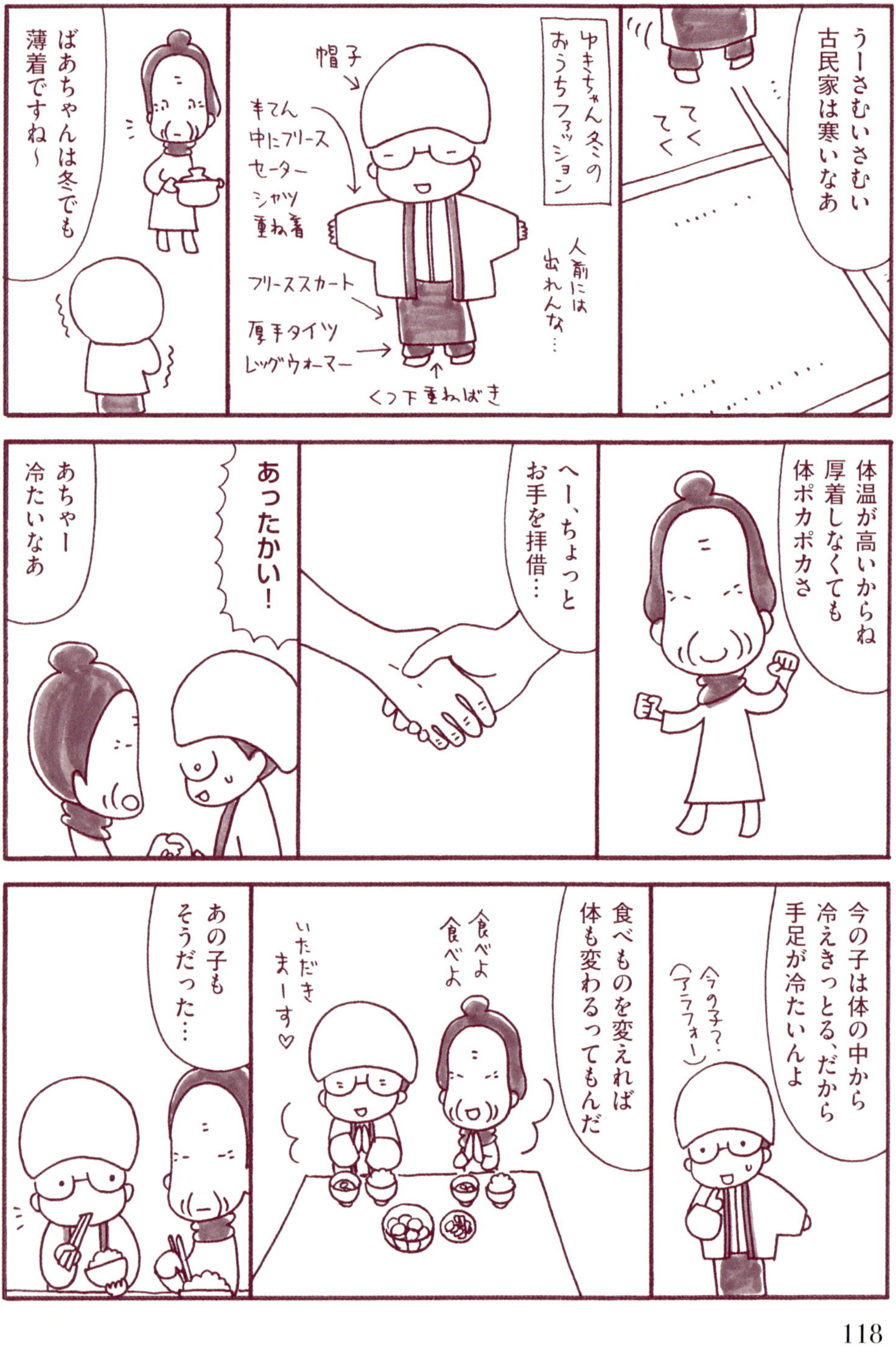
うーさむいさむい
古民家は寒いなあ
てく てく
ゆきちゃん冬のおうちファッション
帽子
半てん 中にフリース
セーター
シャツ
重ね着
フリーススカート
厚手タイツ
レッグウォーマー
くつ下重ねばき
人前には出れんな…
ばあちゃんは冬でも薄着ですね～
体温が高いからね
厚着しなくても
体ポカポカさ
へー、ちょっと
お手を拝借…
あったかい!
あちゃー
冷たいなあ
今の子は体の中から
冷えきっとる、だから
手足が冷たいんよ
今の子?
(アラフォー)
食べものを変えれば
体も変わるってもんだ
食べよ
食べよ
いただきまーす♡
あの子も
そうだった…

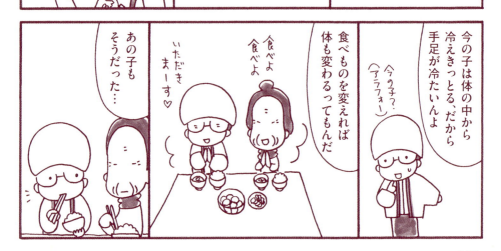

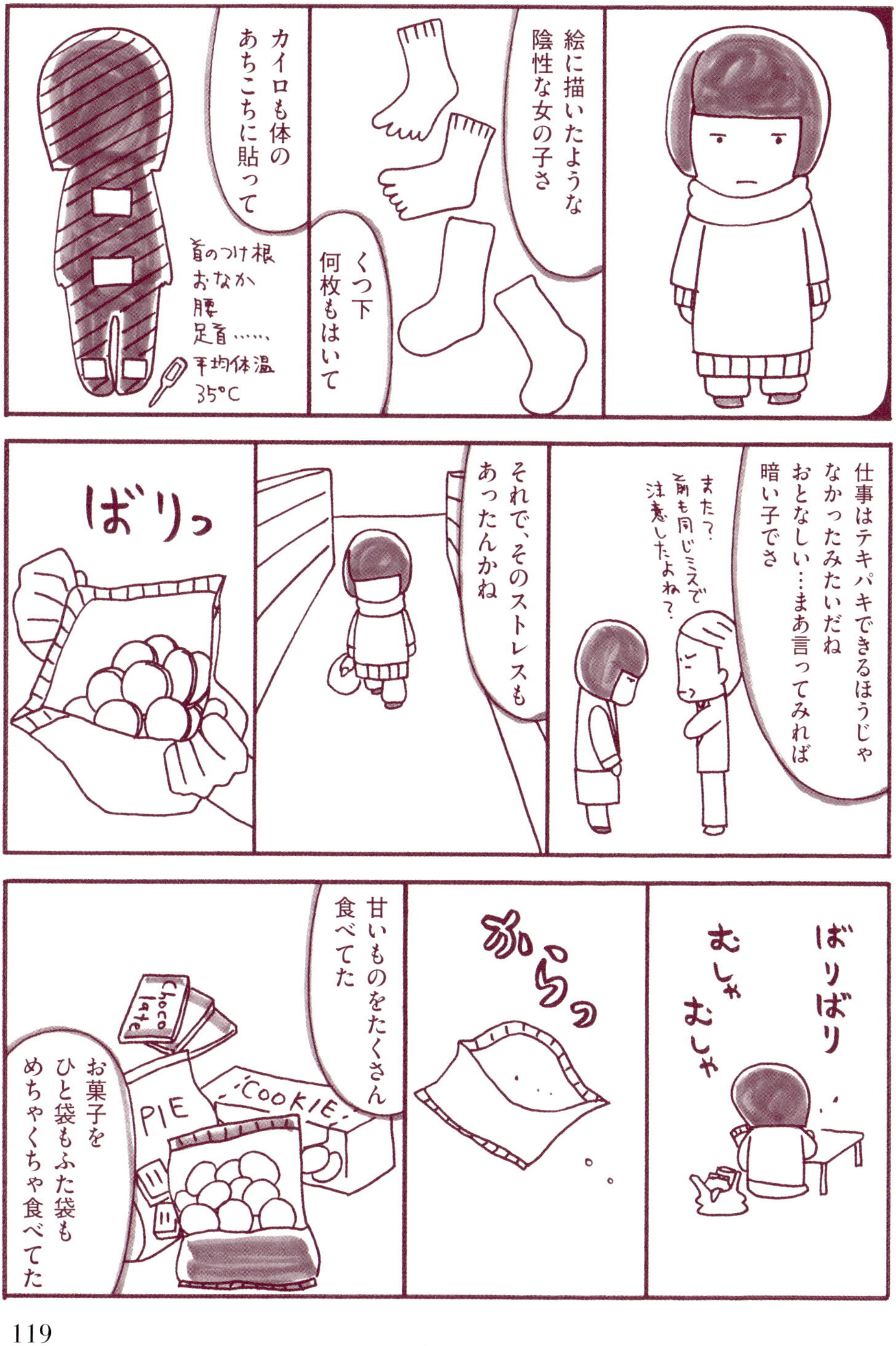
絵に描いたような陰性な女の子さ
くつ下何枚もはいて
カイロも体のあちこちに貼って
首のつけ根
おなか
腰
足首……
平均体温35°C
仕事はテキパキできるほうじゃなかったみたいだね おとなしい…まあ言ってみれば暗い子でさ
また？前も同じミスで注意したよね？
それで、そのストレスもあったんかね
ばりっ
ばりばり
むしゃむしゃ
からっ
甘いものをたくさん食べてた
お菓子をひと袋もふた袋もめちゃくちゃ食べてた
Choco late
COOKIE
PIE

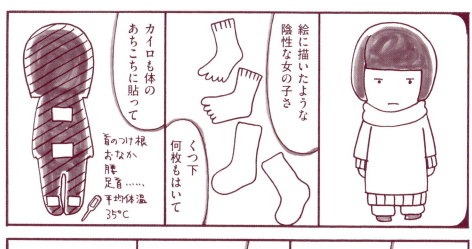

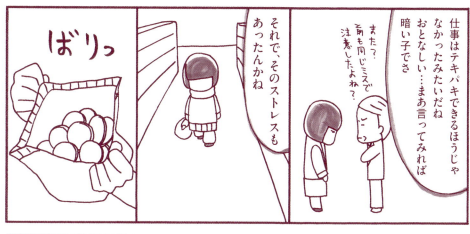

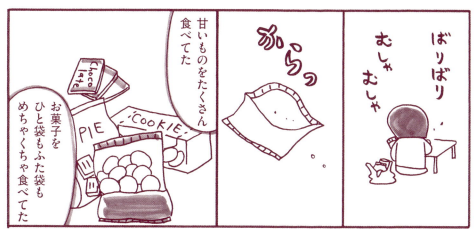

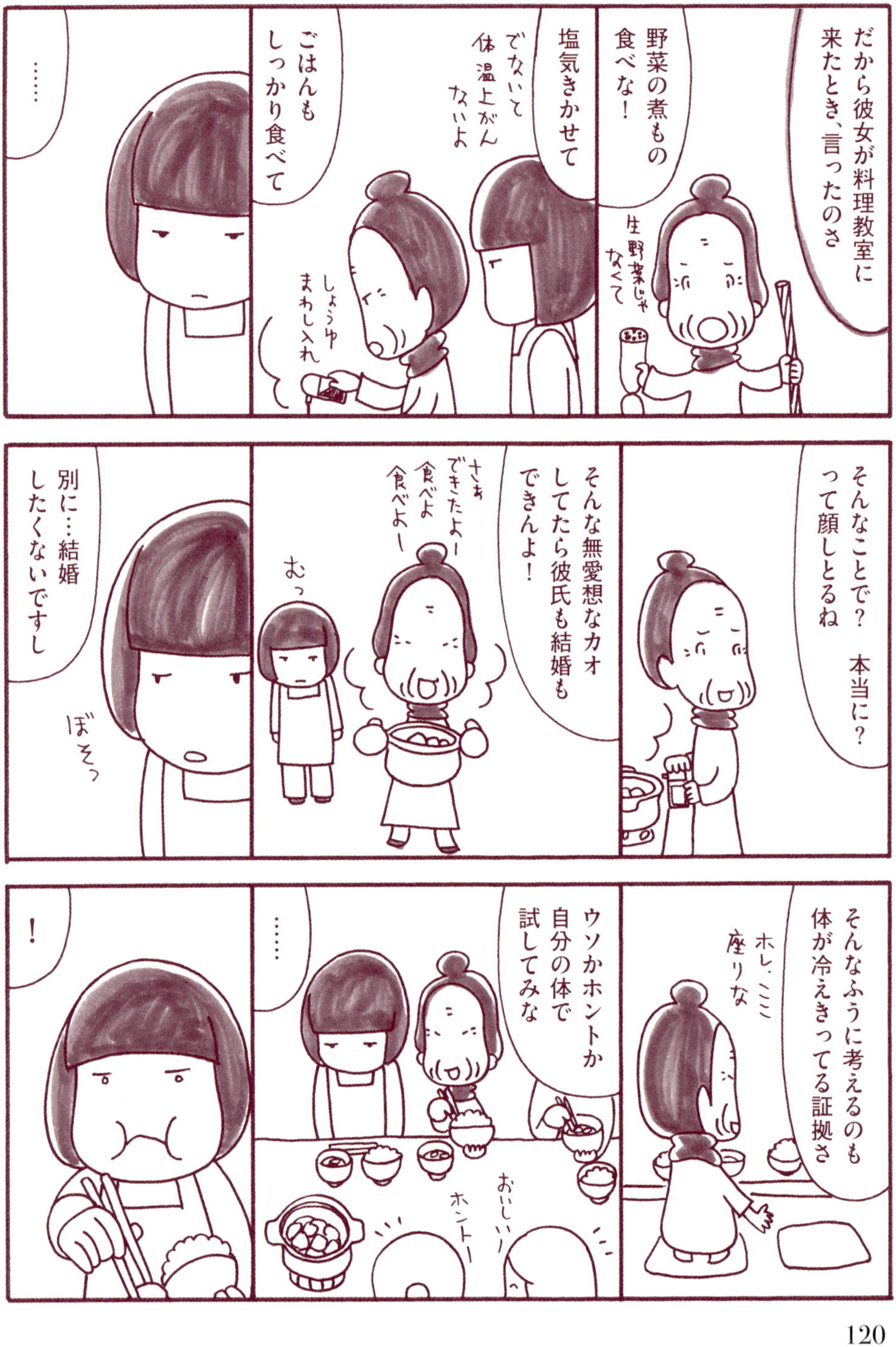
だから彼女が料理教室に来たとき、言ったのさ
野菜の煮もの食べな！
生野菜じゃなくて
塩気きかせて
でないて体温上がんないよ
ごはんもしっかり食べて
しょうゆまわし入れ
……
そんなことで？ 本当に？ って顔しとるね
そんな無愛想なカオしてたら彼氏も結婚もできんよ！
さぁできたよー食べよ食べよー
むっ
別に…結婚したくないですし
ぼそっ
そんなふうに考えるのも体が冷えきってる証拠さ
ホレ、ここ座りな
ウソかホントか自分の体で試してみな
……
おいしい！
ホントー
！

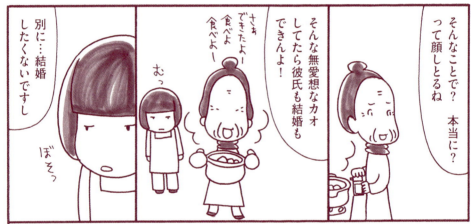

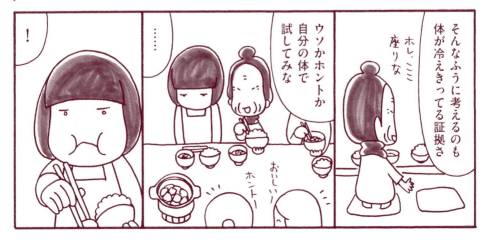

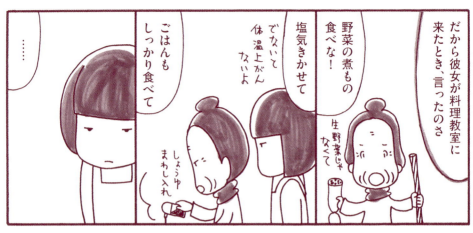

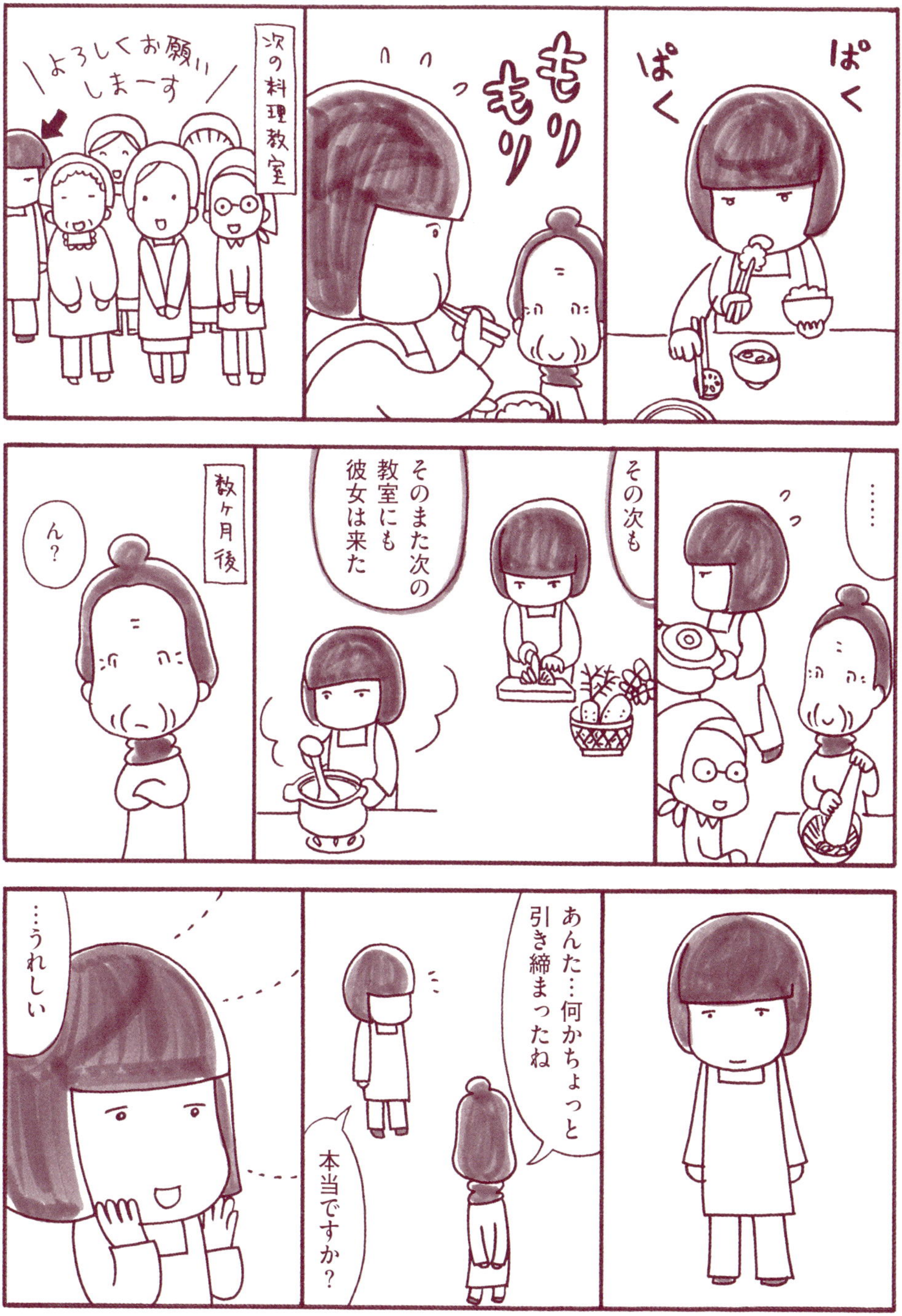
ぱく
ぱく
もり
もり
次の料理教室
よろしくお願いしまーす
……
その次も
そのまた次の教室にも彼女は来た
数ヶ月後
ん？
あんた…何かちょっと引き締まったね
本当ですか？
…うれしい

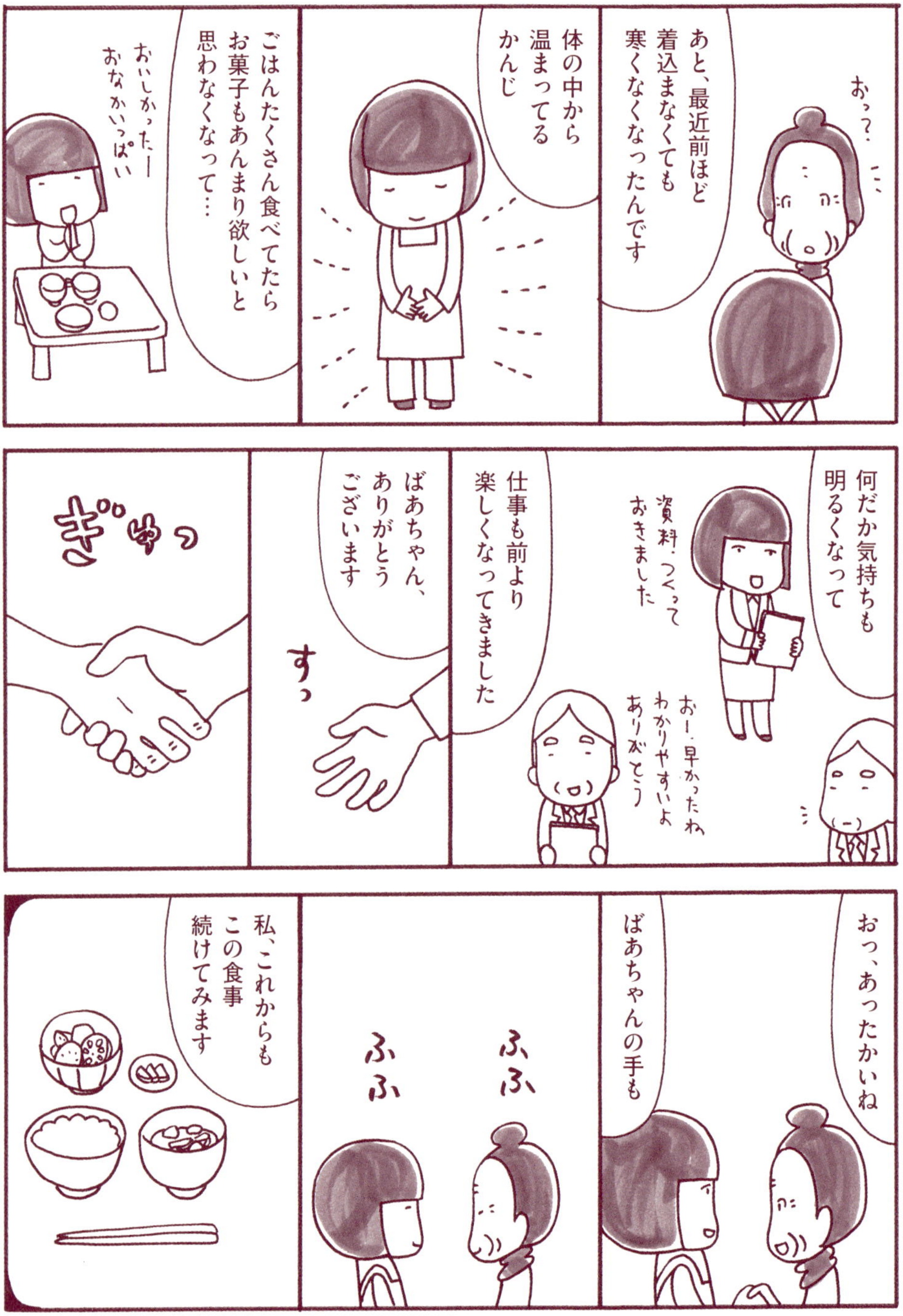
おっ？
あと、最近前ほど
着込まなくても
寒くなくなったんです
体の中から
温まってる
かんじ
ごはんたくさん食べてたら
お菓子もあんまり欲しいと
思わなくなって…
おいしかったー
おなかいっぱい
何だか気持ちも
明るくなって
資料、つくって
おきました
おー、早かったね
わかりやすいよ
ありがとう
仕事も前より
楽しくなってきました
ばあちゃん、
ありがとう
ございます
すっ
ぎゅっ
おっ、あったかいね
ばあちゃんの手も
ふふ
ふふ
私、これからも
この食事
続けてみます

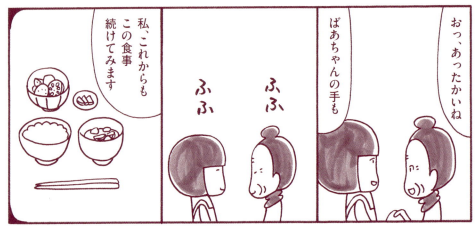

36度5分の正常な体温に達しない人が多い

最近は、全国民の大半が、貧血・冷え性・低体温になっています。人間の体は体温が36度5分が正常なのに、その体温に達しない人があまりにも多い。男も女もない、子どもも老人もない、というのが現実です。

冷え性対策のグッズや健康法もたくさんありますが、何を使っても根本的な解決にはなりません。体の中から変わらない限り、病気が一生死ぬまでついてまわります。冷え性のままでは、どんな病気も治らないのです。

結婚しても、夜の夫婦生活がない「セックスレス」状態だったり、子どもが授からない人が多いのですが、こんな人はたいがい冷え性です。体が冷えていると心まで冷えるから、クールで無愛想で会話もないわけです。冷えきった夫婦関係の原因も、こんなところにあるのかもしれません。

貧血・冷え性・低体温は、血が冷たくなって体も冷たくなった結果です。昔の貧血は鉄欠乏性貧血だったから、野菜を食べ、海藻を食べ、みそ汁を飲むだけで、2日で治ったものです。今は砂糖や精製された炭水化物（白米・小麦）と動物性たんぱく質によって悪性貧血が起こり、砂糖を使った菓子類も入るから今度は溶血性貧血（赤血球が破壊されて起こる貧血）が起こります。このような陰陽両極端な食品が毎日反復して体に入るものだから、再生不良性貧血、血液のがん、挙句の果てが敗血症にまでなったりするのです。

たかが貧血、されど貧血です。血液を甘く見ると、早病早死の短命をまねくことになります。

みそ汁は濃いめに。おかずにも塩気をきかせて

貧血・冷え性・低体温の体を立て直すのが、土鍋で炊いた玄米です。圧力鍋で炊いてはダメ。土鍋炊きの玄米ごはんにごま塩、きんぴら、野菜や野草、海藻の煮もの、みそ汁、漬物といったメニューがオススメです。

朝いちばんのみそ汁は少し濃いめに。薄いみそ汁なら、飲まないほうがいいですね。季節の野菜を具にし、わかめを入れて飲んでください。

おかずは塩気をきかせて作ること。減塩していると、いつまでも体は温まりません。発酵食品の漬物は抜群ですから、毎食添えましょう。ただし市販の漬物は減塩で作られていることが多く、添加物の塊なので買わないこと。

梅干しを毎日1つ食べ、梅しょう番茶（P220）も毎朝飲むといいですね。黒焼き玄米茶（P222）も塩よりさらに陽性な炭素だから、朝晩飲むと体が熱をつくってポカポカになり、体温が上がります。「ともかく米を食い込め、パンはダメ」と、ばあちゃんは言っています。そして、大事なのはよく噛むこと。臼歯を使うことです。歯の本数は上下合わせて32本ですが、そのうち20本が米を噛む役目の臼歯です。噛み方健康法で重病を治した人も多いですよ。

自分を救いたかったら、土鍋の生活をして野草も食べる。これがいちばんの早道です。動物性食品とアイスクリーム、ジュース、甘い菓子、豆腐や納豆など大豆製品、サラダ、酢のもの、青汁、酵素ジュース、玄米甘酒、清涼飲料水の類《たぐい》を一切とらないようにして、味の薄いものを食べないでいると、1か月で血が変わり、体が変わり、人生が変わります。

よもぎやしょうがの足湯（P228）など、冷え性にオススメの手当てもあります。もっといろいろ知りたければ、ばあちゃんの本を読むのがいいです。『子宮を温める健康法』（WAVE出版）は、よい手引きになるでしょう。

ばあちゃんのまわりにたくさんの赤ん坊が生まれたのは、穀物菜食の一汁一菜がいいという動かぬ証拠です。貧血・冷え性・低体温が治れば、独身の男も女も恋をして結婚をしたくなるでしょう。夜の性生活がうまくいくから、子どもを授かるんです。貧血・冷え性・低体温でいる間は、性欲もないからバラ色の人生とはいかないですね。

若さは人生最高の宝。一日も早く、貧血冷え性人間から脱却することです。そうやって体をよくして、いい伴侶を探して、結婚で人生の墓場をつくるのではなく、うれし楽しの家庭をつくってほしいですね。

ばあちゃんが指導した人たちは、「気がついたら、冷え性だけでなく、いろんな症状が治っている」と言う人が多いですよ。その日を楽しみに、がんばってください。

エピソード5

花粉症は、陰陽両極端な食べものを減らして治す

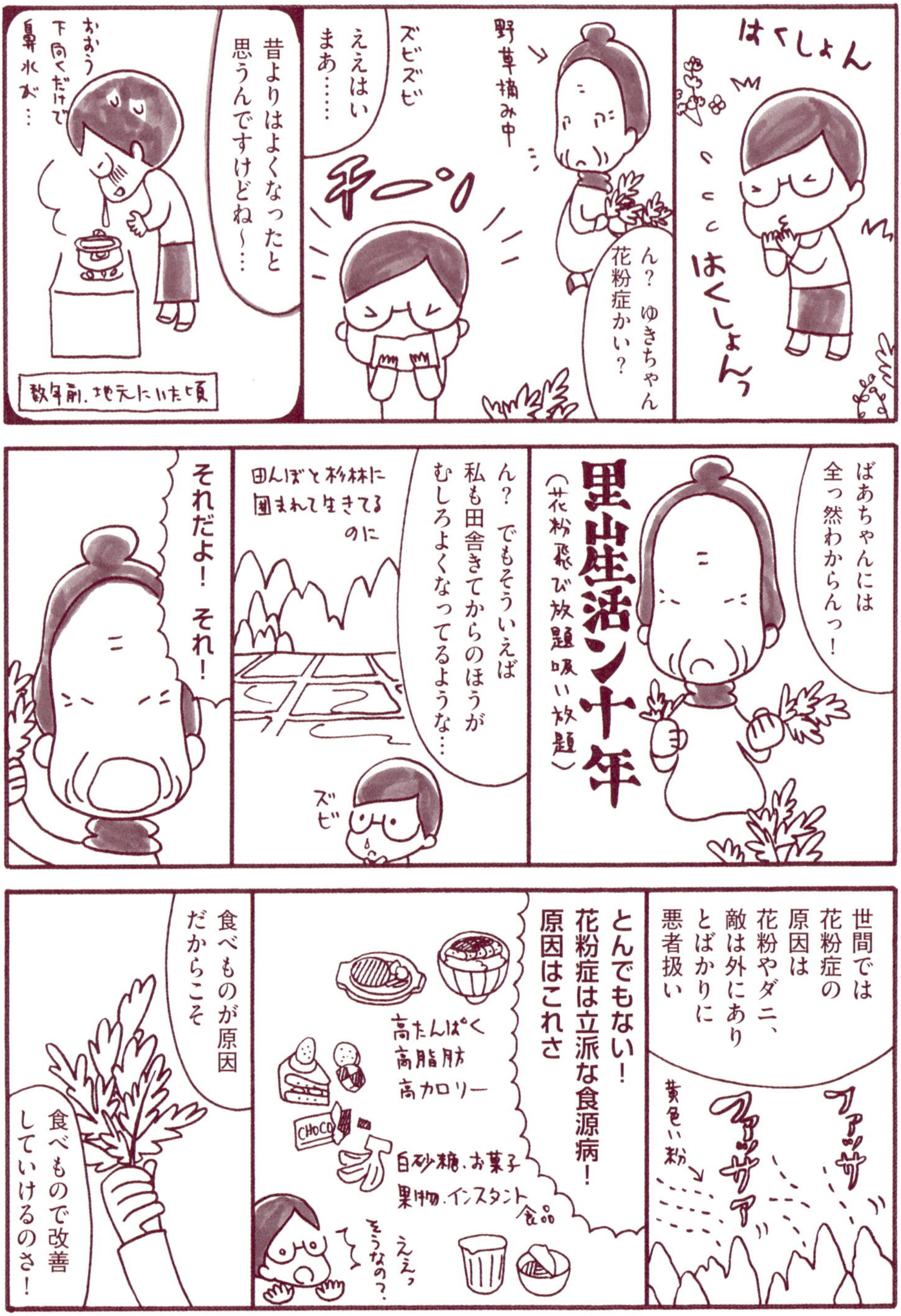
はくしょん
はくしょんっ
野草摘み中
ん? ゆきちゃん花粉症かい?
ズビズビ
ええはい まあ……
チーンッ
昔よりはよくなったと思うんですけどね～…
おおう 下向くだけで鼻水が…
数年前、地元にいた頃
ばあちゃんには全っ然わからんっ!
里山生活ン十年
(花粉飛び放題吸い放題)
ん? でもそういえば私も田舎きてからのほうがむしろよくなってるような…
田んぼと杉林に囲まれて生きてるのに
ズビ
それだよ! それ!
世間では花粉症の原因は花粉やダニ、敵は外にありとばかりに悪者扱い
ファッサ
ファッサァ
黄色い粉
とんでもない! 花粉症は立派な食源病! 原因はこれさ
高たんぱく
高脂肪
高カロリー
CHOCO
白砂糖、お菓子
果物、インスタント食品
えぇっ
そうなの?
食べものが原因だからこそ
食べもので改善していけるのさ!

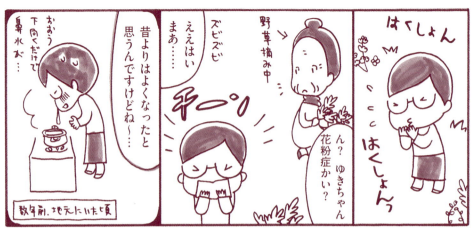

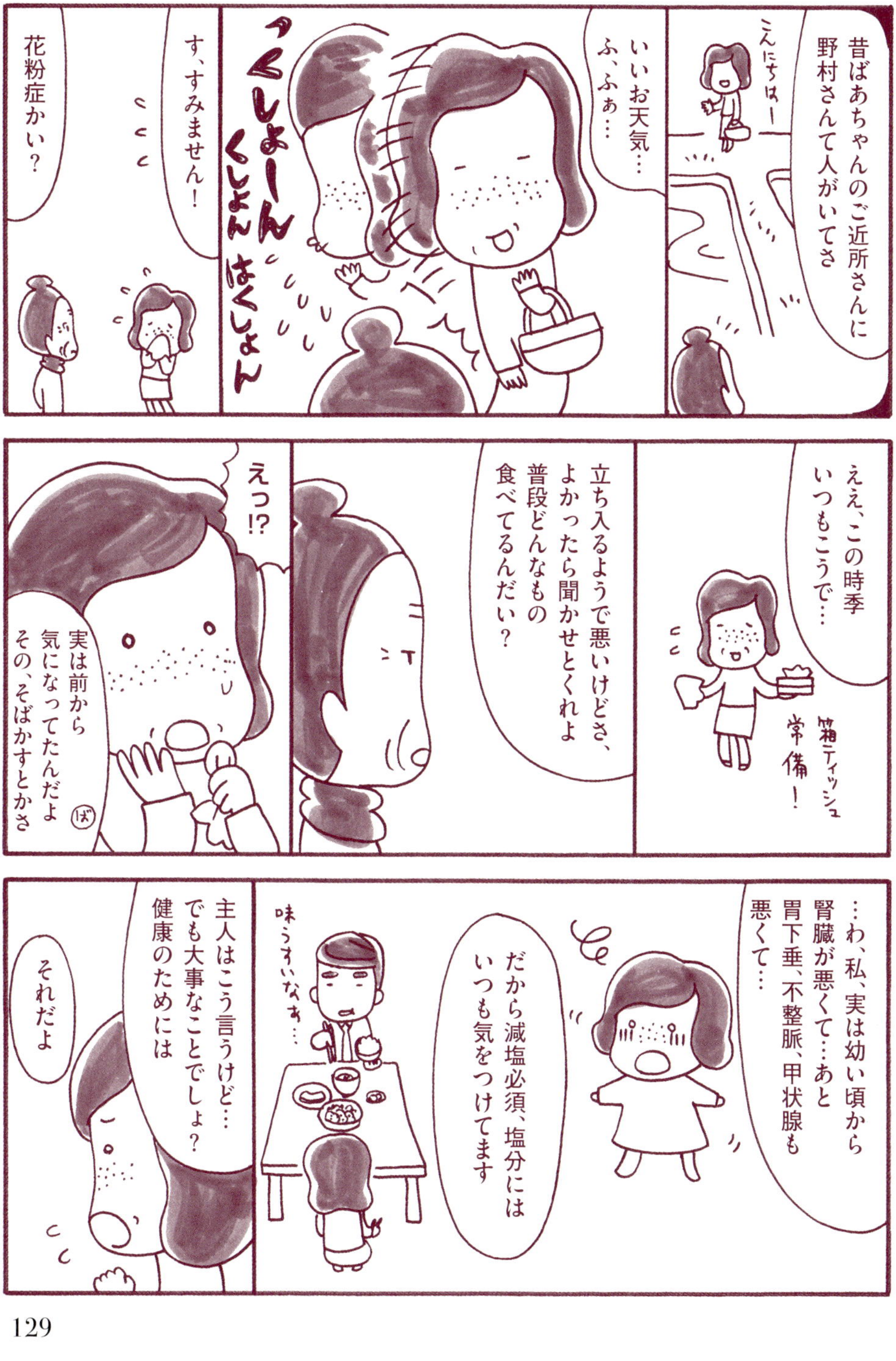
昔ばあちゃんのご近所さんに野村さんて人がいてさ
こんにちはー
いいお天気…ふ、ふぁ…
ックしょーん
くしょん
はくしょん
す、すみません！
花粉症かい？
ええ、この時季いつもこうで…
箱ティッシュ常備！
立ち入るようで悪いけどさ、よかったら聞かせとくれよ普段どんなもの食べてるんだい？
えっ!?
実は前から気になってたんだよその、そばかすとかさ
ば
…わ、私、実は幼い頃から腎臓が悪くて…あと胃下垂、不整脈、甲状腺も悪くて…
だから減塩必須、塩分にはいつも気をつけてます
味うすいなぁ…
主人はこう言うけど…でも大事なことでしょ？健康のためには
それだよ

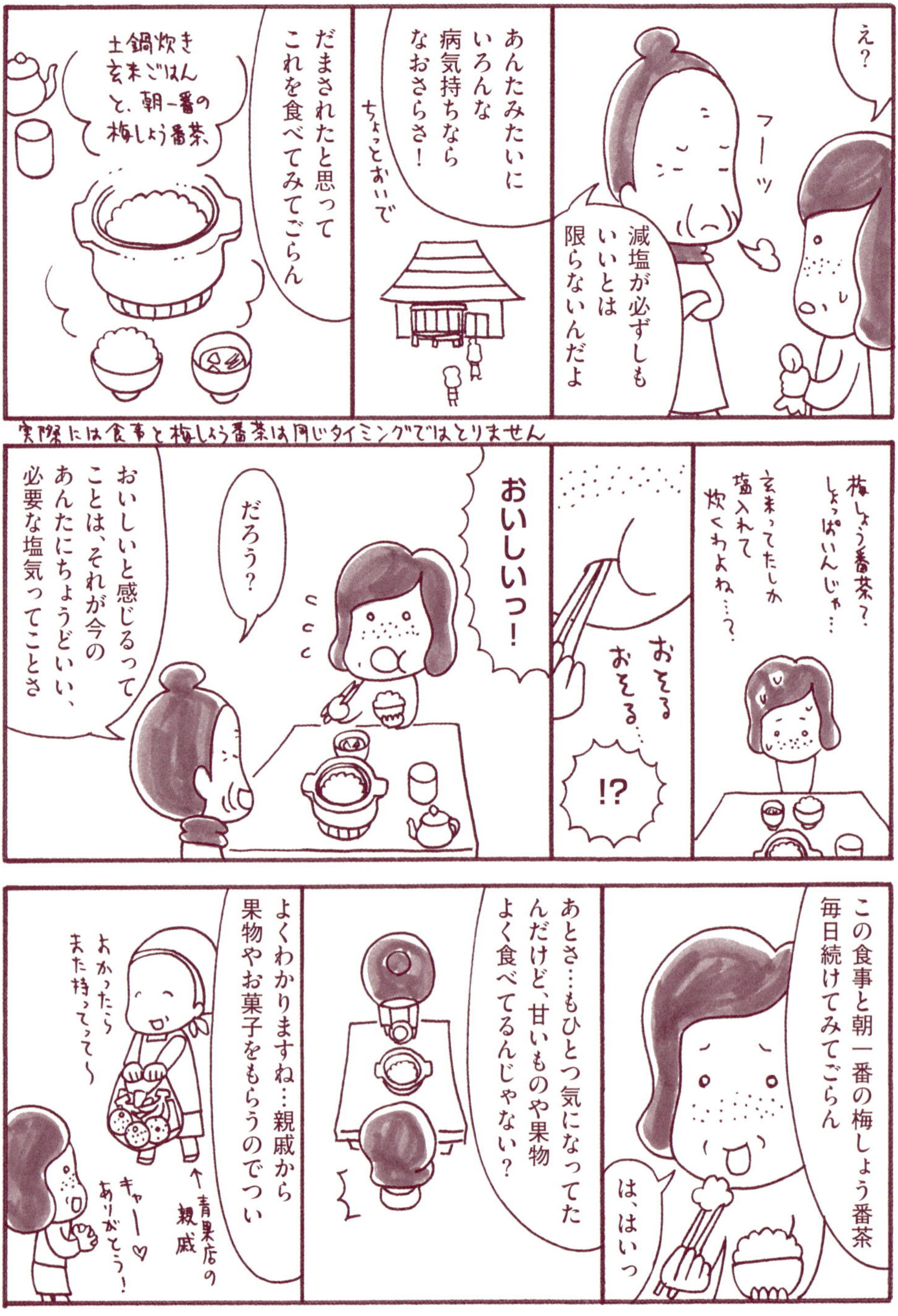

え?
フーッ
減塩が必ずしもいいとは限らないんだよ
あんたみたいにいろんな病気持ちならなおさらさ!
ちょっとおいで
だまされたと思ってこれを食べてみてごらん
土鍋炊き玄米ごはんと、朝一番の梅しょう番茶
実際には食事と梅しょう番茶は同じタイミングではとりません
梅しょう番茶てしょっぱいんじゃ…
玄米ってたしか塩入れて炊くわよね…?
おそるおそる…
!?
おいしいっ!
だろう?
おいしいと感じるってことは、それが今のあんたにちょうどいい、必要な塩気ってことさ
この食事と朝一番の梅しょう番茶毎日続けてみてごらん
は、はいっ
あとさ…もひとつ気になってたんだけど、甘いものや果物よく食べてるんじゃない?
よくわかりますね…親戚から果物やお菓子をもらうのでつい
よかったらまた持ってって〜
キャー ありがとう!♡
↑青果店の親戚

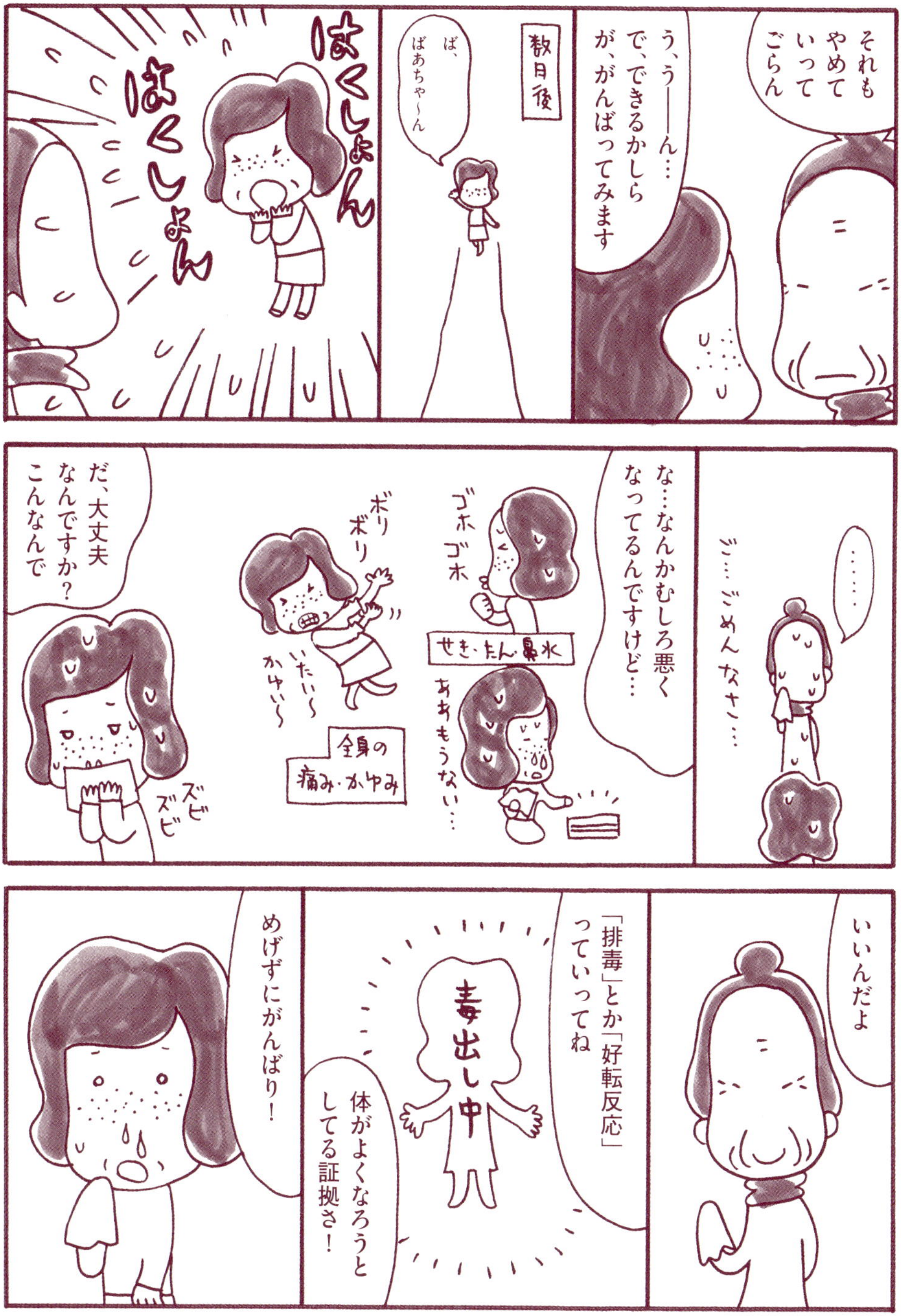
それもやめていってごらん
う、う――ん…で、できるかしら
が、がんばってみます
数日後
ば、ばあちゃ～ん
はくしょん
はくしょん
……
ご…ごめんなさ…
な…なんかむしろ悪くなってるんですけど…
ゴホゴホ
せき・たん・鼻水
ああもうない…
ボリボリ
いたい～かゆい～
全身の痛み・かゆみ
だ、大丈夫なんですか?こんなんで
ズビズビ
いいんだよ
「排毒」とか「好転反応」っていってね
毒出し中
体がよくなろうとしてる証拠さ!
めげずにがんばり!

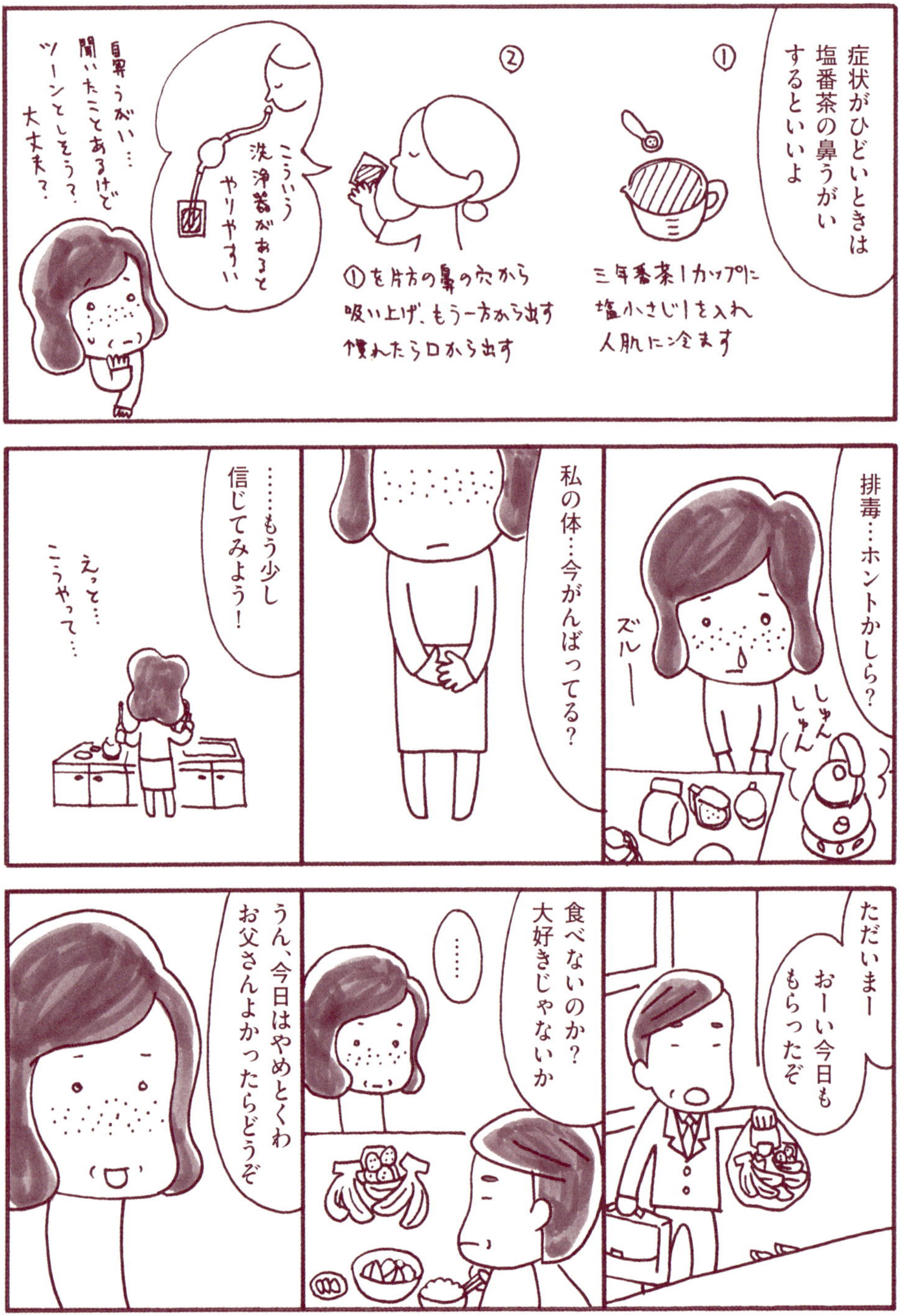
症状がひどいときは塩番茶の鼻うがいするといいよ
①
三年番茶1カップに塩小さじ1を入れ人肌に冷ます
②
①を片方の鼻の穴から吸い上げ、もう一方から出す 慣れたら口から出す
こういう洗浄器があるとやりやすい
鼻うがい…聞いたことあるけどツーンとしそう？大丈夫？
排毒…ホントかしら？
しゅんしゅん
ズルー
私の体…今がんばってる？
……もう少し信じてみよう！
えっと…こうやって…
ただいまー
おーい今日ももらったぞ
食べないのか？大好きじゃないか
……
うん、今日はやめとくわ お父さんよかったらどうぞ

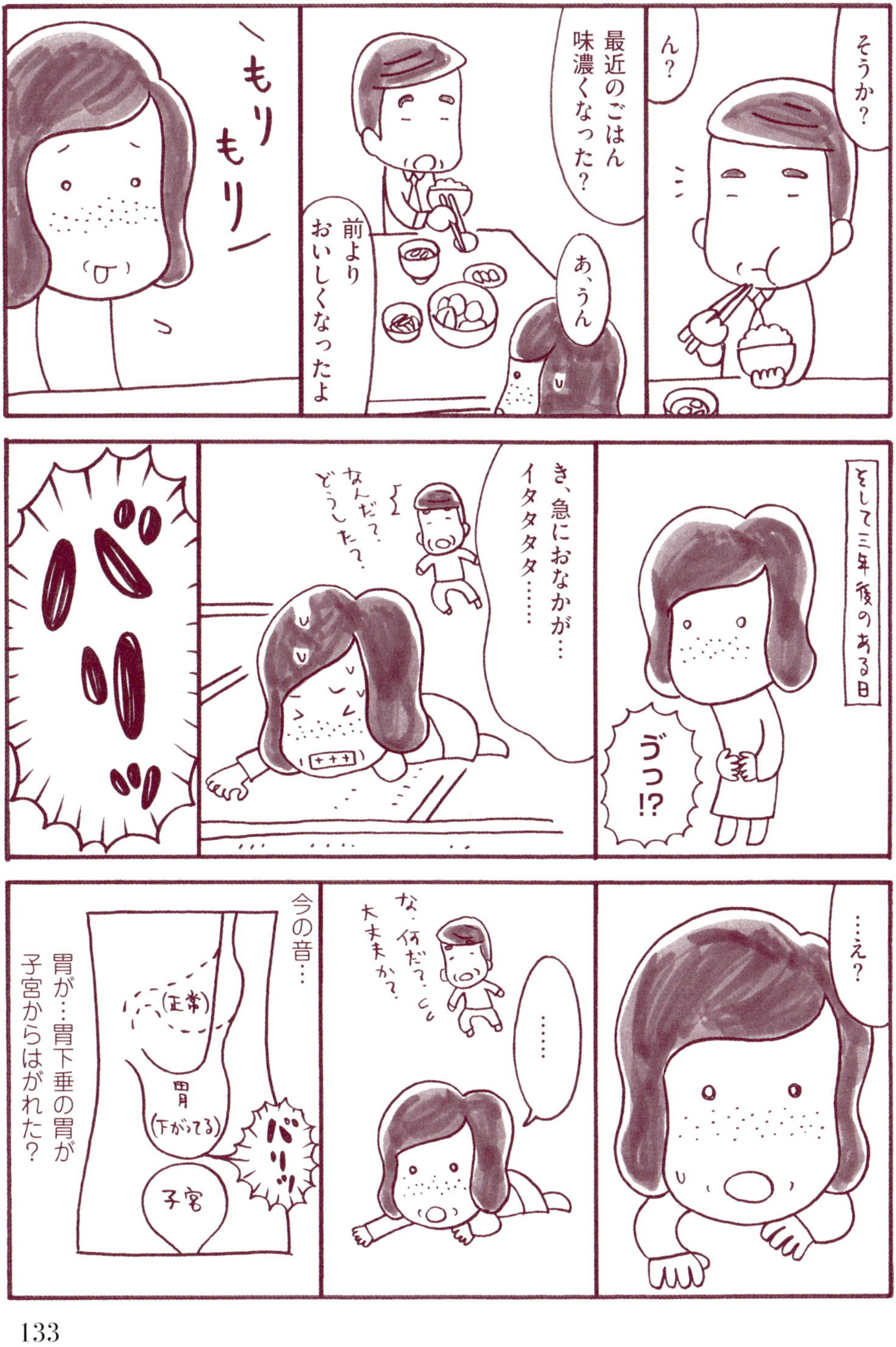
そうか？
ん？
最近のごはん味濃くなった？
あ、うん
前よりおいしくなったよ
もりもり
そして三年後のある日
うっ!?
き、急におなかが…イタタタ……
なんだ？どうした？
バッ
…え？
な、何だ？大丈夫か？
……
今の音…
胃が…胃下垂の胃が子宮からはがれた？
（正常）
胃（下がってる）
子宮
パリッ!

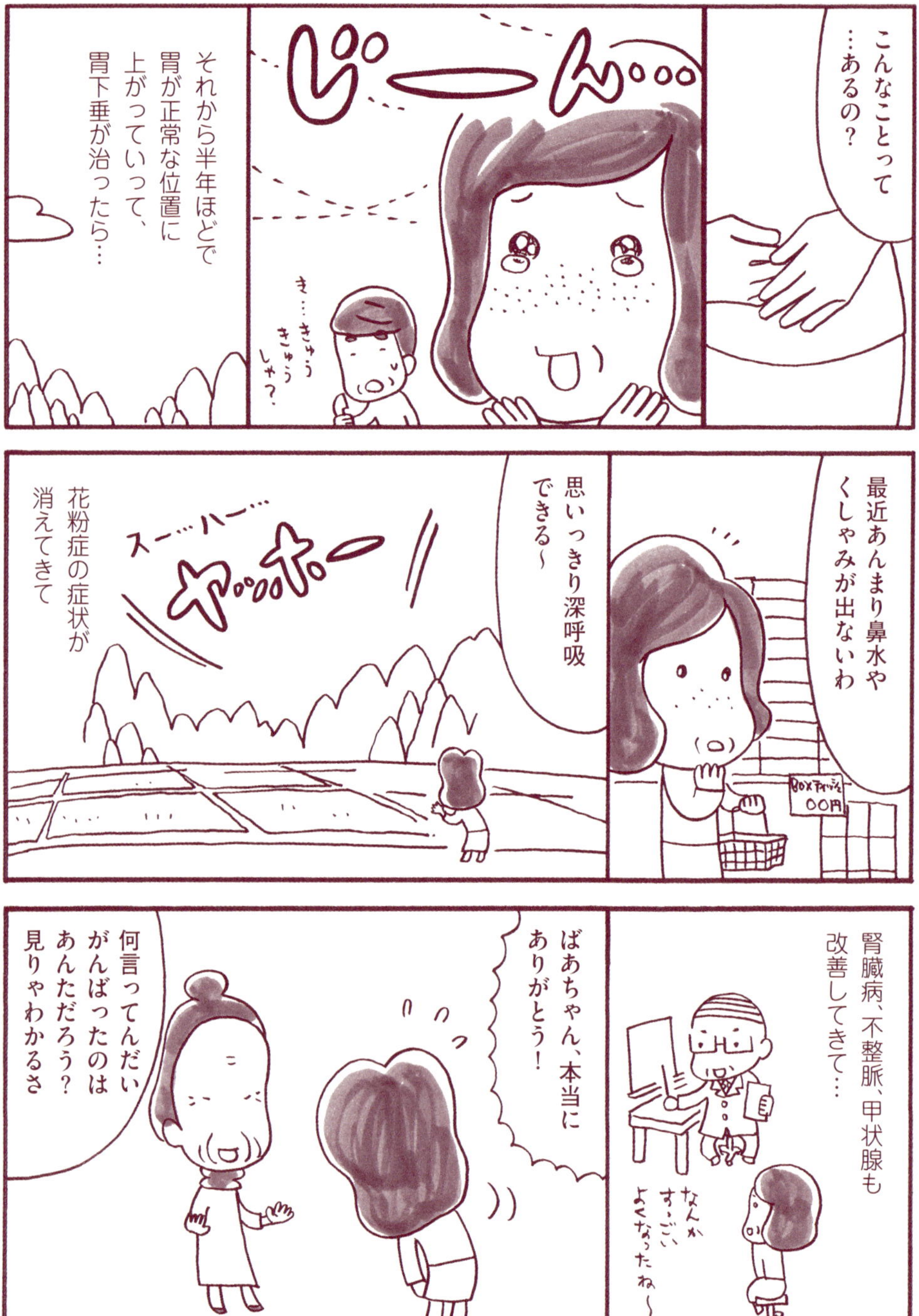
こんなことって
…あるの？
じーーん…
き…きゅうきゅうしゃ？
それから半年ほどで
胃が正常な位置に
上がっていって、
胃下垂が治ったら…
最近あんまり鼻水や
くしゃみが出ないわ
BOXティッシュ
○○円
思いっきり深呼吸
できる～
スー…ハー…
ヤッホー
花粉症の症状が
消えてきて
腎臓病、不整脈、甲状腺も
改善してきて…
なんか
すっごい
よくなったね～
ばあちゃん、本当に
ありがとう！
何言ってんだい
がんばったのは
あんただろう？
見りゃわかるさ

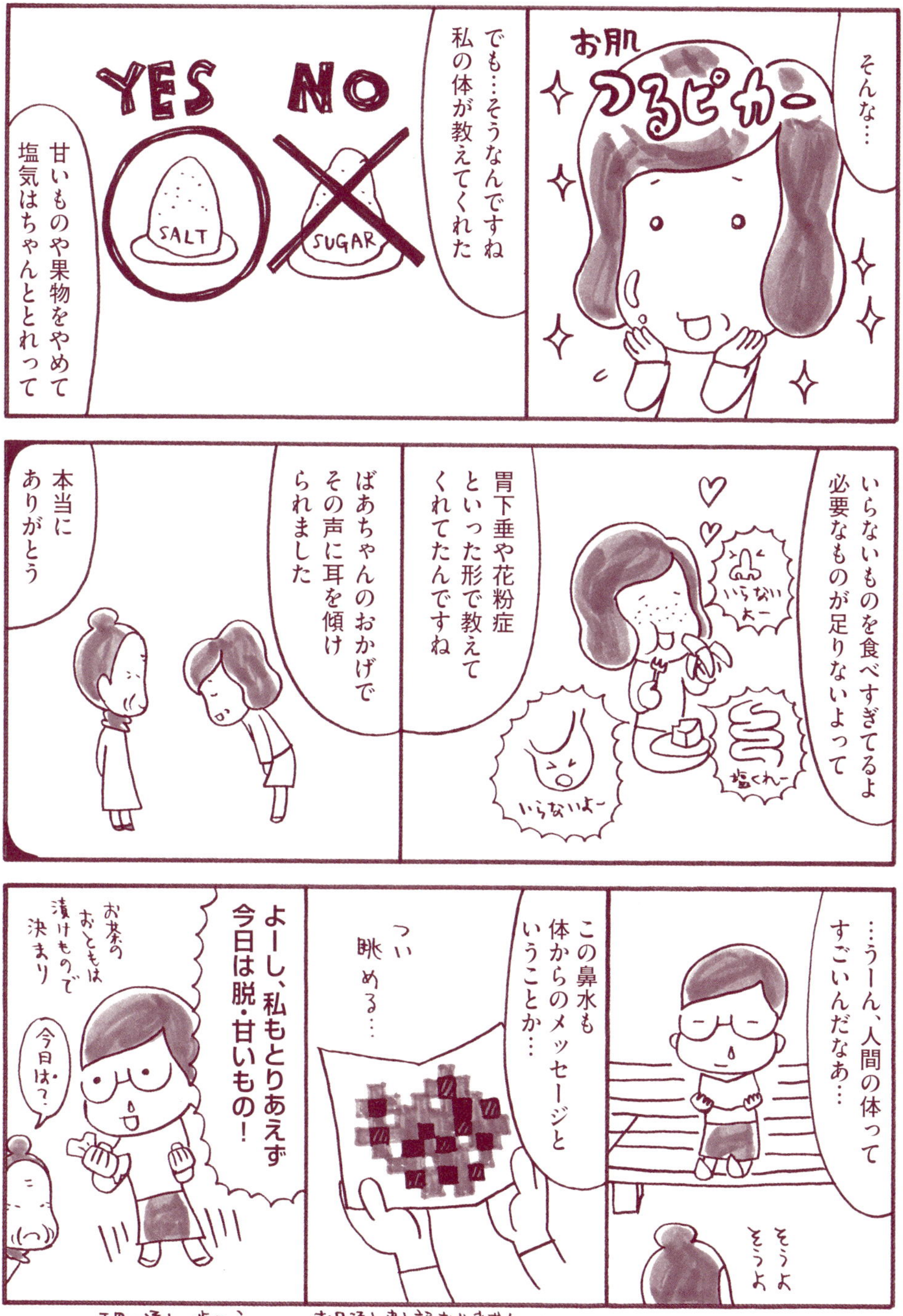

千里の道も一歩から　　お目汚し申し訳ありません…

穀物菜食、海藻を中心にして、塩気もしっかり

花粉症は、昔はほとんどなかった病気なんですが、今は石を投げれば花粉症の人に当たるというくらい国民病になっています。天気予報で花粉の飛散予測も伝えているような状態ですからね。ばあちゃんは山里に足掛け20年住んでいたけれど、そんな症状は一度だって出たことがないです。世間ではこの花粉が犯人だ、ダニが犯人だと、敵は外にありとばかりに敵視しているけれど、とんでもない話です。

花粉症の人の体の中では、動物性たんぱく質のとりすぎで、ナトリウムとナトリウム、陽性と陽性がはじき合って反応しているんです。さらに、陰性の砂糖、果物の害によって、目や鼻にも症状が出ているわけです。陰性症状は体の上のほうに出ますからね。花粉症予防と体質改善のためには、動物性食品と甘いもの、果物などの陰陽両方を減らすしかないんですよ。

体をよくしたかったら食生活の改善が大事。穀物菜食、海藻を中心にして、塩気もしっかりとらないと治らないのです。自然に返り、原点に返るしかないのです。花粉症の原因になるものを食べてきたのだから、自業自得といえますし、それは自己責任なんです。食物の本質を知って穀物菜食療法を

すれば、改善は早いはずですよ。

朝の梅しょう番茶、塩番茶の鼻うがいや目洗いもオススメ

歴史的につちかわれてきた伝統食を捨てる民族は、滅びる運命をたどるといわれています。それが、今日ただ今の病人大国をつくっているんです。

陽性の高たんぱく、高脂肪、高カロリーの食品と、陰性の砂糖菓子、果物、生野菜、インスタント食品などもろもろの加工食品、清涼飲料水といった生活習慣病の原因となる食品を断つことです。

日本の和食が世界の人々に認められて、ユネスコの無形文化遺産に登録されました。それなのに肝《かん》心要《じんかなめ》の日本人の食物が根底から狂って、一億総病人時代に。反省あるのみです。和食は世界で認められたというのに日本人の心と体は、肉食の報いが家族や世相に表れ、恥ずかしい話です。

日本人は瑞穂《みずほ》の国の農耕民族。主食である米を噛んで食べ、一汁一菜で花粉症など解決です。これでほとんどの人が、次のシーズンは花粉症から解放されていますから、ぜひ実践してみてくださいね。

食事と並行して手当ても行うと、さらに改善は早いですよ。なにより、朝いちばんに梅しょう番茶（P220）を飲むのがいいですね。おいしいと思う味にして、おいしいと思う量を飲めばいいです。

外用の手当てとしては、塩番茶の鼻うがい（P232）や目洗い（P232）がオススメです。ヘビイチゴを焼酎に漬けた「へびいちごローション」（P235）を綿棒につけて、鼻の穴に塗ったり、のどに塗ったりするのもいいでしょう。同じように使えるよもぎローションを、自分で作ることもできます。その場合は、よもぎを2～3時間日向で干し、35度の焼酎にたっぷりと入れて作ります。

こちらはやればすぐに花粉症の症状がラクになるから、ぜひ試してみてくださいね。

エピソード6

腰痛は、陽性な血液を腰に集めれば治りやすい

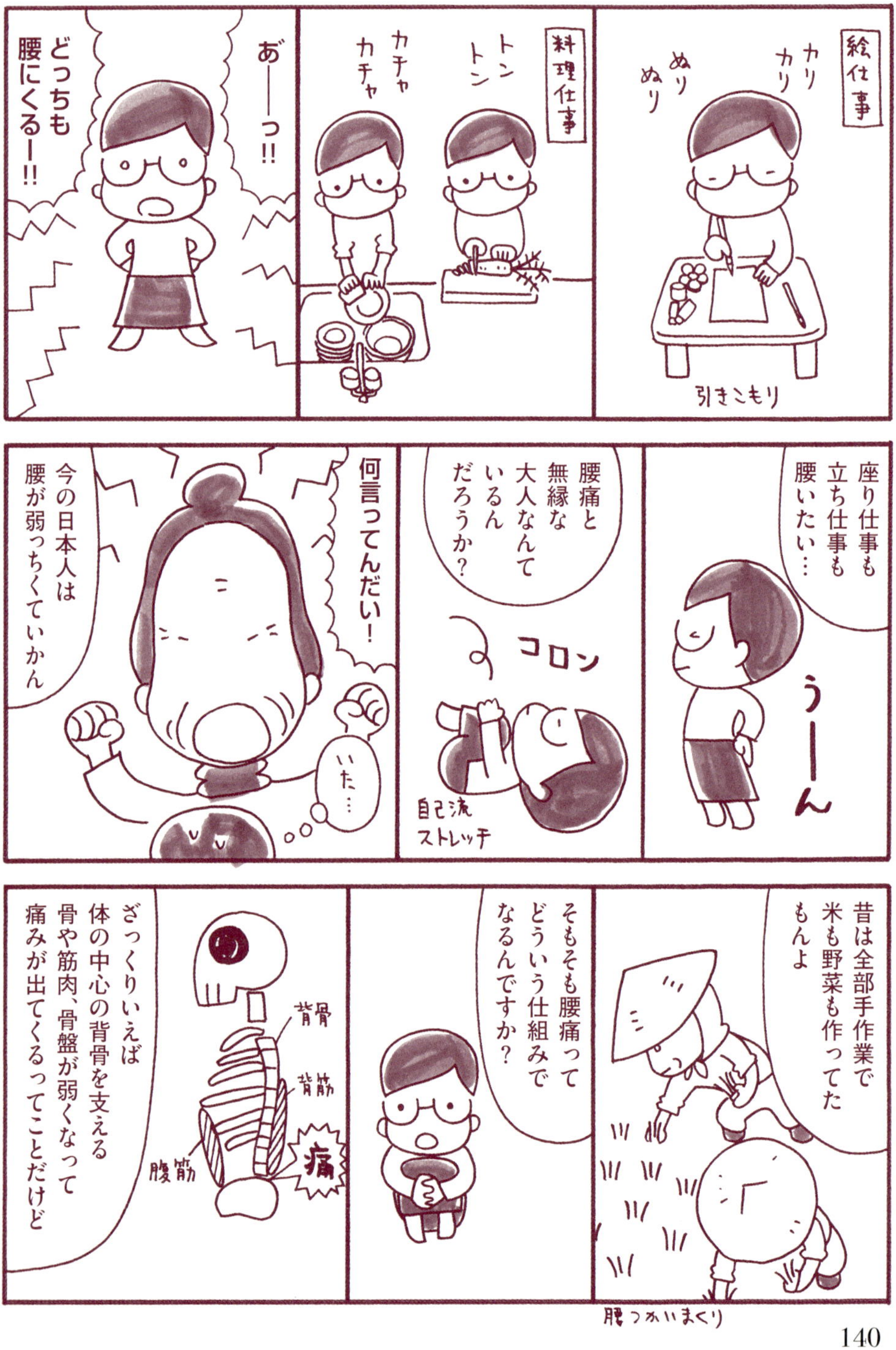
絵仕事
カリカリ
ぬりぬり
引きこもり
料理仕事
トントン
カチャカチャ
あーーっ!!
どっちも腰にくるーー!!
座り仕事も立ち仕事も腰いたい…
うーん
腰痛と無縁な大人なんているんだろうか?
コロン
自己流ストレッチ
何言ってんだい!
今の日本人は腰が弱っちくていかん
いた…
昔は全部手作業で米も野菜も作ってたもんよ
腰つかいまくり
そもそも腰痛ってどういう仕組みでなるんですか?
ざっくりいえば体の中心の背骨を支える骨や筋肉、骨盤が弱くなって痛みが出てくるってことだけど
背骨
背筋
腹筋
痛

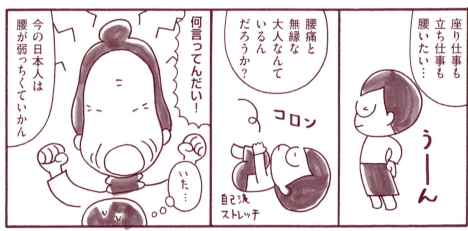

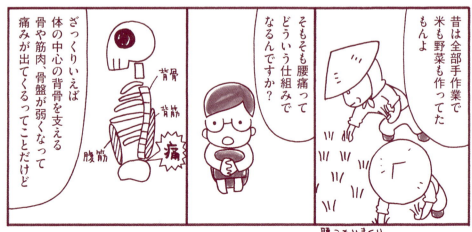

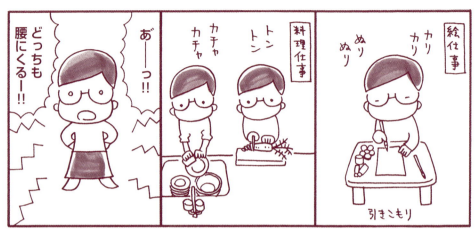

腰痛は、陽性な血液を腰に集めれば治りやすい

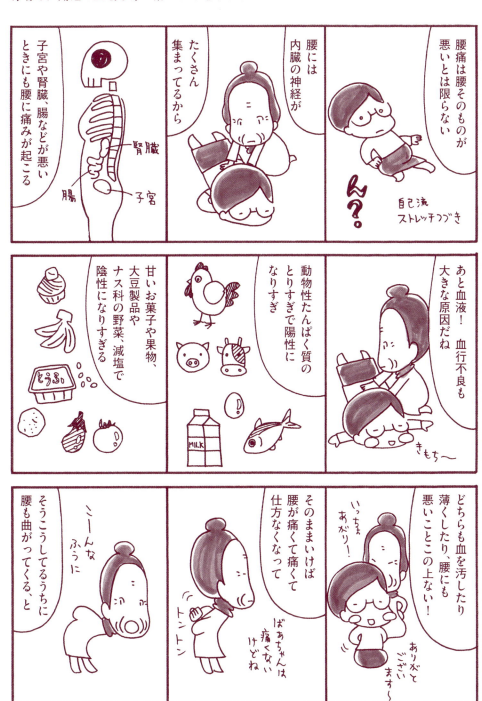

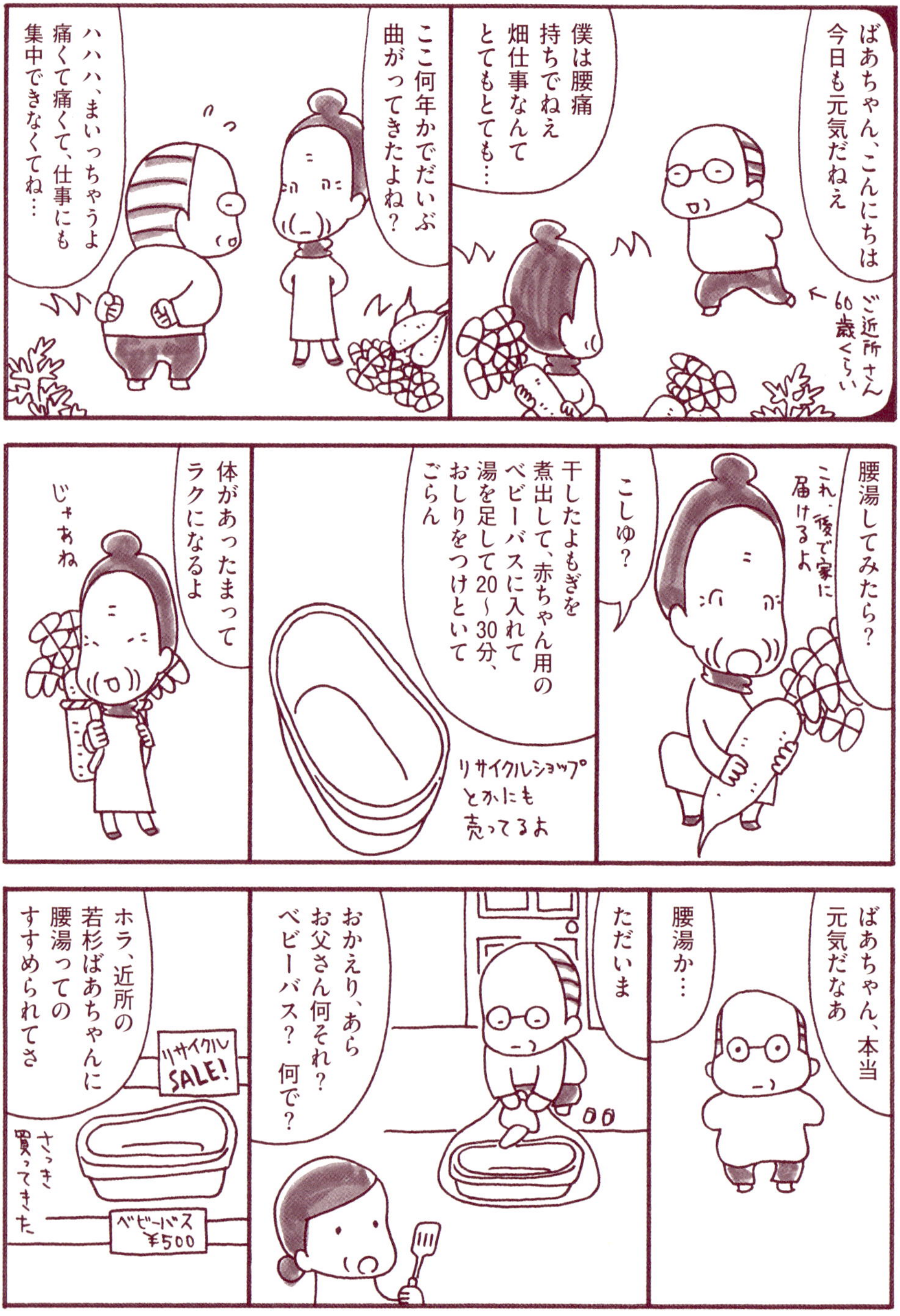

ばあちゃん、こんにちは
今日も元気だねえ
ご近所さん
60歳くらい
僕は腰痛
持ちでねえ
畑仕事なんて
とてもとても…
ここ何年かでだいぶ
曲がってきたよね？
ハハハ、まいっちゃうよ
痛くて痛くて、仕事にも
集中できなくてね…
腰湯してみたら？
これ、後で家に
届けるよ
こしゆ？
干したよもぎを
煮出して、赤ちゃん用の
ベビーバスに入れて
湯を足して20～30分、
おしりをつけといて
ごらん
リサイクルショップ
とかにも
売ってるよ
体があったまって
ラクになるよ
じゃあね
ばあちゃん、本当
元気だなあ
腰湯か…
ただいま
おかえり、あら
お父さん何それ？
ベビーバス？ 何で？
ホラ、近所の
若杉ばあちゃんに
腰湯ってのを
すすめられてさ
リサイクル
SALE!
ベビーバス
¥500
さっき
買ってきた

腰痛は、陽性な血液を腰に集めれば治りやすい

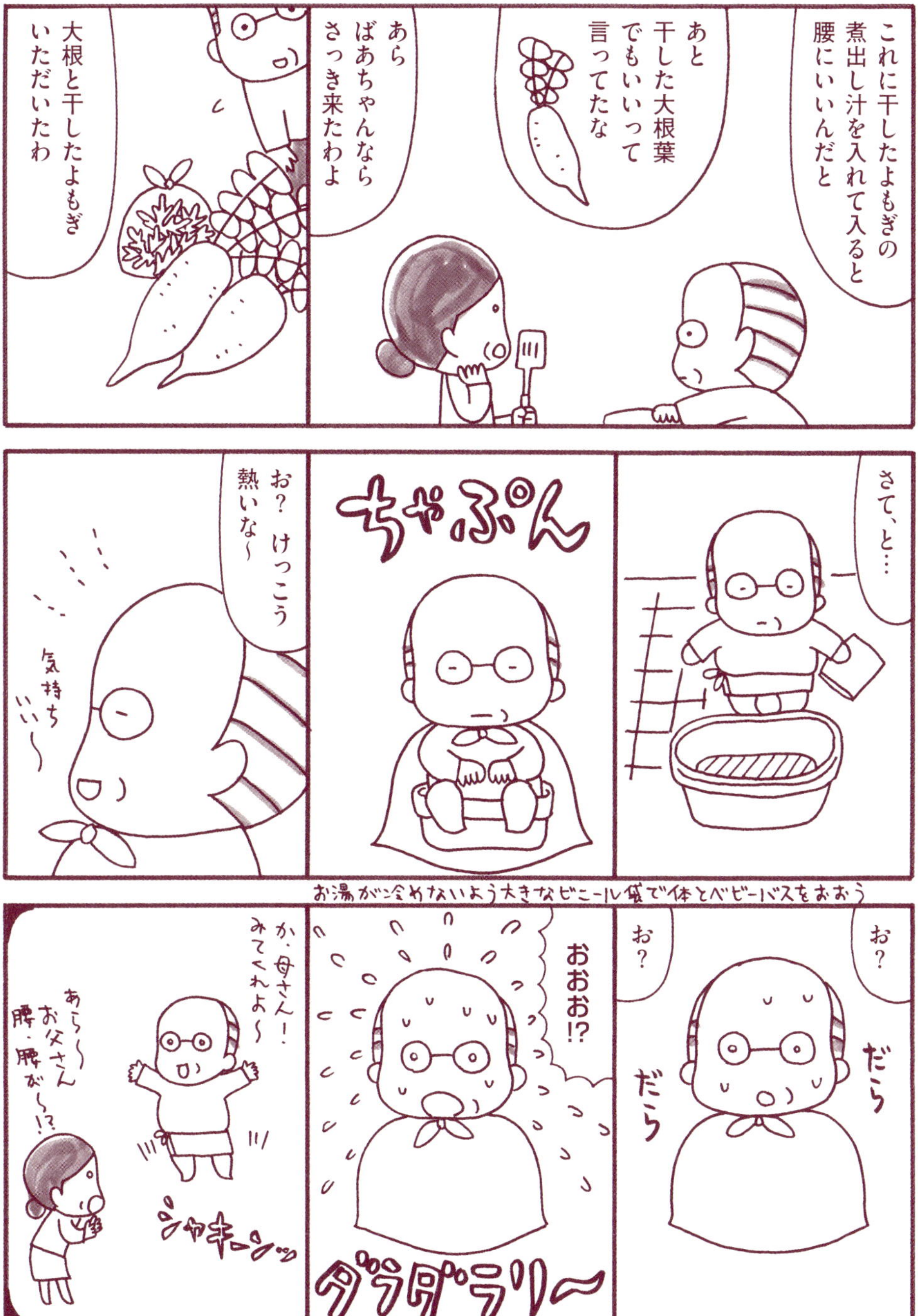

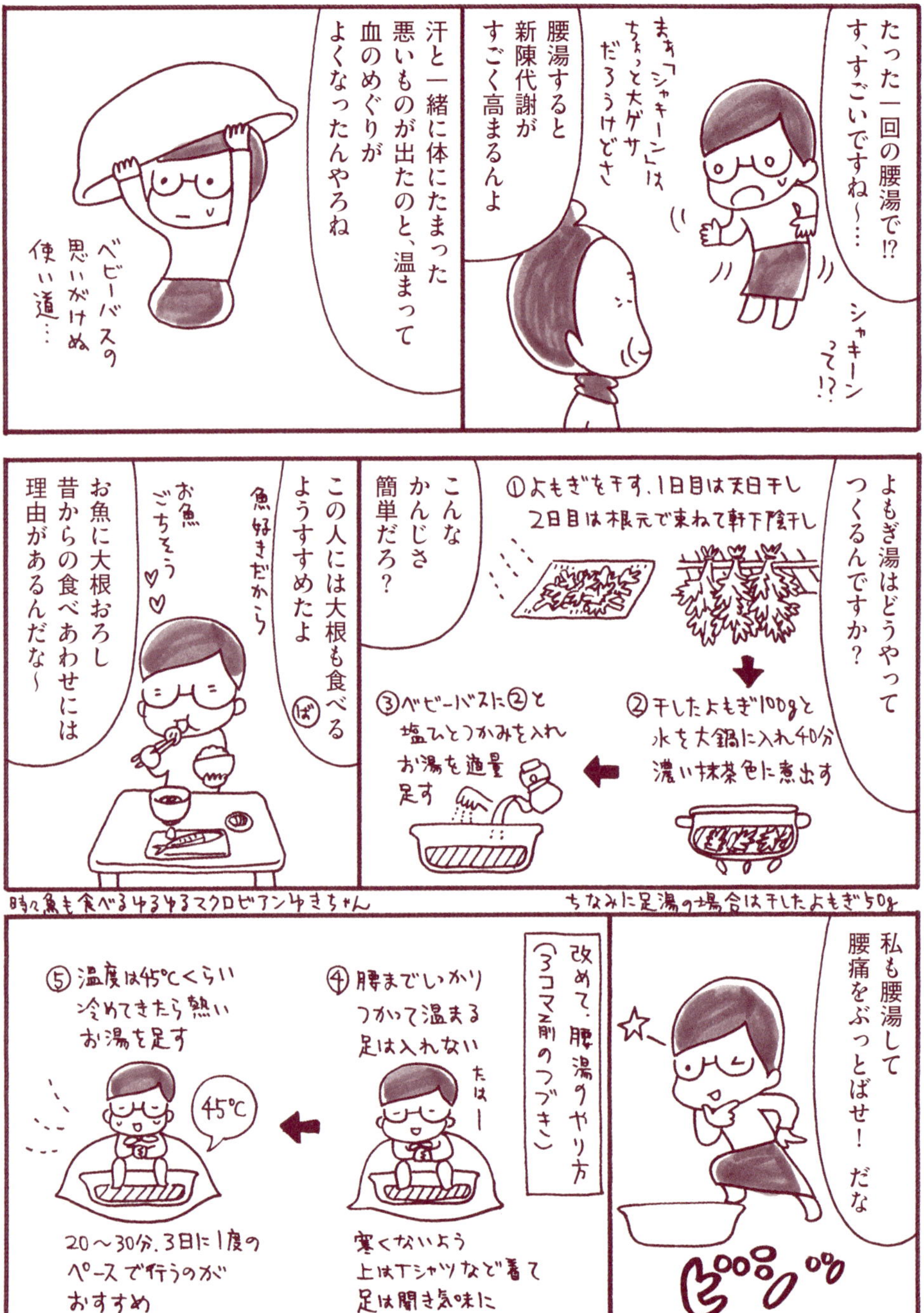
たった一回の腰湯で!? す、すごいですね～…
シャキーンって!?
まぁ「シャキーン」はちょっと大ゲサだろうけどさ
腰湯すると新陳代謝がすごく高まるんよ
汗と一緒に体にたまった悪いものが出たのと、温まって血のめぐりがよくなったんやろね
ベビーバスの思いがけぬ使い道…
よもぎ湯はどうやってつくるんですか?
①よもぎを干す、1日目は天日干し 2日目は根元で束ねて軒下陰干し
②干したよもぎ100gと水を大鍋に入れ40分濃い抹茶色に煮出す
③ベビーバスに②と塩ひとつかみを入れお湯を適量足す
こんなかんじさ簡単だろ?
ちなみに足湯の場合は干したよもぎ50g
この人には大根も食べるようすすめたよ
魚好きだから
ば
お魚ごちそう♡
お魚に大根おろし昔からの食べあわせには理由があるんだな～
時々魚も食べるゆるゆるマクロビアンゆきちゃん
私も腰湯して腰痛をぶっとばせ! だな
改めて、腰湯のやり方（3コマ前のつづき）
④腰までしっかりつかって温まる 足は入れない
たはー
寒くないよう上はTシャツなど着て足は開き気味に
⑤温度は45℃くらい 冷めてきたら熱いお湯を足す
45℃
20～30分、3日に1度のペースで行うのがおすすめ

子宮や腎臓、腸、膀胱、前立腺が悪いと腰痛に

現代人は老若男女問わず、腰の悪い人が激増しています。前後左右上下に体を動かすときに、激痛が走るといった人もいます。そういう人は、立ち仕事などつらくてできず、重いものも持てません。

腰は、体のいちばん要となる部位。体の中心に骨があり、そのまわりに筋肉があるわけですが、脊《せき》髄《ずい》を支えている筋肉が陰性にゆるんだり、骨がもろくなって故障が出てきます。でも、原因はほかにもあるのです。「腰痛は腰が悪いんじゃない」と、よくばあちゃんは言っています。

腰には内臓の神経がたくさん集まっているので、子宮や腎臓、腸、膀胱《ぼうこう》、前立腺《ぜんりつせん》が悪いときも腰に痛みが起こるのです。これは血液の汚れと血行不良が原因。瘀血《おけつ》のトラブルです。

日本人は、腰に力を入れてとる相撲を国技とする民族です。このように昔の人の体は骨が豊かで頑丈だったから、体のことを「體」と書いたのです。今の人は背がヒョロヒョロ高く陰性に伸びて、虚弱な「体」になっていますね。これは、骨の密度がもろくなり石炭化しているのです。

お産のときにいきんだら骨折をしたとか、尻もちをついたら複雑骨折になって入院したなどとたくさん聞くけれど、現代人の体は明らかに陰性に傾いていて、病気のカタログ、病気のデパートになっ

ています。

よもぎや大根干葉の腰湯、しょうが湿布や焼き塩湿布を

これは明らかに食い間違いです。極陽性の肉や卵、魚、牛乳など動物性たんぱく質の過多で血液が酸毒化して（酸性度が高くなって）、そこに極陰性の砂糖や菓子、パン、白米、果物、生野菜、ナス科の野菜、清涼飲料水、減塩で塩抜けの腰抜けになっています。

体は、極陽をとれば極陰が欲しくなる磁石のようなものなのです。両方をどんどん減らして、土鍋で炊いた玄米を主体とした穀物菜食にしてごま塩、きんぴら、海藻の塩気をきちんととれば腰は回復してくるはずです。なんといっても腰に陽性の血液を集めなければ治すことはできません。おかず食いよりもごはんを食い込むのが肝心。

手当てとして干したよもぎや大根干葉の腰湯（P229）の効果は抜群ですが、しょうが湿布（P231）のあとに里芋パスター（P231）をすれば、さらに回復は早いでしょう。一人でなかなかできない場合は、焼き塩湿布（P230）かこんにゃく温湿布（P230）をオススメしています。いずれも、血管拡張現象が起きて、血行がよくなり、腰の痛みが緩和します。

エピソード7

四十肩・五十肩は、食の乱れからくる血液の汚れが原因

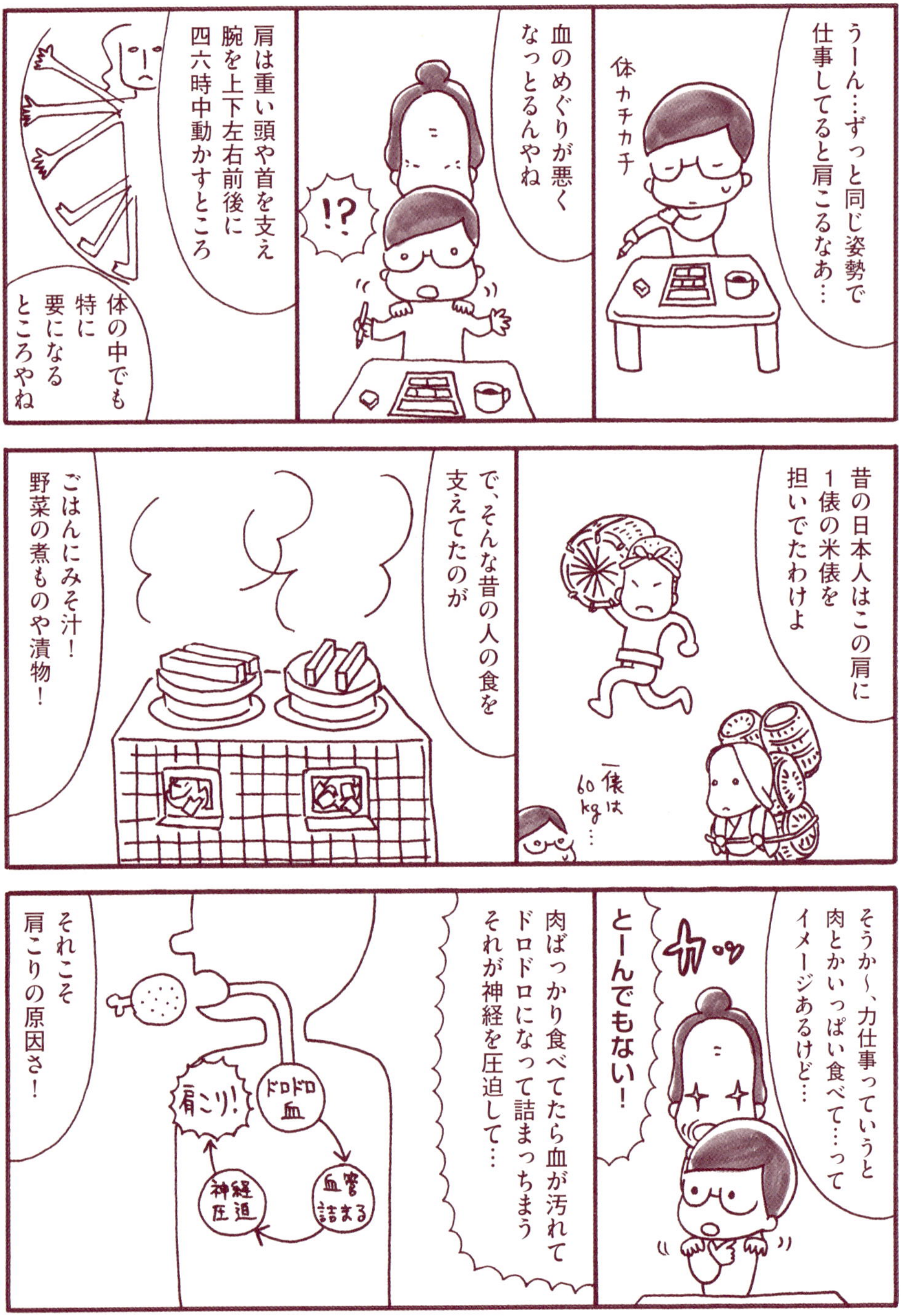
うーん…ずっと同じ姿勢で仕事してると肩こるなあ…
体カチカチ
血のめぐりが悪くなっとるんやね
!?
肩は重い頭や首を支え腕を上下左右前後に四六時中動かすところ
体の中でも特に要になるところやね
昔の日本人はこの肩に1俵の米俵を担いでたわけよ
一俵は60kg…
で、そんな昔の人の食を支えてたのが
ごはんにみそ汁！野菜の煮ものや漬物！
そうか〜、力仕事っていうと肉とかいっぱい食べて…ってイメージあるけど…
カッ
とーんでもない！
肉ばっかり食べてたら血が汚れてドロドロになって詰まっちまうそれが神経を圧迫して…
ドロドロ血
血管詰まる
神経圧迫
肩こり！
それこそ肩こりの原因さ！

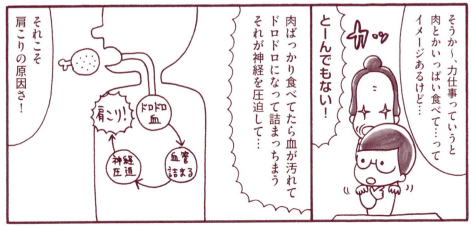

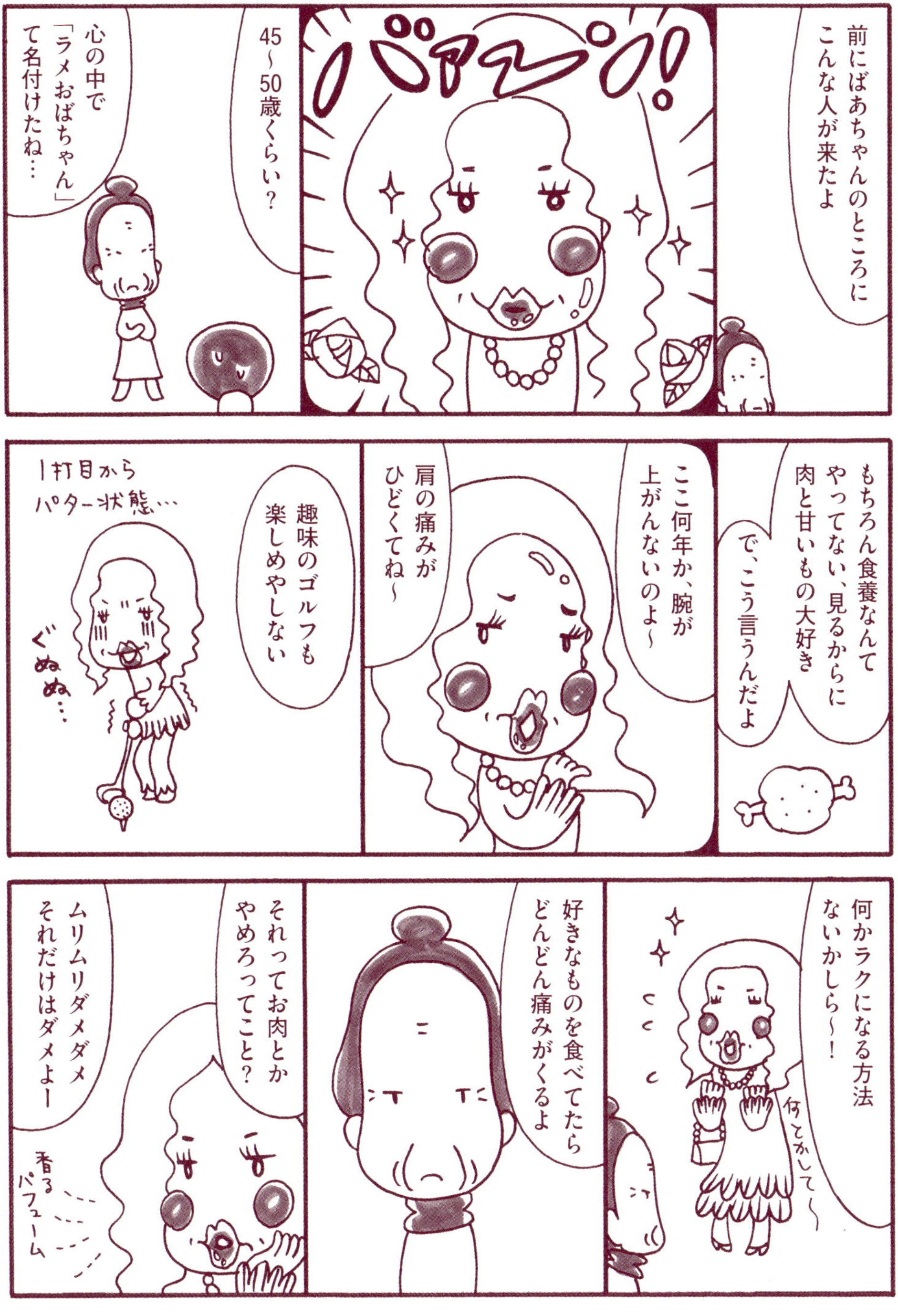
前にばあちゃんのところにこんな人が来たよ
パァーン!
45〜50歳くらい?
心の中で「ラメおばちゃん」て名付けたね…
もちろん食養なんてやってない、見るからに肉と甘いもの大好き
で、こう言うんだよ
ここ何年か、腕が上がんないのよ〜
肩の痛みがひどくてね〜
趣味のゴルフも楽しめやしない
1打目からパター状態…
ぐぬぬ…
何かラクになる方法ないかしら〜!
何とかして〜
好きなものを食べてたらどんどん痛みがくるよ
それってお肉とかやめろってこと?
ムリムリダメダメそれだけはダメよー
香るパフューム

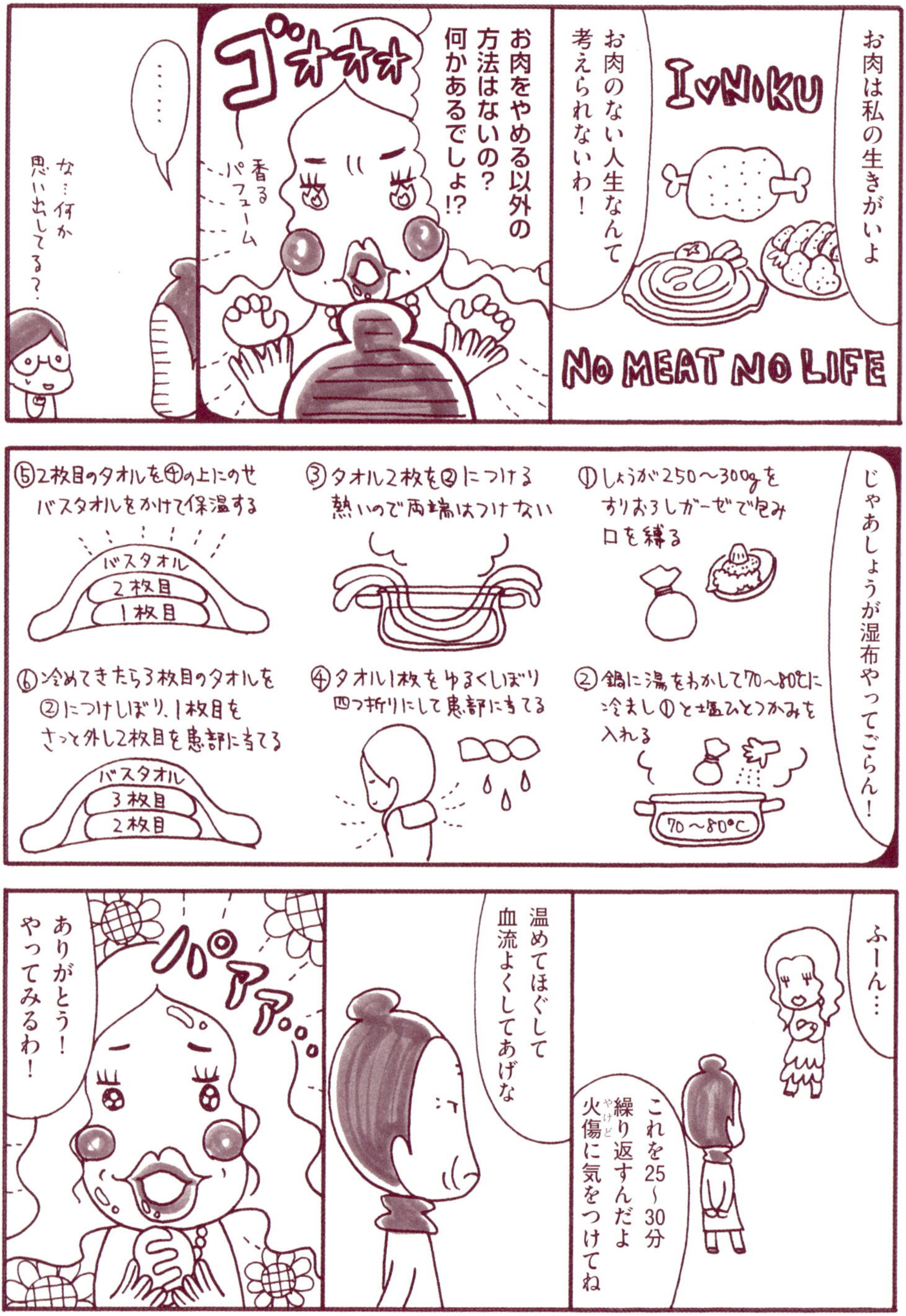

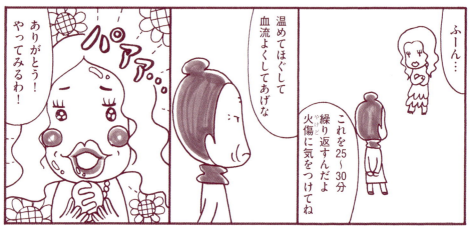

肉魚卵は体を温めるけれど血を汚し血流を悪くするので本来はNG

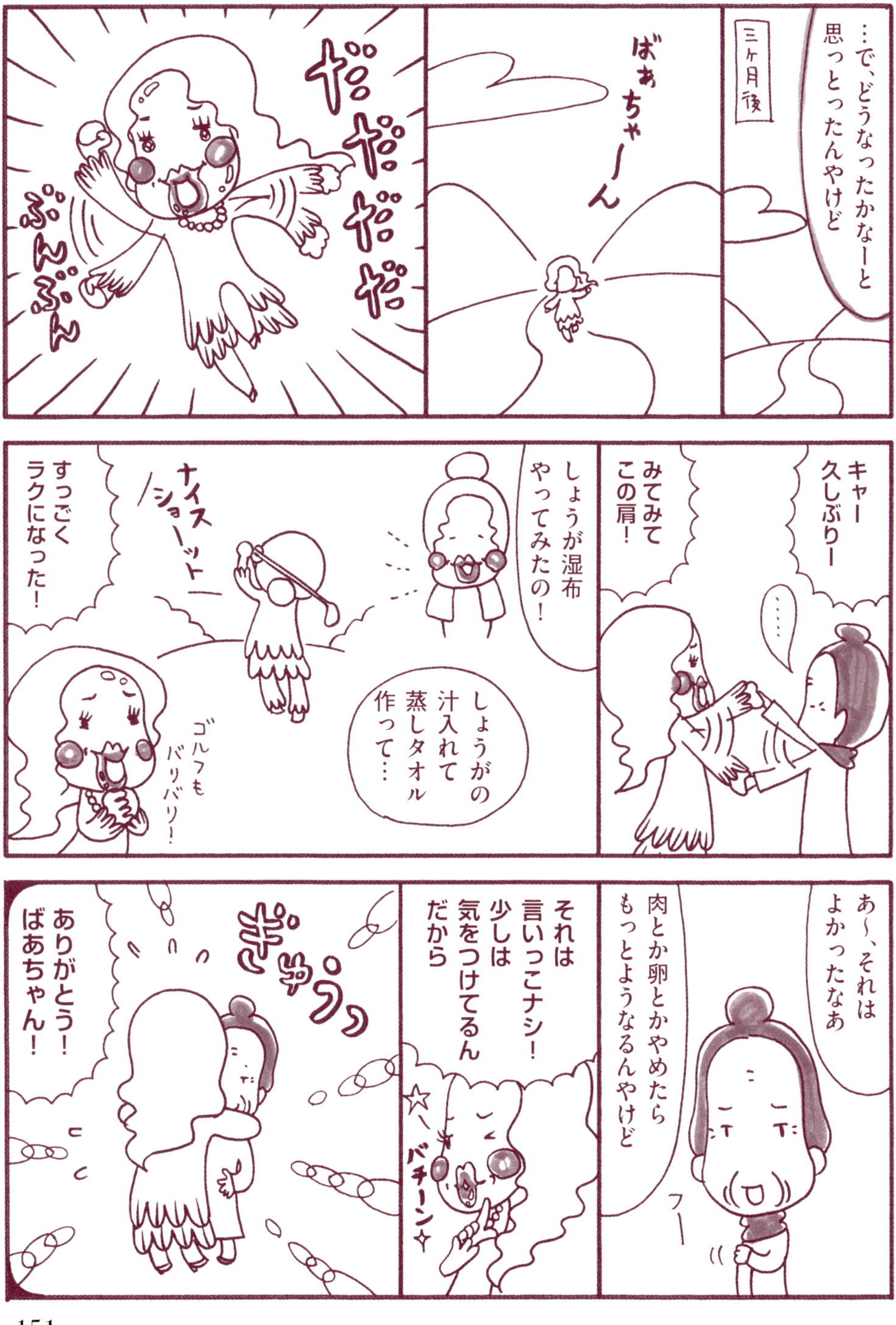
…で、どうなったかなーと思っとったんやけど
三ヶ月後
ばぁちゃーん
だだだだ
ぶんぶん
キャー久しぶりー
みてみてこの肩!
……
しょうが湿布やってみたの!
しょうがの汁入れて蒸しタオル作って…
ナイスショーット
すっごくラクになった!
ゴルフもバリバリ!
あ~、それはよかったなあ
肉とか卵とかやめたらもっとようなるんやけど
フー
それは言いっこナシ!少しは気をつけてるんだから
バチーン☆
ぎゅう
ありがとう!ばあちゃん!

四十肩・五十肩は「文明病」

昔の人は米俵や材木をかついだり、こえたご（こえ桶）をかついだりして、肩に相当負担をかけて働いていたのに、四十肩・五十肩など聞いたこともありませんでした。女の人でも、そうやって働くのが日常だったわけですが、今の人の体では、とてもその時代に生きられなかったでしょうね。

肩は重い頭や首を支え、腕を四六時中動かす基《もと》になっている部位。筋肉、神経、血管とつながっているんですが、食の乱れから現代人の血液は酸毒化しやすくなっています。酸毒化とは、酸性度が高くなりすぎている状態のことをいいます。

動物性食品や砂糖、油脂などが体を酸性に傾け、これがうっ血を起こします。それが原因で肩に異常が起こり、腕が動かない四十肩・五十肩を発症させているとばあちゃんは考えます。つまり、四十肩・五十肩は「文明病」なのです。

右肩は陽性、左肩は陰性食品が原因で痛む

右肩に症状が出るのは、摂取カロリー過多で肝臓に負担がかかり、血液の汚れと血行不良を招いた

ためです。原因は、肉、卵、牛乳、魚、乳製品、ハム、ソーセージ、ウインナーなど陽性の強い酸性食品。

左肩のほうは胃の働きが弱って血液が粘り、血管が詰まって神経を圧迫し、痛みが起きている状態です。原因は洋菓子や和菓子、チョコレートといった甘いものや、果物、生野菜、大豆製品、アイスクリーム、コーヒー、ココア、豆乳、清涼飲料水、アルコール類など陰性の強い飲食物。

しょうが湿布（P231）やこんにゃく温湿布（P230）、焼き塩湿布（P230）といった手当ても痛みの緩和に役立ちますが、前述のような陽性の強い食品や陰性の強い食品を排して、ごはんを中心にみそ汁、煮もの、漬物といった日本型食事にし、「適塩」を守れば四十肩・五十肩は自然とよくなります。

肩の炎症も、食の乱れからくる血液の汚れと血行の悪さが原因ですから、まずは血液をよくし、手当てで血行をよくすることです。血液をよくする元は、安全な米や野菜、みそ、しょうゆ。いい塩気が体にあれば、炎症は早く解消されるでしょう。

エピソード8

更年期障害は、生理で排出しきれなかった血液が原因

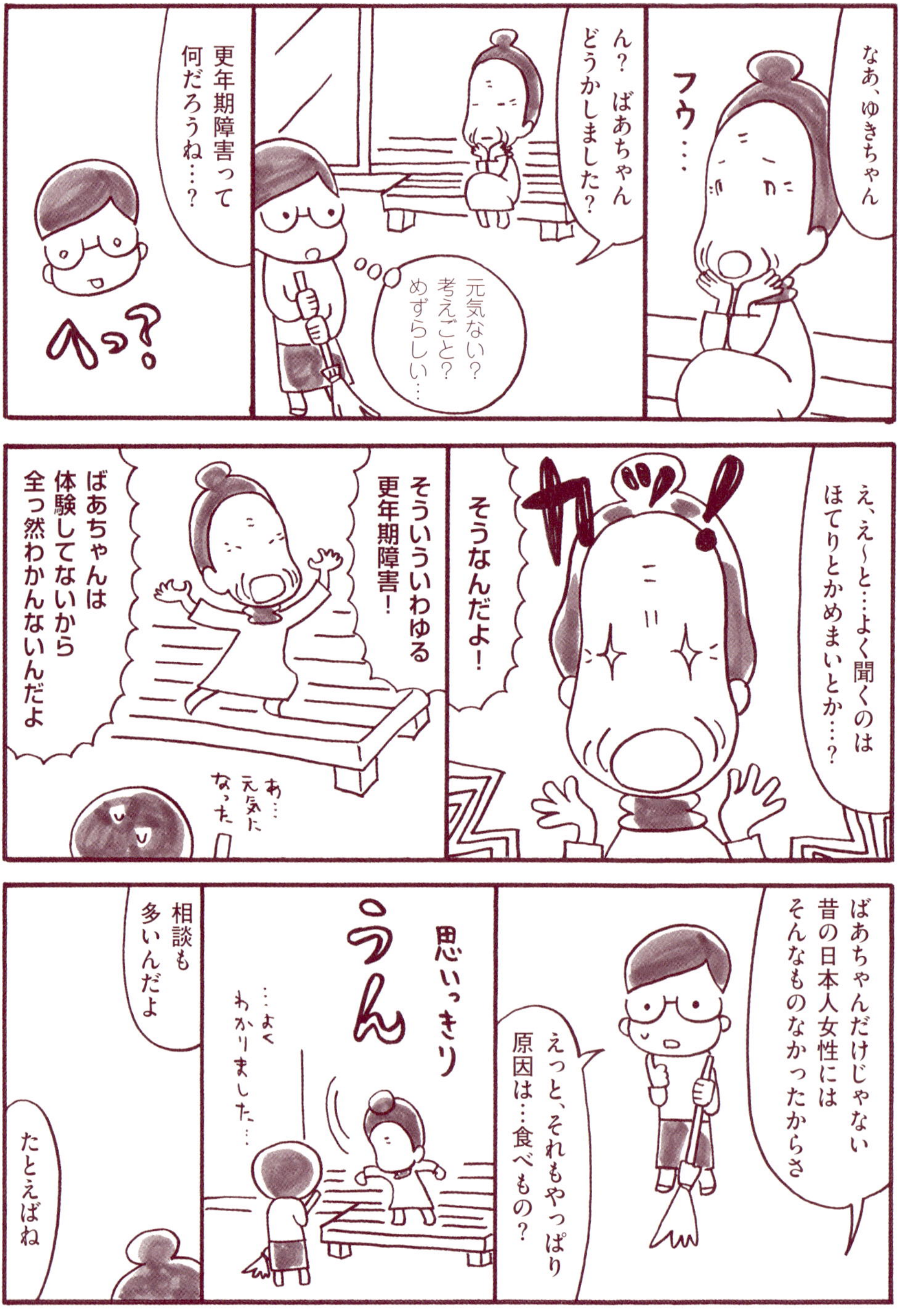
なあ、ゆきちゃん
フウ…
ん？ ばあちゃんどうかしました？
元気ない？考えごと？めずらしい…
更年期障害って何だろうね…？
へっ？
え、え〜と…よく聞くのはほてりとかめまいとか…？
ガバ！
そうなんだよ！
そういういわゆる更年期障害！
ばあちゃんは体験してないから全っ然わかんないんだよ
あ…元気になった
ばあちゃんだけじゃない昔の日本人女性にはそんなものなかったからさ
えっと、それもやっぱり原因は…食べもの？
思いっきり
うん
…よくわかりました…
相談も多いんだよ
たとえばね

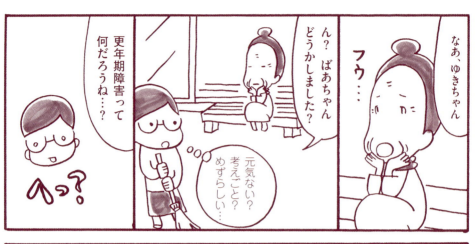

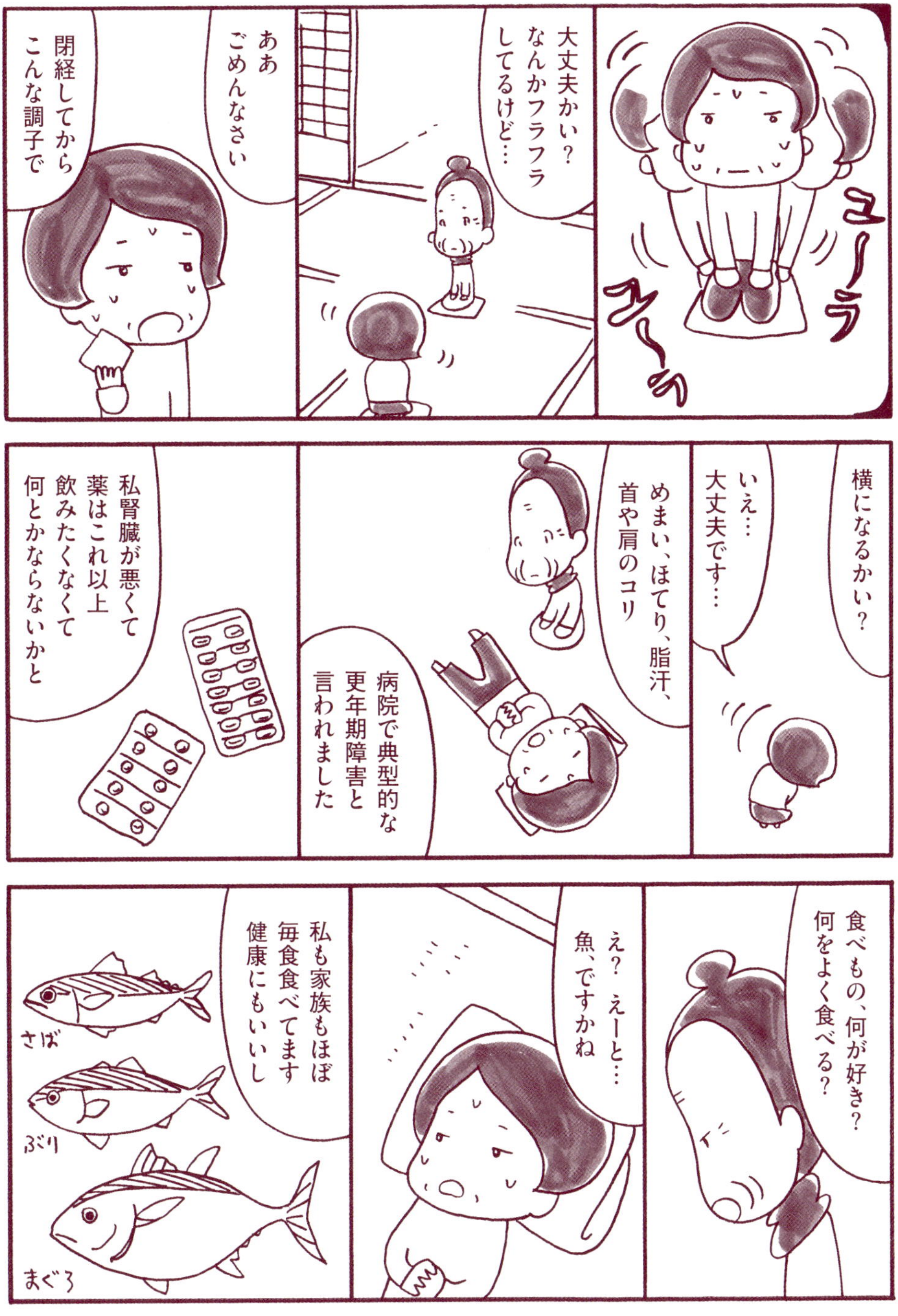
ユ～ラ
ユ～ラ
大丈夫かい？なんかフラフラしてるけど…
ああ ごめんなさい
閉経してから こんな調子で
横になるかい？
いえ… 大丈夫です…
めまい、ほてり、脂汗、首や肩のコリ
病院で典型的な更年期障害と言われました
私腎臓が悪くて 薬はこれ以上飲みたくなくて 何とかならないかと
食べもの、何が好き？何をよく食べる？
え？ えーと… 魚、ですかね
私も家族もほぼ毎食食べてます 健康にもいいし
さば
ぶり
まぐろ

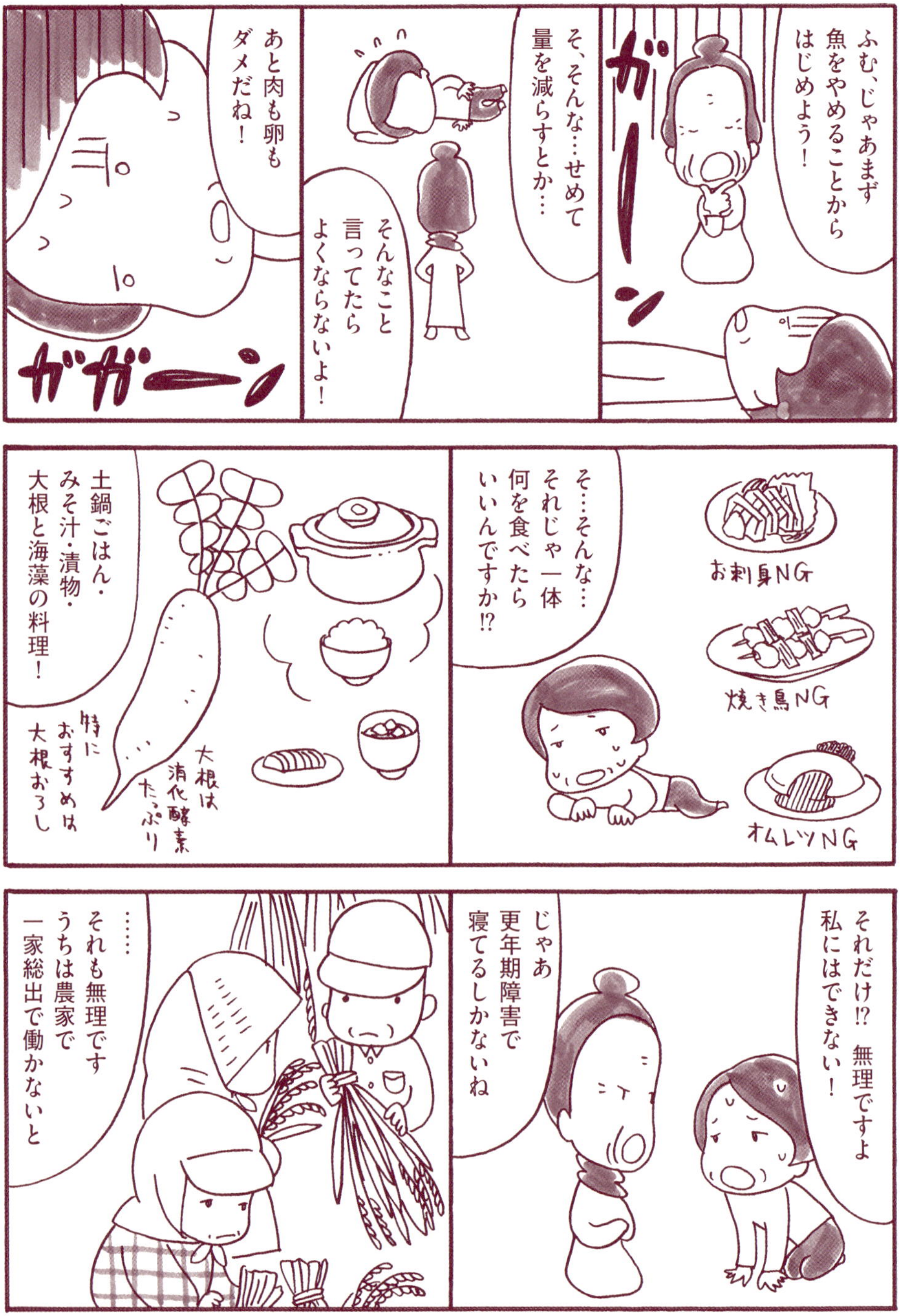

ふむ、じゃあまず魚をやめることからはじめよう!
ガーン
そ、そんな…せめて量を減らすとか…
そんなこと言ってたらよくならないよ!
あと肉も卵もダメだね!
ガガーン
そ…そんな…それじゃ一体何を食べたらいいんですか!?
お刺身NG
焼き鳥NG
オムレツNG
土鍋ごはん・みそ汁・漬物・大根と海藻の料理!
大根は消化酵素たっぷり
特におすすめは大根おろし
それだけ!? 無理ですよ私にはできない!
じゃあ更年期障害で寝てるしかないね
……それも無理ですうちは農家で一家総出で働かないと

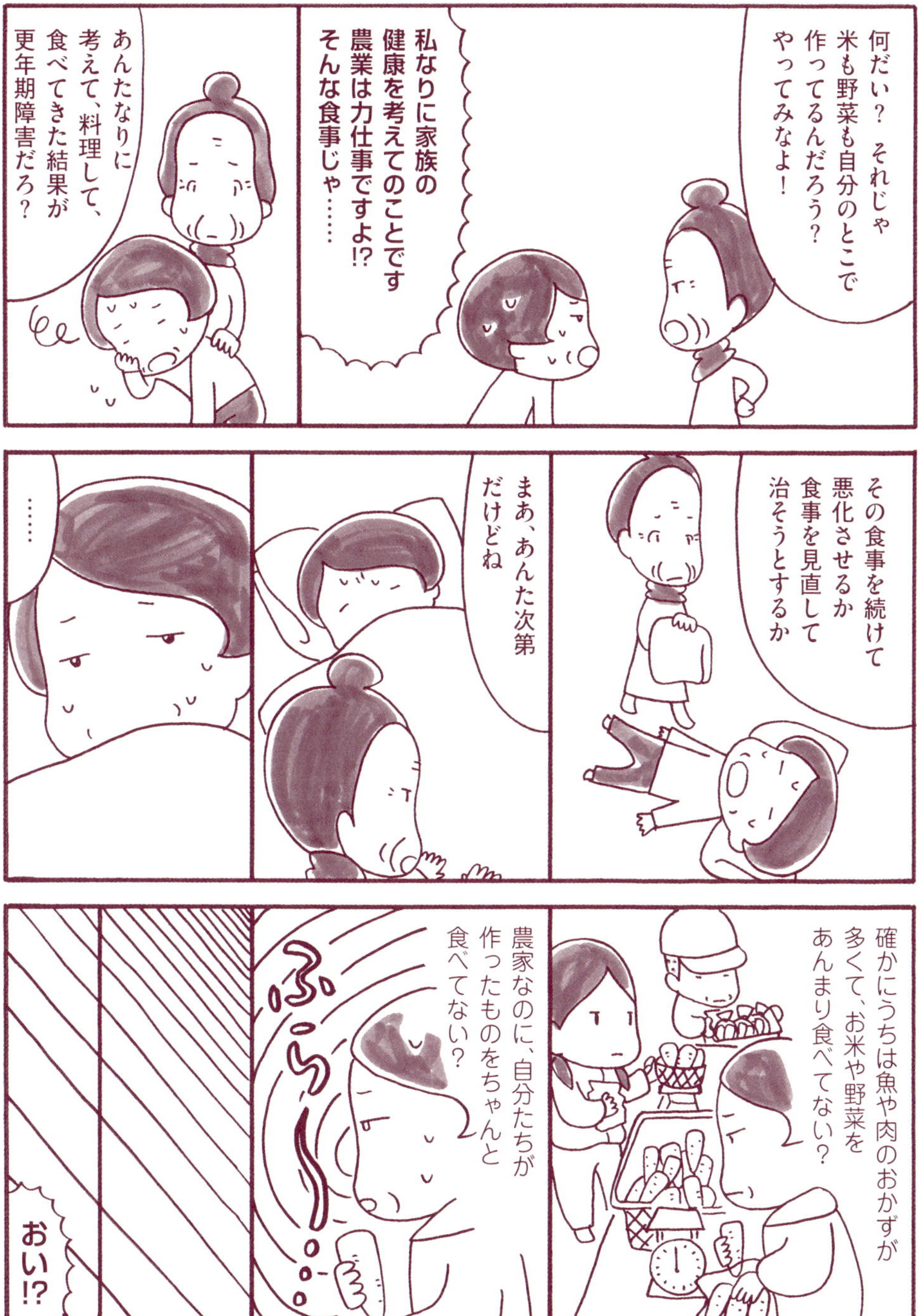
何だい？ それじゃ
米も野菜も自分のとこで
作ってるんだろう？
やってみなよ！
私なりに家族の
健康を考えてのことです
農業は力仕事ですよ!?
そんな食事じゃ……
あんたなりに
考えて、料理して、
食べてきた結果が
更年期障害だろ？
その食事を続けて
悪化させるか
食事を見直して
治そうとするか
まあ、あんた次第
だけどね
……
確かにうちは魚や肉のおかずが
多くて、お米や野菜を
あんまり食べてない？
農家なのに、自分たちが
作ったものをちゃんと
食べてない？
ふら〜〜。。。
おい!?

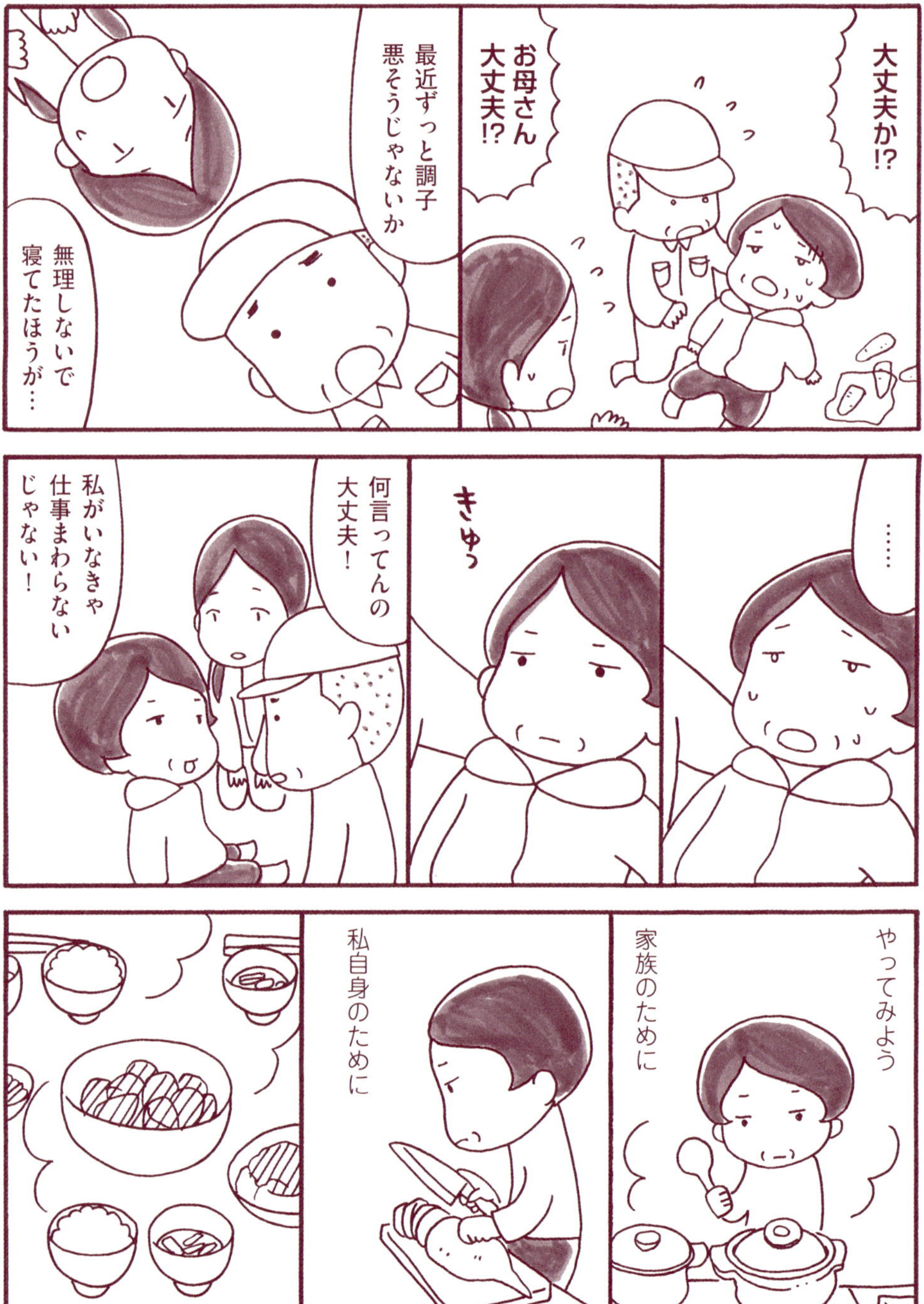
大丈夫か!?
お母さん大丈夫!?
最近ずっと調子悪そうじゃないか
無理しないで寝てたほうが…
……
きゅっ
何言ってんの大丈夫!
私がいなきゃ仕事まわらないじゃない!
やってみよう
家族のために
私自身のために

更年期障害は、生理で排出しきれなかった血液が原因

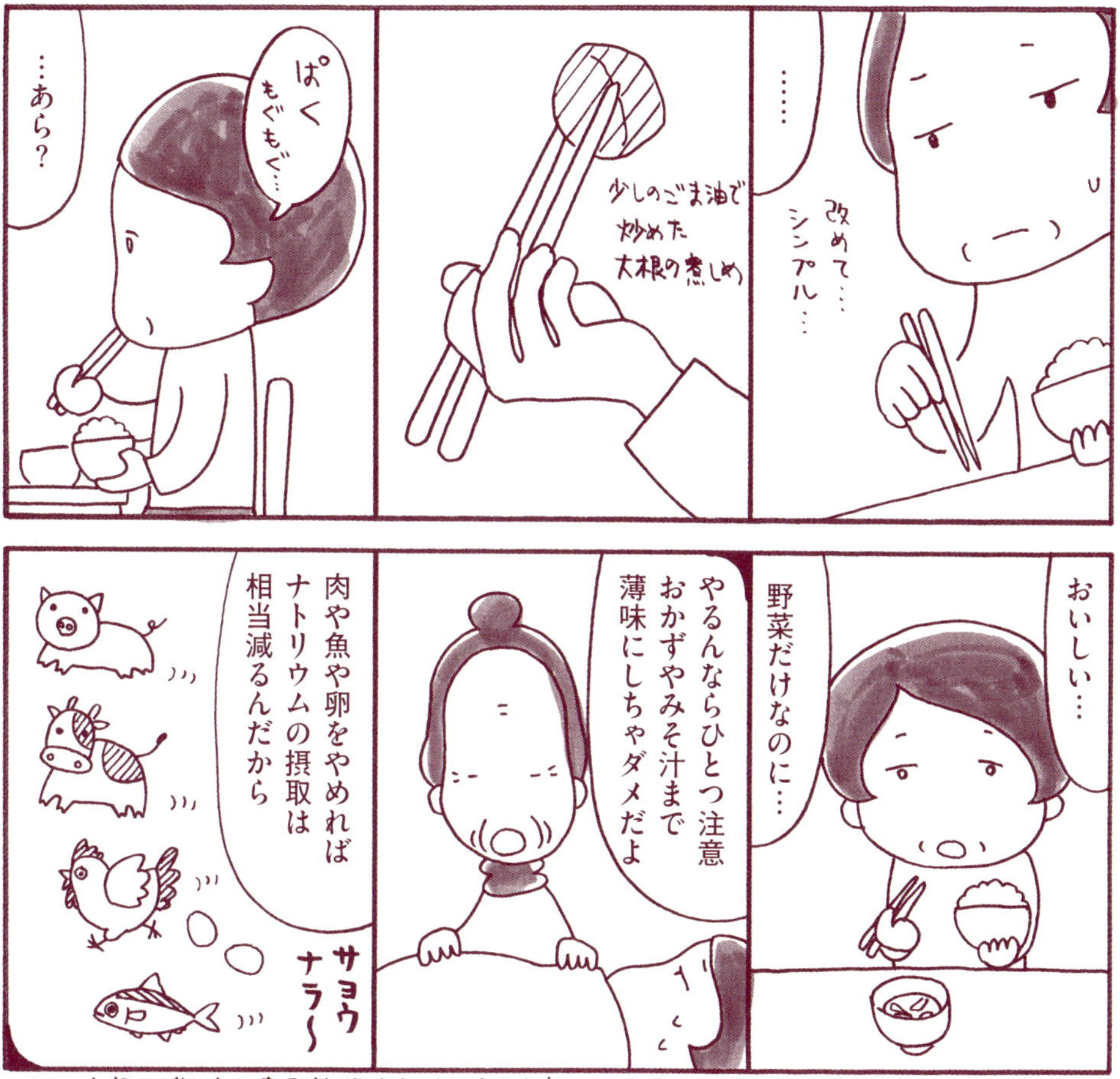

……
改めて…シンプル…
少しのごま油で炒めた大根の煮しめ
ぱく もぐもぐ…
…あら?
おいしい…
野菜だけなのに…
やるんならひとつ注意 おかずやみそ汁まで薄味にしちゃダメだよ
肉や魚や卵をやめればナトリウムの摂取は相当減るんだから
サヨウナラ〜

プラス、大根が体にたまった動物性由来のナトリウムを抜いてくれる

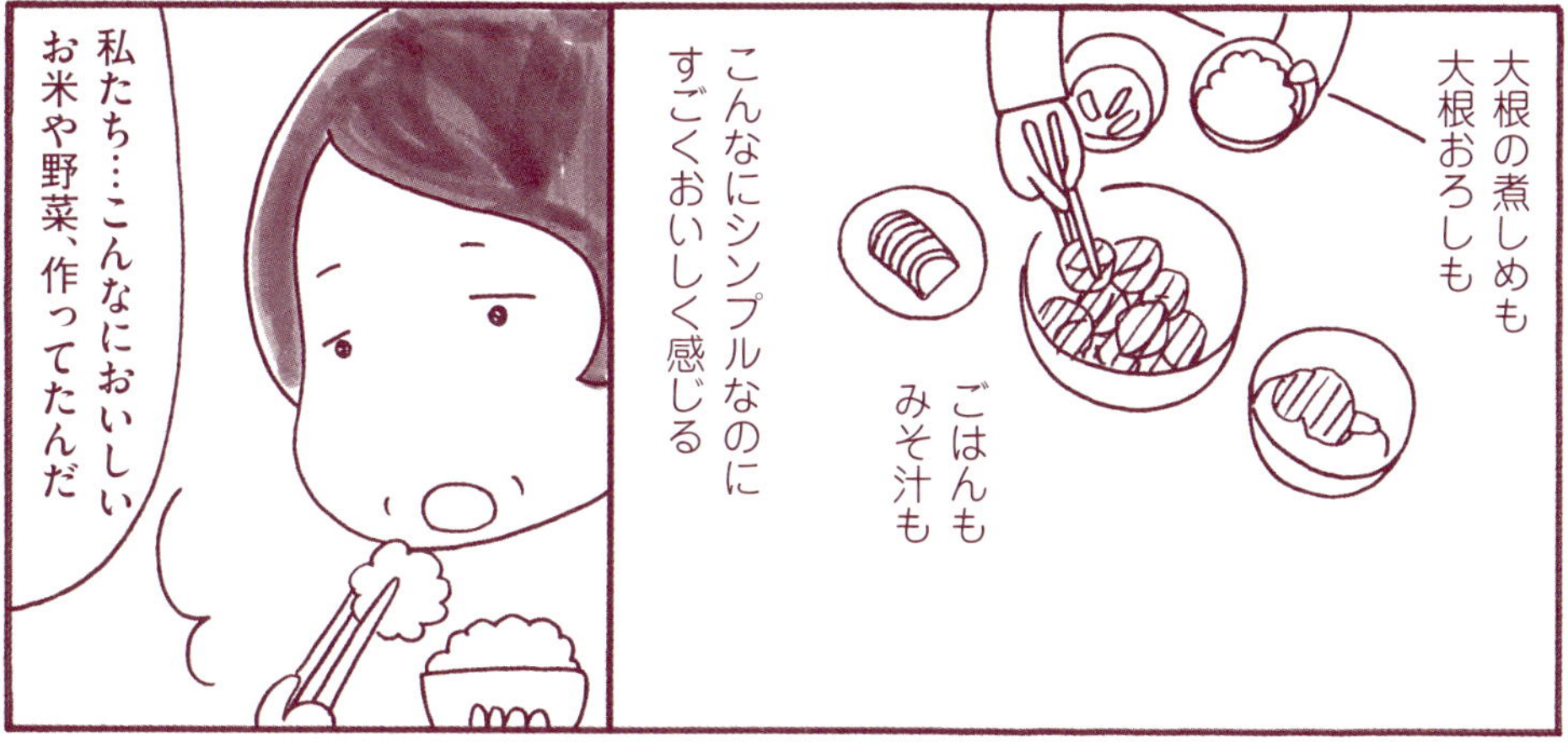

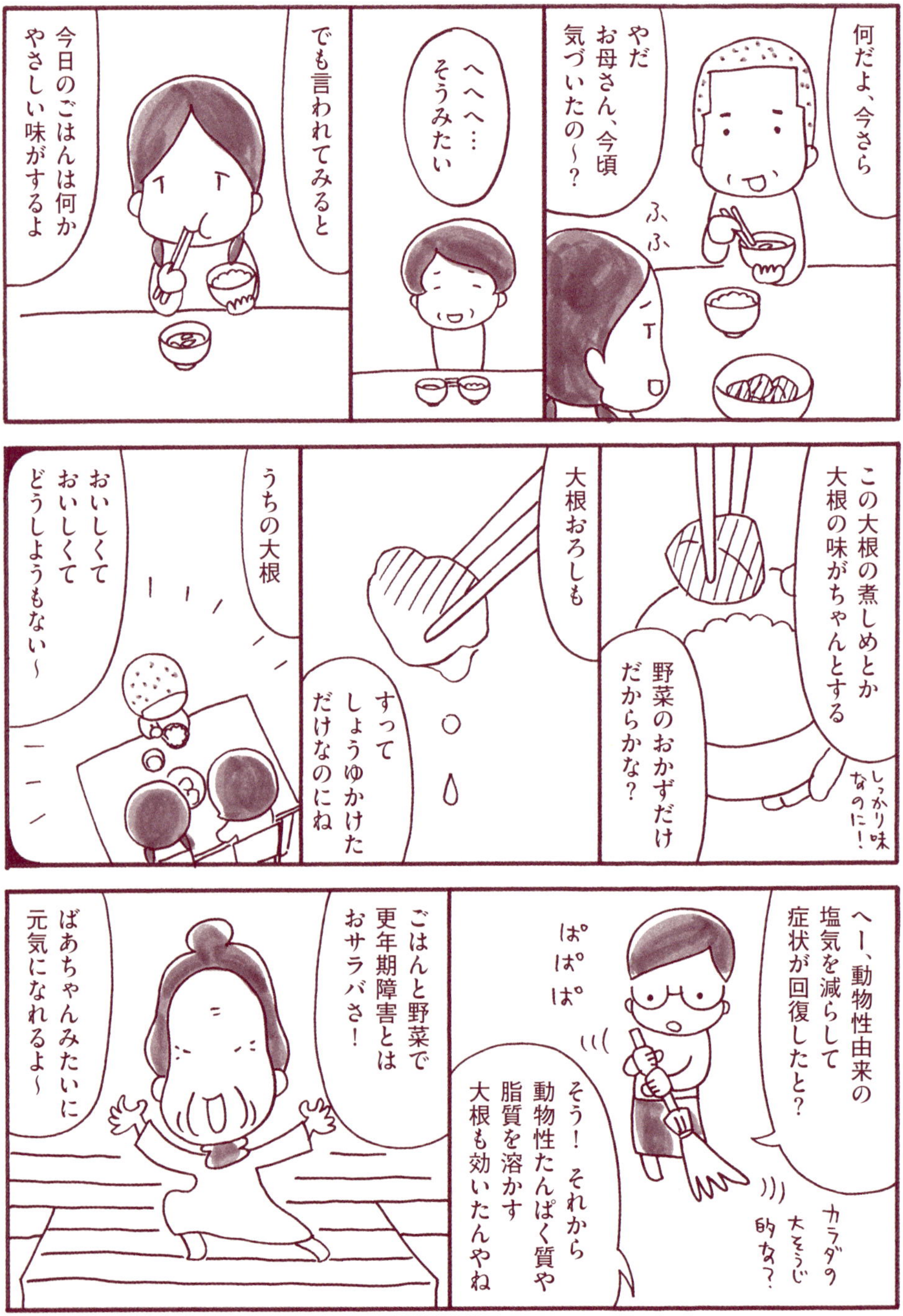
何だよ、今さら
やだ お母さん、今頃 気づいたの〜？
ふふ
へへへ… そうみたい
でも言われてみると
今日のごはんは何か やさしい味がするよ
この大根の煮しめとか 大根の味がちゃんとする
しっかり味なのに！
野菜のおかずだけだからかな？
大根おろしも
すってしょうゆかけただけなのにね
うちの大根
おいしくて おいしくて どうしようもない〜
へー、動物性由来の塩気を減らして症状が回復したと？
ぱぱぱ
カラダの大そうじ的な？
そう！ それから動物性たんぱく質や脂質を溶かす大根も効いたんやね
ごはんと野菜で更年期障害とはおサラバさ！
ばあちゃんみたいに元気になれるよ〜

貧血から生理不順や無月経、やがて更年期障害へ

更年期障害は貧血障害だと、ばあちゃんは考えます。

女性は初潮、月経、結婚、妊娠、出産で、女性ホルモンの分泌が活発になります。健康な女性は月に1度月経があり、排卵もありますが、貧血の女性は生理不順や無月経になって、不妊症になることもあります。そしてそのまま更年期に入って、卵巣の機能が働かなくなって、閉経がくるというわけです。

体が健康でどんどん汚い血を月経で排出している分には、閉経しても更年期障害は起こらないけれど、不健康で排出できなかった血が体の中でうっ血して右往左往していると、閉経後にさまざまな症状が出てきます。

その症状は十人十色、百人百様。一人ひとり違った症状が出るんです。めまい、立ちくらみ、急に顔が火照《ほて》る（ホットフラッシュ）、眠りが浅い、不眠、頭痛、寝汗、朝起きられない、腕がしびれる、肩がこる、首が重い、憂鬱《ゆううつ》など。こんなにすごい症状があるかと、ばあちゃんはビックリです。

これは食生活の乱れによって起こった貧血が原因であり、結果なのだから、過去の食生活を反省し

て動物性食品の摂取をやめ、甘いものや果物や市販の清涼飲料水なども一切やめることです。貧血解消が治療の決め手なので、玄米（または分づき米）中心の穀物菜食にするのがいいんです。玄米をしっかり食べていい血液をつくり、副食の野菜、海藻を陽性の塩気でしっかり調味していくと、うす紙を一枚一枚はぐように症状が落ち着いてきます。

穀物菜食で更年期障害が一切なくなった60代の女性がいました。その人の友人は食生活の改善が実行できなくて、具合が悪くなって今だに苦しんでいるといいます。彼女は食べものを正して自然に戻したから、更年期障害から立ち直れたんです。本人の実行が肝要です。

いろいろな症状の原因は血の悪化と血行の悪さですから、貧血の改善に努めるしかよくなる道はないのです。最近は男性にも更年期障害があるそうですが、老後は肉体も内臓も機能の低下が年とともに起こるので、毎日の食事が更年期障害克服にはいちばん大切なのです。

陰性タイプと陽性タイプの更年期障害がある

ほとんどの更年期障害は陰性過多で起こっていて、減塩している人ほどなりやすいといえます。減塩をしている人に限って、重度になっているケースが多々あります。

そんな人に会うたびに、ばあちゃんは「適塩にして、米を食え」と言うんです。主食と副食のバランスが大事で、おかずのとりすぎを注意もしています。

一方、陽性の更年期障害というのもあります。魚をたくさん食べてきたとか、肉や卵をたくさん食べてきたとかという人は、腎臓や肝臓が弱って更年期障害の症状が出ます。こういう人は動物性由来のナトリウムが体にたまっているので、大根や玉ねぎ、青菜、海藻、柑橘類などを食べるよう伝えています。塩気は本人がおいしいと思う「適塩」が大事。

手当ては陰陽いずれの更年期障害でも、よもぎか大根干葉の腰湯（P229）、よもぎやしょうがの足湯（P228）、おなかなどにこんにゃく温湿布（P230）、腰やおなかに焼き塩湿布（P230）のうち、できるものからやってみるといいですね。

まずは穀物をよく噛んで体温を上昇させ、安定させましょう。腹八分目の小食にして、食べたものでよい血をつくると、体は悪いところを解体して修復し、症状を改善していきますよ。

エピソード9

尿もれは、いいものを食べるより、悪いものを食べないで小食に

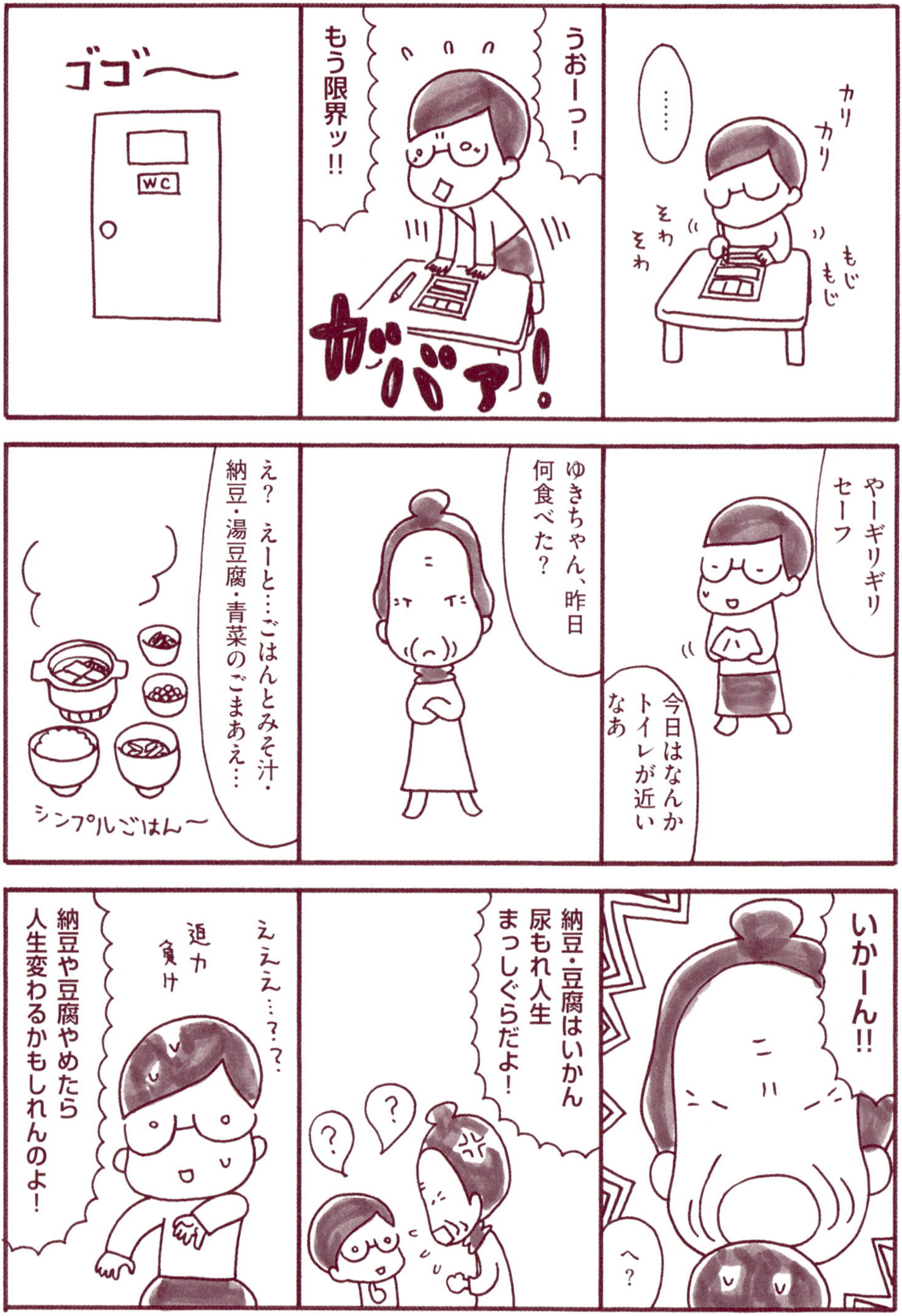
……
カリ カリ
そわ そわ
もじ もじ
うおーっ！
もう限界ッ!!
ガバア！
ゴゴ〜〜
WC
やーギリギリセーフ
今日はなんかトイレが近いなあ
ゆきちゃん、昨日何食べた？
え？ えーと…ごはんとみそ汁・納豆・湯豆腐・青菜のごまあえ…
シンプルごはん〜
いかーん!!
へ？
納豆・豆腐はいかん 尿もれ人生まっしぐらだよ！
？
？
ええぇ…？？
迫力負け
納豆や豆腐やめたら人生変わるかもしれんのよ！

尿もれは、いいものを食べるより、悪いものを食べないで小食に

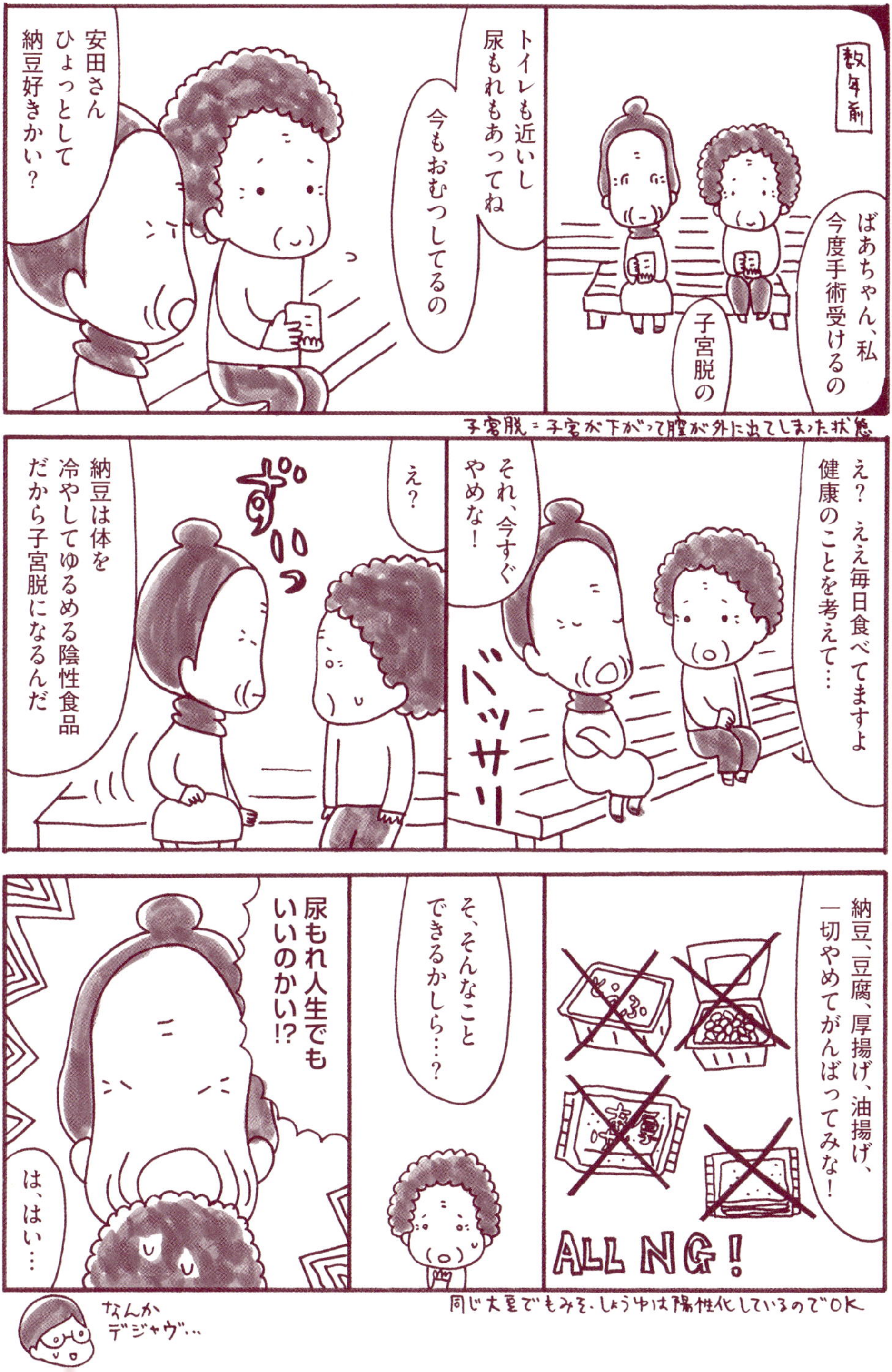

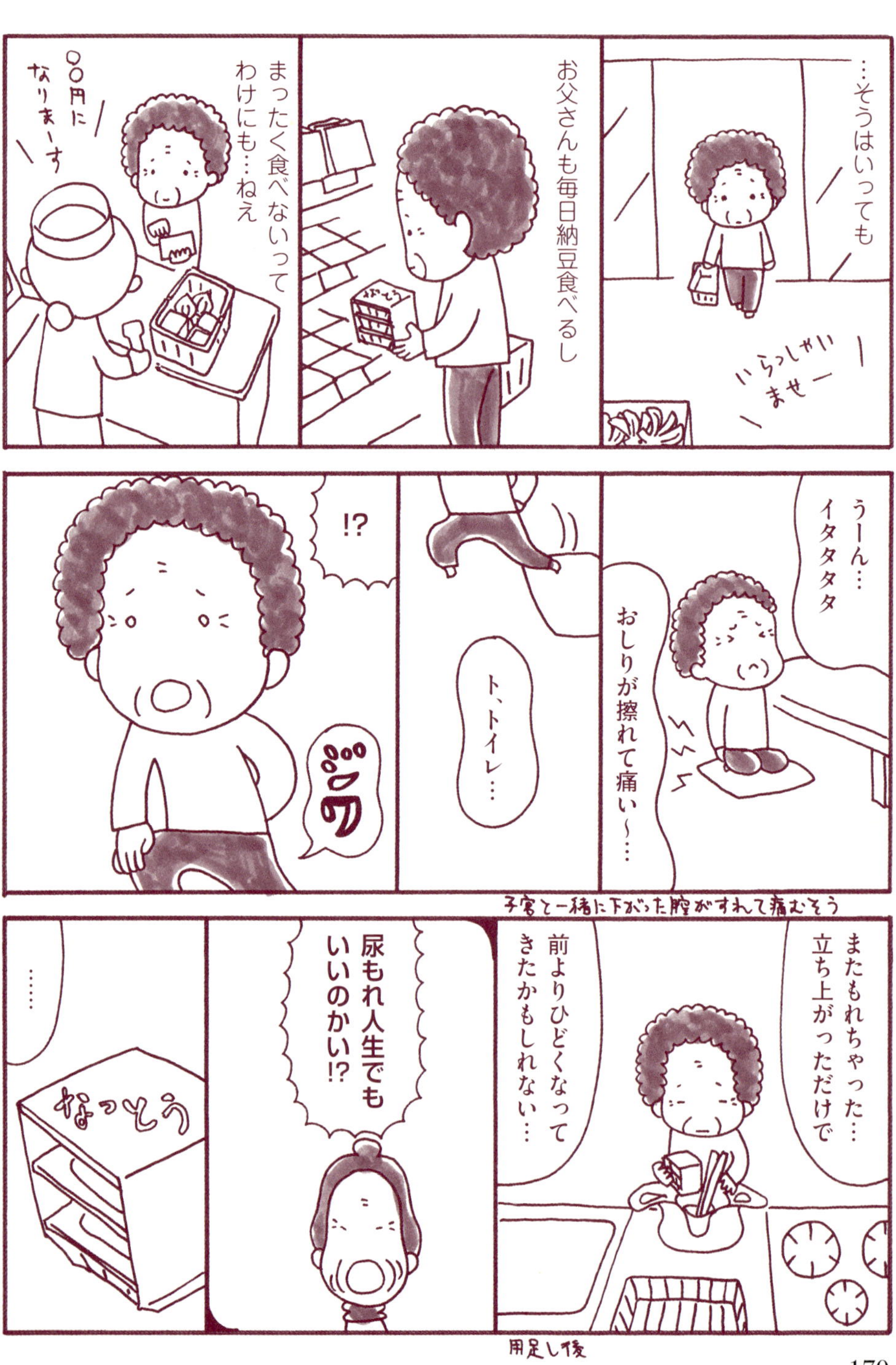

…そうはいっても
いらっしゃいませー
お父さんも毎日納豆食べるし
まったく食べないってわけにも…ねえ
○○円になりまーす
うーん…イタタタタ
おしりが擦れて痛い〜…
ト、トイレ…
!?
ジワ
子宮と一緒に下がった膣がすれて痛むそう
またもれちゃった…立ち上がっただけで
前よりひどくなってきたかもしれない…
尿もれ人生でもいいのかい!?
……
なっとう
用足し後

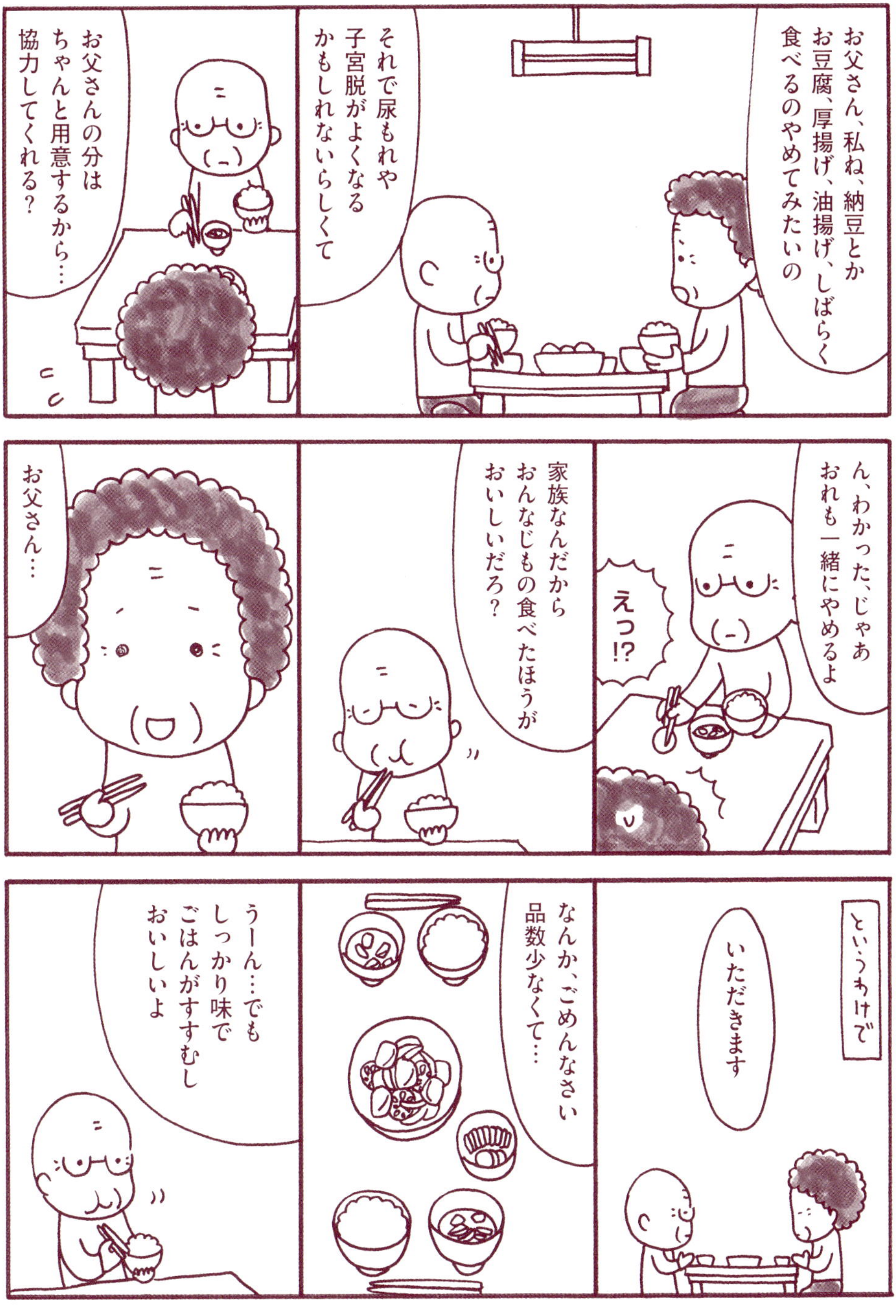
お父さん、私ね、納豆とかお豆腐、厚揚げ、油揚げ、しばらく食べるのやめてみたいの
それで尿もれや子宮脱がよくなるかもしれないらしくて
お父さんの分はちゃんと用意するから…協力してくれる？
ん、わかった、じゃあおれも一緒にやめるよ
えっ!?
家族なんだからおんなじもの食べたほうがおいしいだろ？
お父さん…
というわけで
いただきます
なんか、ごめんなさい品数少なくて…
うーん…でもしっかり味でごはんがすすむしおいしいよ

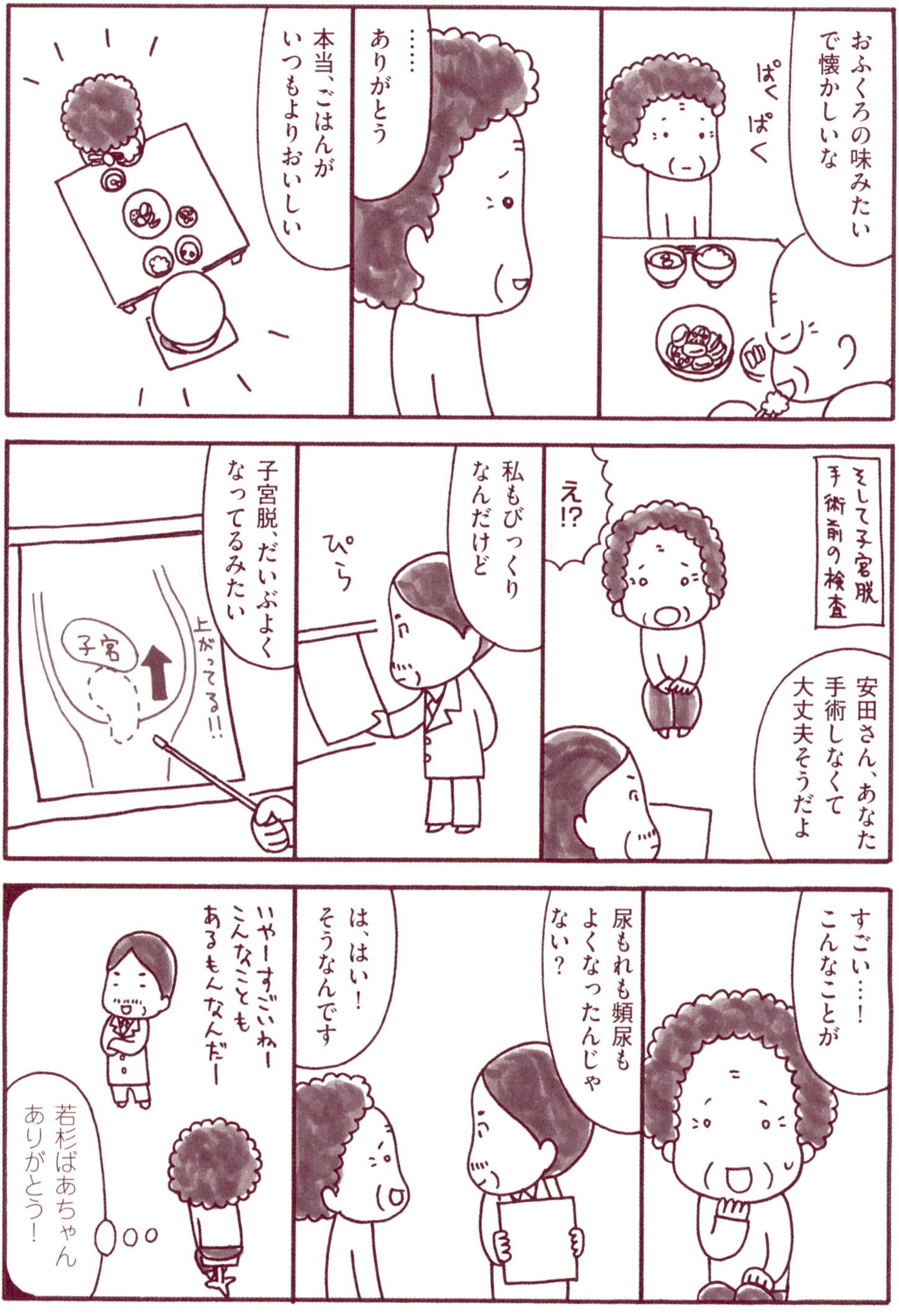

おふくろの味みたいで懐かしいな
ぱくぱく
……ありがとう
本当、ごはんがいつもよりおいしい
そして子宮脱手術前の検査
安田さん、あなた手術しなくて大丈夫そうだよ
え!?
私もびっくりなんだけど
ぴら
子宮脱、だいぶよくなってるみたい
子宮
上がってる!!
すごい…!こんなことが
尿もれも頻尿もよくなったんじゃない?
は、はい!そうなんです
いやーすごいねーこんなこともあるもんなんだー
若杉ばあちゃんありがとう!

尿もれは、いいものを食べるより、悪いものを食べないで小食に

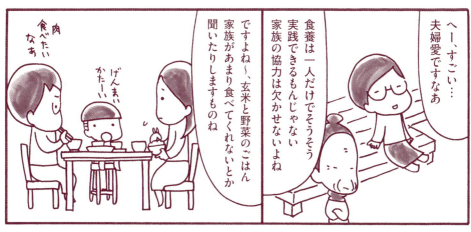

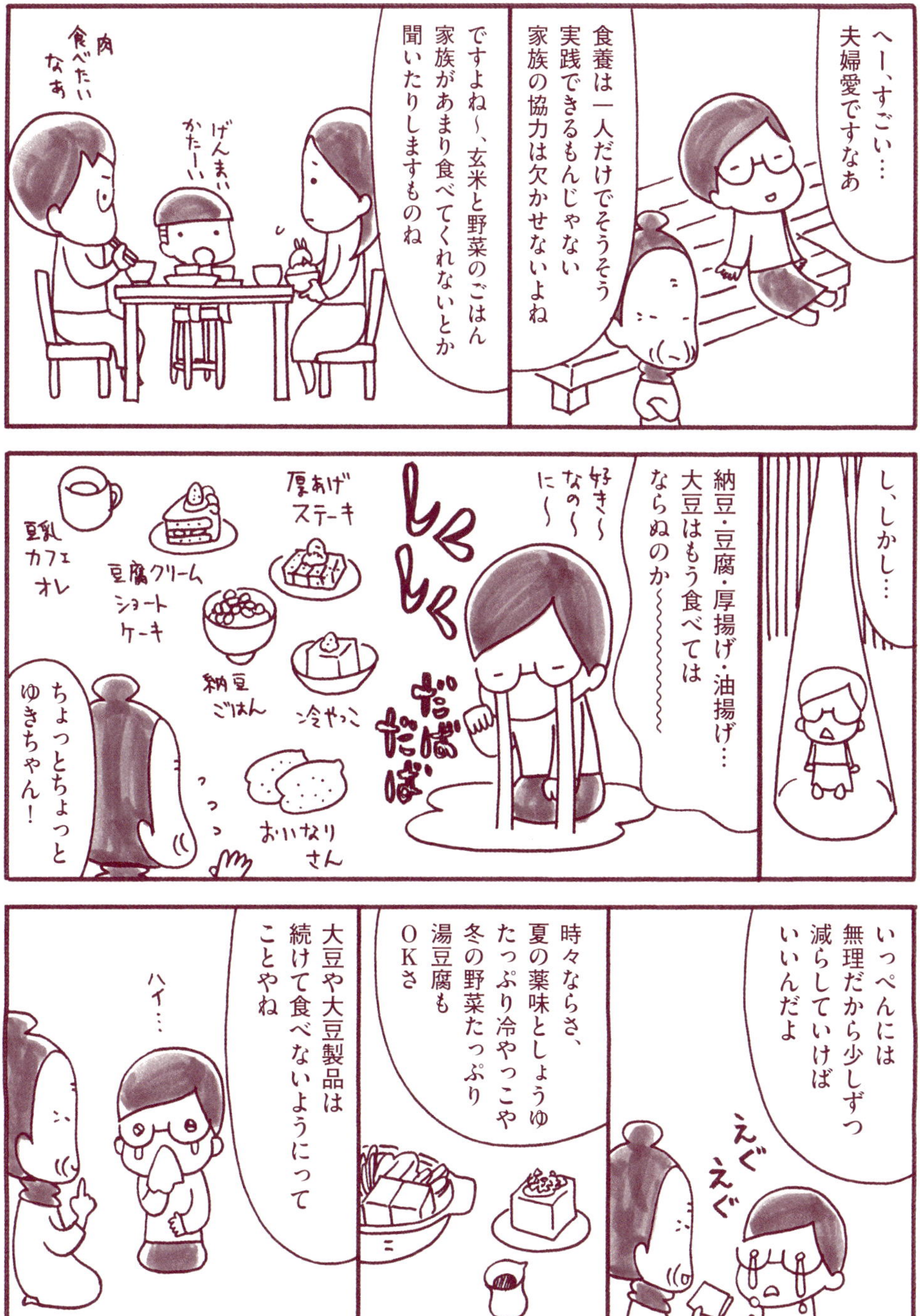

塩気や加熱で陽性に

尿もれの原因は動物性食品過多と甘いもの過多

尿もれや失禁、頻尿といった症状をかかえる人が増えていますね。こういった症状の原因には動物性食品過多と甘いもの過多があると思います。

人間の体には動物性のたんぱくを分解する機能や能力が備わっていないのに、現代人は動物性たんぱく過多なので腎臓の糸球体でろ過できないたんぱく質が詰まってしまい、腎臓と膀胱の働きが悪くなっています（多分、尿の中にはたんぱくがあふれているだろうと思います）。そこへ砂糖や果物が入ることで、骨盤や内臓組織、下半身の血管や神経が冷えてしまい、ゆるみきって、排泄に異常をきたすのです（尿の中に糖も出ているはず）。

これは、体の中の下水道の排水口である排泄器官の筋肉や神経の働きが弱くなり、ふたのできない水もれ状態なんです。組織がゆるんでいるから、しまりようがないのです。

ある人はくしゃみをしても、階段の上り降りでも、歩いていても尿がもれるので、紙オムツがないと生活ができないと言っていました。しまりのない人間が増えているんですね。ここまでなってしまったら、毎日食べたり飲んだりしているものをまず反省しなければなりません。

考えてみてほしいのですが、昔の女性は腰巻1枚で一生通ったのに、現代人はおりものシートや紙オムツがないと生活できないわけです。子どもたちの悪い手本となっているとは思いませんか。

現代人はたんぱく質をとりすぎて尿の中に窒素が多くなり、草にかけると尿中の塩分と窒素で草が枯れ、その毒性は除草剤と同じくらいだそうです。さぞや、体のほうがつらいことでしょう。

体を冷やす納豆や豆腐なども要注意！

出入口の原理は、出すのが光。入れるより出すことのほうが重要です。毎日人並みに正常に尿を出すことのできる体にするためには、まずは体にいいものを食べるより、悪いものを食べないことです。そして、小食にすること。少量の穀物で行う半断食もいいですね。

そしてごはんを主にすることです。ずいぶん前からごはん離れが進行していますが、パン食はカロリーも高く、中性脂肪も増えます。中性脂肪が原因で腎臓疾患が引き起こされ、尿に影響することも多々あります（尿が出ないと体にたまり、足のむくみが進むと水太りになり、体がむくみます）。和食はユネスコの無形文化遺産になったのだから、日本人はごはんを大事に食べるべき。

尿もれは極陰性の症状なので、玄米ごはんにはごま塩を。おかずはきんぴら、根菜や海藻の煮ものにします。煮ものもみそ汁も塩気をきかせ、「適塩」の塩梅で食べれば、解決の道はあります。おかずを少なくし、よく噛むことも忘れずに。

甘いものや砂糖は控えているのに陰性症状が一向に治らないという人がいますが、納豆や豆腐などの大豆製品をたくさん食べていたり、豆乳やきなこを頻繁に使っていたりということはありませんか？　大豆にはカリウムが多く含まれるのですが、これは体をとても冷やす元素なので、細胞をゆるませ、尿もれのような症状をつくります。体によかれと思って食べてきたものが、実は病気の原因になっているのです。

尿もれがある人には、飲みものは黒焼き玄米茶（P222）や梅しょう番茶（P220）、梅干しの黒焼き（P227）、たんぽぽ茶（P221）がオススメです。

手当てですが、よもぎの腰湯（P229）をすると子宮や腸・腎臓・膀胱が温まり、下半身の血行がよくなり全身もよくなるので、ぜひ行ってみてください。よもぎの足湯（P228）でもいいですよ。

食べたものには大きな便りと小さな便りがくることになっていますが、食べ方によって小さな便りも体から出たり出せなかったり……。自分の体におわびだね。

エピソード10

抜け毛は、場所によって原因となる食べものが違う

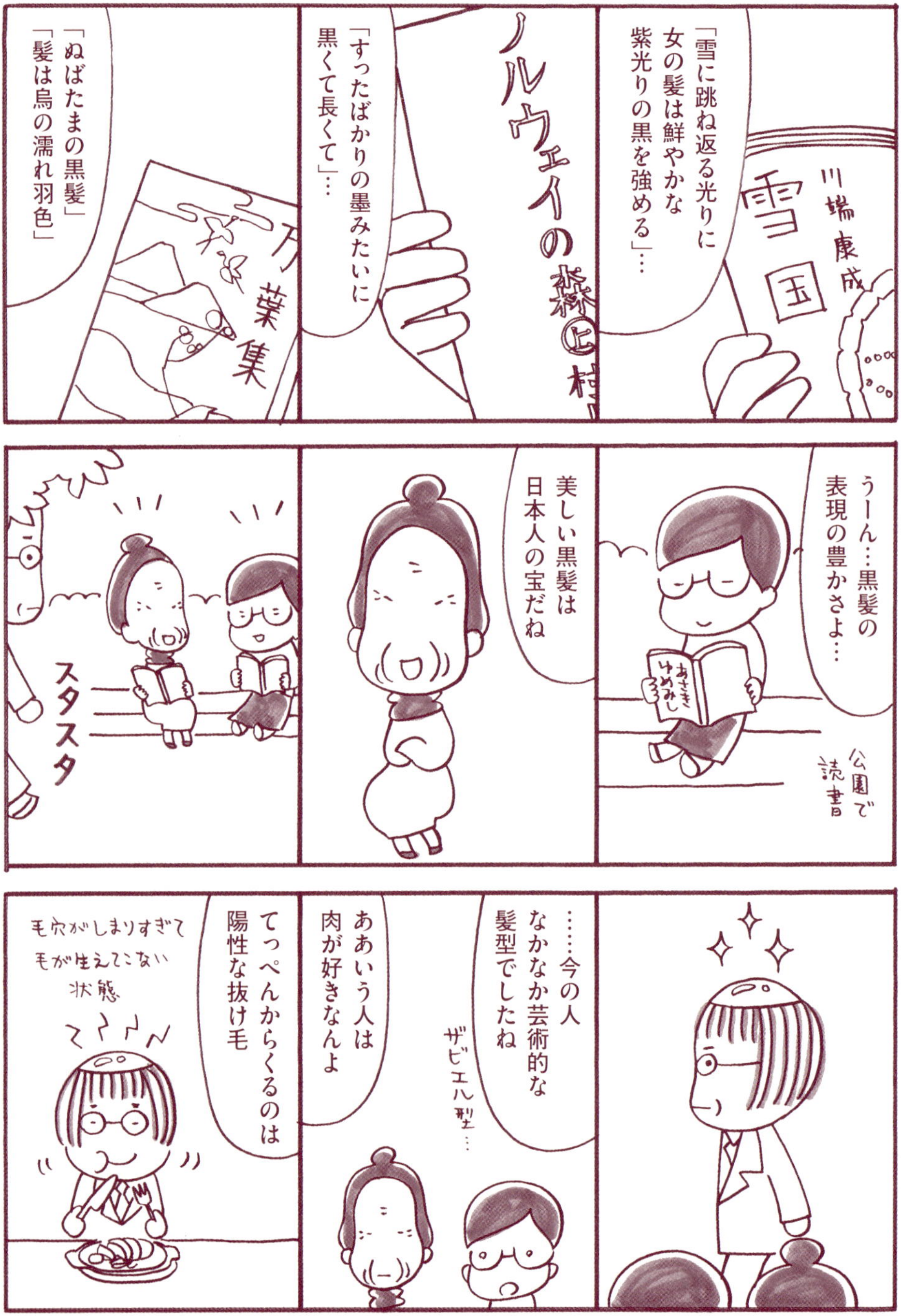
川端康成
雪国
「雪に跳ね返る光りに女の髪は鮮やかな紫光りの黒を強める」…
ノルウェイの森 上 村
「すったばかりの墨みたいに黒くて長くて」…
万葉集
「ぬばたまの黒髪」
「髪は烏の濡れ羽色」
うーん…黒髪の表現の豊かさよ…
あさきゆめみし
公園で読書
美しい黒髪は日本人の宝だね
スタスタ
……今の人なかなか芸術的な髪型でしたね
ザビエル型…
ああいう人は肉が好きなんよ
てっぺんからくるのは陽性な抜け毛
毛穴がしまりすぎて毛が生えてこない状態

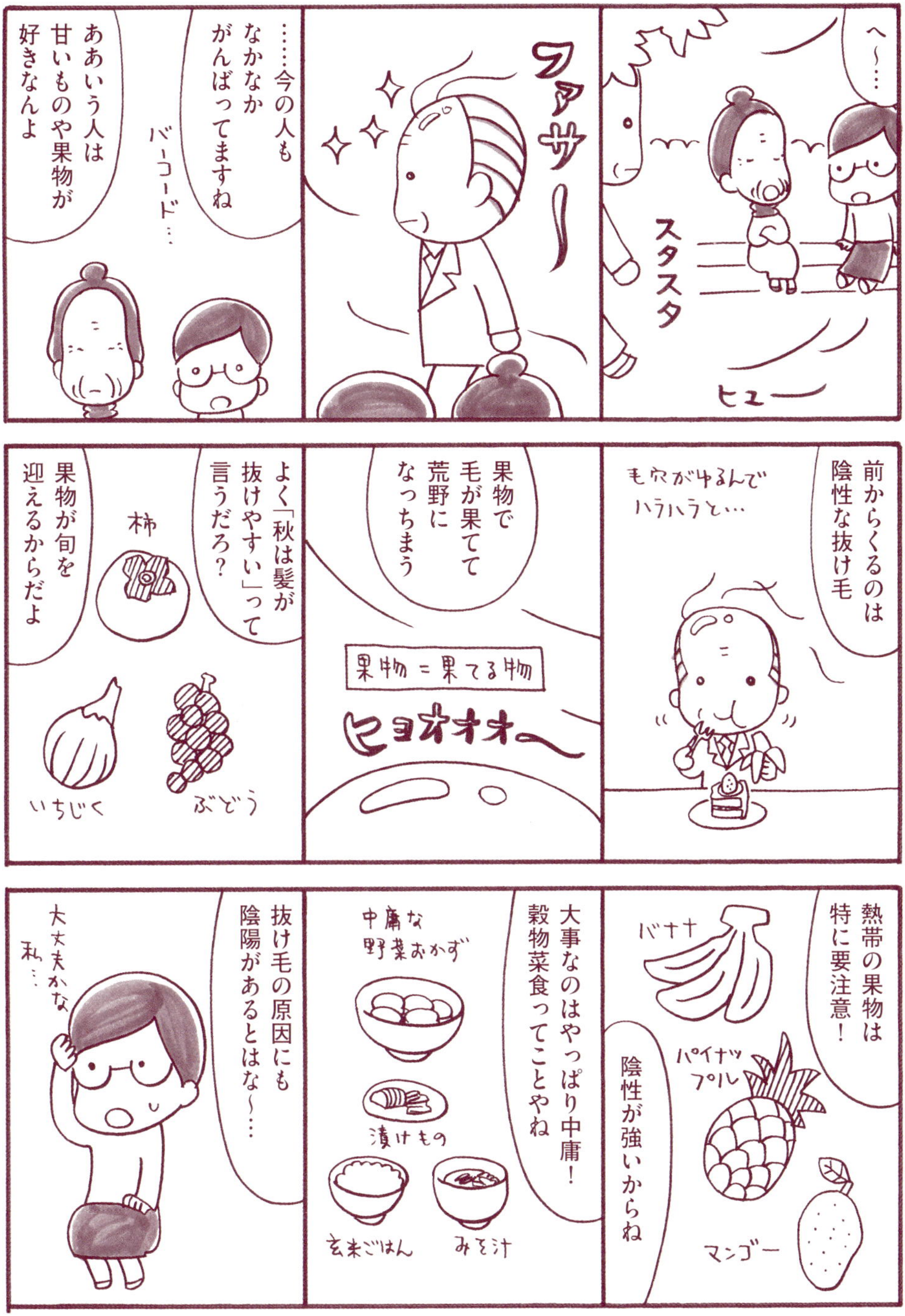
へ〜……
スタスタ
ヒュー
ファサー
……今の人もなかなかがんばってますね
バーコード…
ああいう人は甘いものや果物が好きなんよ
前からくるのは陰性な抜け毛
毛穴がゆるんでハラハラと…
果物で毛が果てて荒野になっちまう
果物＝果てる物
ヒョオオオ〜
よく「秋は髪が抜けやすい」って言うだろ？
果物が旬を迎えるからだよ
柿
いちじく
ぶどう
熱帯の果物は特に要注意！
陰性が強いからね
バナナ
パイナップル
マンゴー
大事なのはやっぱり中庸！穀物菜食ってことやね
中庸な野菜おかず
漬けもの
玄米ごはん
みそ汁
抜け毛の原因にも陰陽があるとはな〜……
大丈夫かな私…

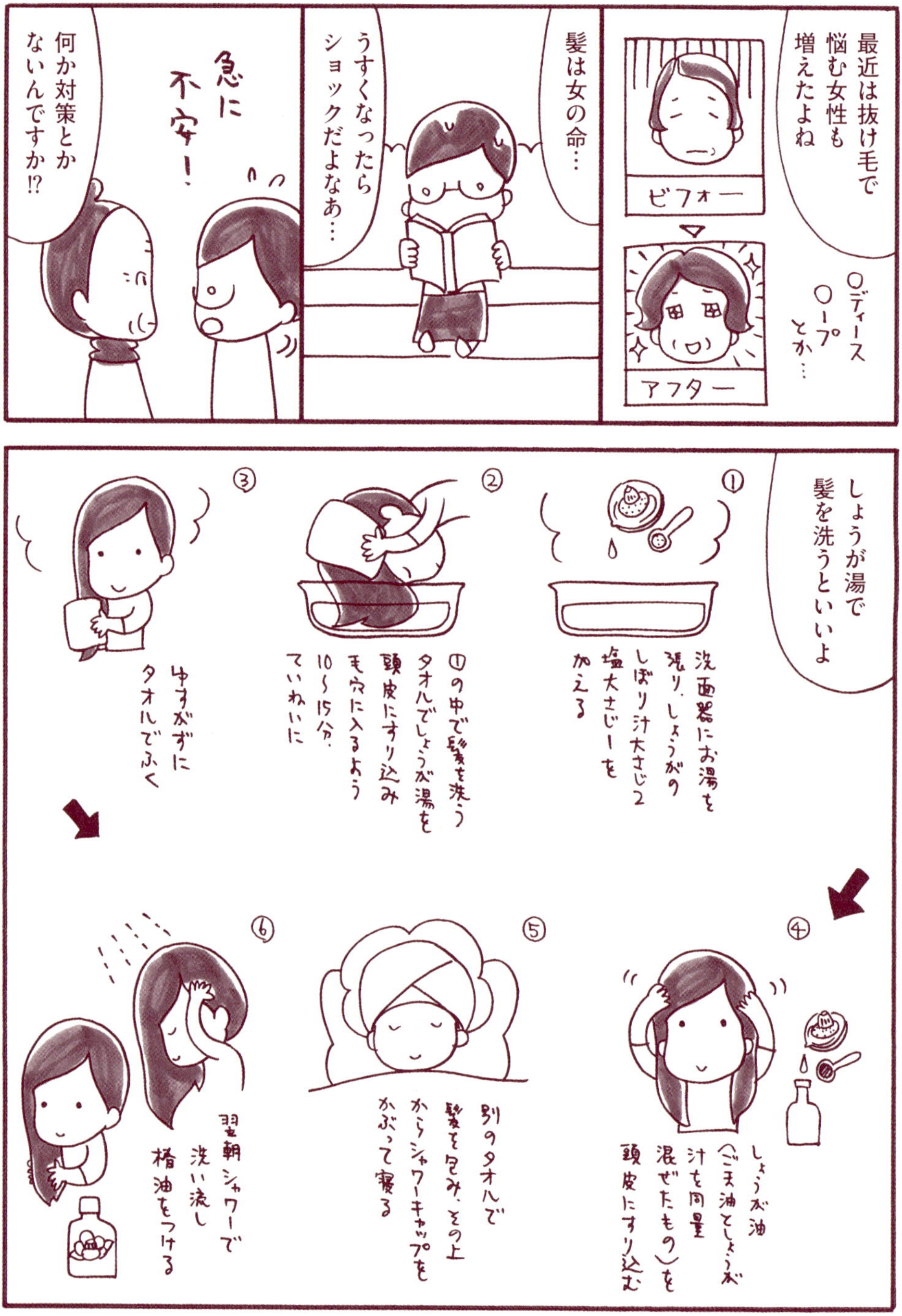
最近は抜け毛で悩む女性も増えたよね
ビフォー
アフター
○ディース ○ープ とか…
髪は女の命…
うすくなったらショックだよなあ…
急に不安!
何か対策とかないんですか!?
しょうが湯で髪を洗うといいよ
①
洗面器にお湯を張り、しょうがのしぼり汁大さじ2 塩大さじ1を加える
②
①の中で髪を洗う タオルでしょうが湯を頭皮にすり込み 毛穴に入るよう 10~15分 ていねいに
③
ゆすがずにタオルでふく
④
しょうが油（ごま油としょうが汁を同量混ぜたもの）を頭皮にすり込む
⑤
別のタオルで髪を包み、その上からシャワーキャップをかぶって寝る
⑥
翌朝シャワーで洗い流し 椿油をつける

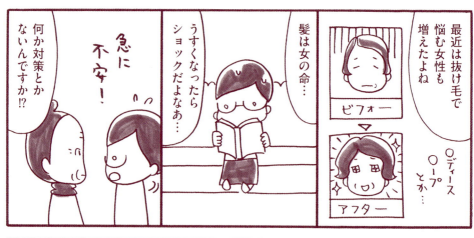

後ろからてっぺんは動物性食品、前は果物や甘いもの

現代人の髪を見ると、若いうちに白髪になったり毛が抜けている人が多いですね。昔の日本人は、髪のことを「緑の黒髪」とか「髪はからすのぬれば色」などと言っていました。

髪を剃《そ》った人を見ると、頭は青い色をしています。人間の髪は植物のようにふさふさと伸びるので、陰性でいちばん植物に近いといえます。中国では髪を「血余」といって、髪が血液でつくられることを昔の文献で教えていいます。

毛根にいい血液が循環して酸素や栄養がどんどん運ばれていると、髪も黒々として生き生きしてきますが、現代人は食べものの陰と陽の乱れによって髪や毛根、頭皮を傷め、それによって病気を表しています。抜け毛や枝毛、フケなどです。

肉食すると、頭の後ろからてっぺんにかけて薄くなってきます。これは陽性な抜け毛。腸の弱りからきています。腸が肉による酸化熱で焼けているのです。陽性な場合、毛穴が締まり、詰まっているわけですが、本来2～3本生えるところが、締まりすぎて生えてこない状態です。

果物や甘いものが好きな人は、前のほうの毛が抜けます。これは、胃と肺の弱りからきています。

果物は、「果てる物」と書くんですよね。毛がなくなって、荒野のようになってしまうわけです。秋になると髪がごっそり抜けるという人が多いですが、これは梨やぶどう、柿などカリウムの多い果物が旬を迎えるからです（あとで書きますが、秋なすの影響も）。

それから、バナナやパイナップル、マンゴー、キウイといった熱帯・亜熱帯の果物は一切やめたほうがいいと思います。熱帯産の果物は、その地域で暮らす人たちが体を冷やしてバランスをとるために与えられたもの。四季のある日本で、寒い時季に熱帯産の果物を食べると、体が冷えるだけでなく、細胞や毛穴、内臓、あらゆるところがゆるんでいきます。特にバナナは15メートルも高い木の上になり、さらに分裂していますよね。これは陰性が強いということです。くどいようですが、外国産、熱帯産、ビタミンCの豊富な果物をやめることで、抜け毛は解消していきますよ。

ほかにも気をつけてほしい食べものはなすです。「なすを食べると毛が抜ける」と言うことわざがありますが、なすは火を加えるとドロドロに柔らかくなります。このような陰性なものを食べると、やはり毛穴がゆるんで抜け毛の原因となります。砂糖や甘い菓子類をとりすぎている人も、注意が必要ですね。

毛穴がふさがると、脳の病気や頭のけがにつながる

陰性食品は毛根をゆるませて、抜け毛を促進するので、そういうものをやめることとともに、食事で塩気をとることが大事です。薄味では、毛穴が締まっていかないでしょう。

毛根にある毛乳頭は直接毛細血管につながっているので、毛穴がふさがってしまうと、ガスや毒素がたまり、のちに脳の病気や頭のけがが、認知症など深刻な症状の引き金となります。

若白髪が増えていることも、現代食への警告だと思います。「白髪《しらが》の老婆」というように、白髪というのは体の老化を表しています。つまり、若白髪になる人は、年齢は若くても体は老いているということ。白髪は体の老化現象の表れなのです。動物性食品や砂糖などによる血液の酸毒化が、老化を促進しています。圧力鍋で炊いたごはんを食べている人も白髪になりやすいので、要注意です。

頭は血液や酸素・栄養などが毎日の食生活で消費するところなので、土鍋炊きごはんを主にした穀物菜食に食い改めて、陽性できれいな血液を全身に循環させましょう。

エピソード11

落ち込みは、体の冷えが原因。陽性な食べもの、飲みもので体を温めて

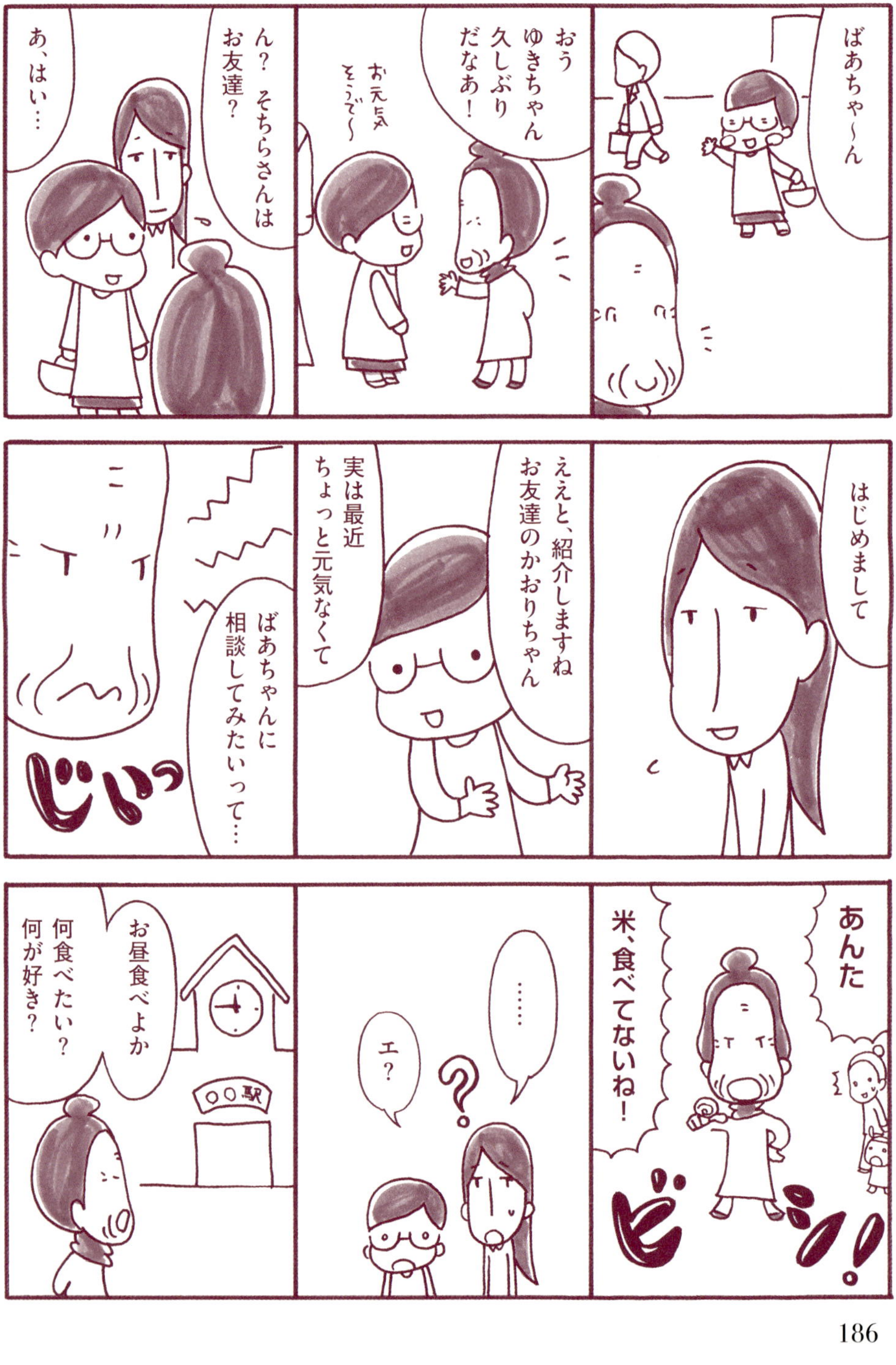
ばあちゃ〜ん
おう ゆきちゃん 久しぶり だなあ!
お元気そうで〜
ん? そちらさんは お友達?
あ、はい…
はじめまして
ええと、紹介しますね お友達のかおりちゃん
実は最近 ちょっと元気なくて
ばあちゃんに 相談してみたいって…
じいっ
あんた
米、食べてないね!
ビシッ!
……
エ?
お昼食べよか
何食べたい? 何が好き?
○○駅

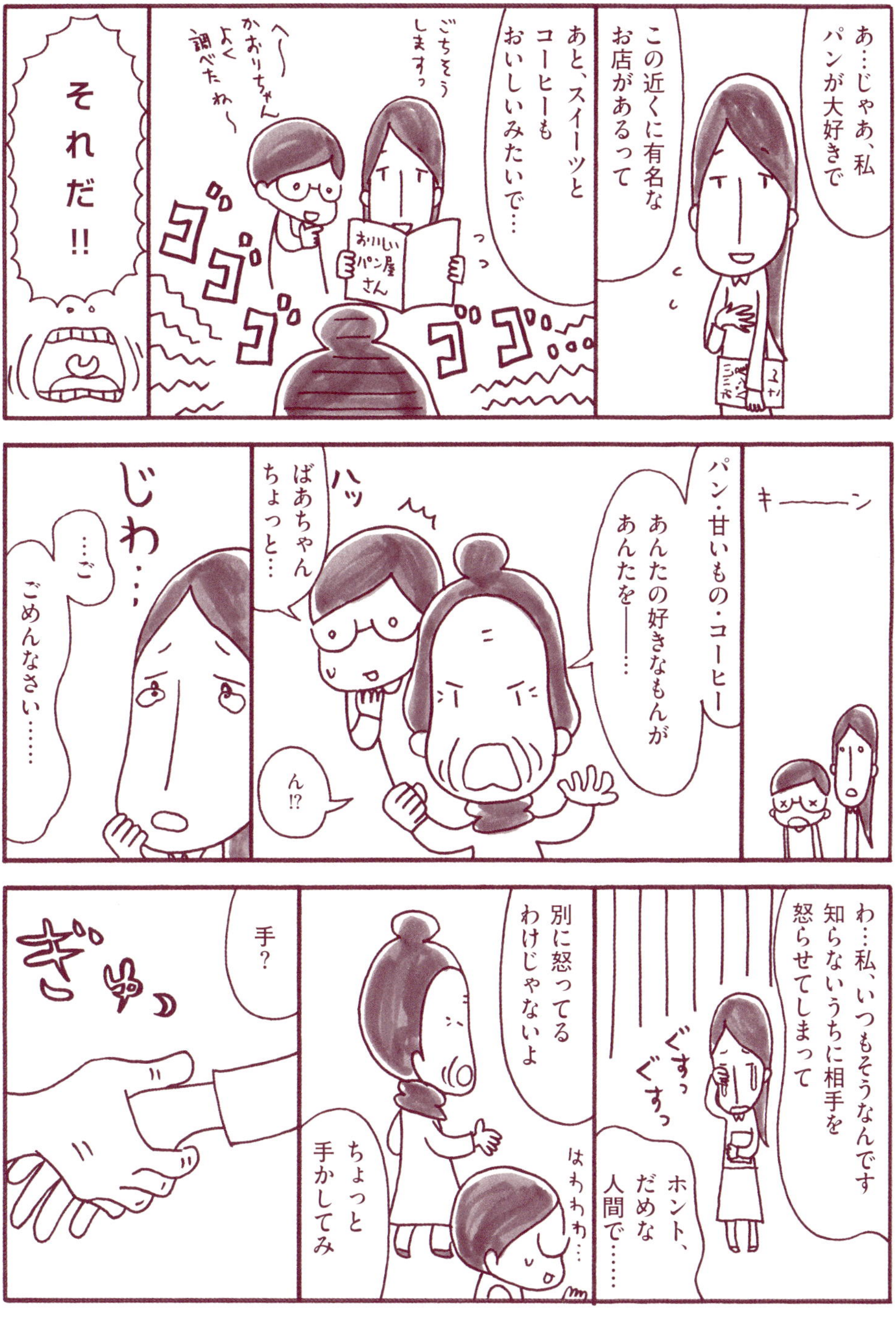
あ…じゃあ、私
パンが大好きで
この近くに有名なお店があるって
あと、スイーツとコーヒーもおいしいみたいで…
ごちそうしますっ
へ〜かおりちゃんよく調べたね〜
おいしいパン屋さん
ゴゴゴゴゴゴ…
それだ!!
キーーーン
パン・甘いもの・コーヒー
あんたの好きなもんがあんたを――…
ハッ
ばあちゃんちょっと…
ん!?
じわ…
…ご
ごめんなさい……
わ…私、いつもそうなんです
知らないうちに相手を怒らせてしまって
ぐすっ ぐすっ
ホント、だめな人間で……
別に怒ってるわけじゃないよ
はわわわ…
ちょっと手かしてみ
手?
ぎゅっ

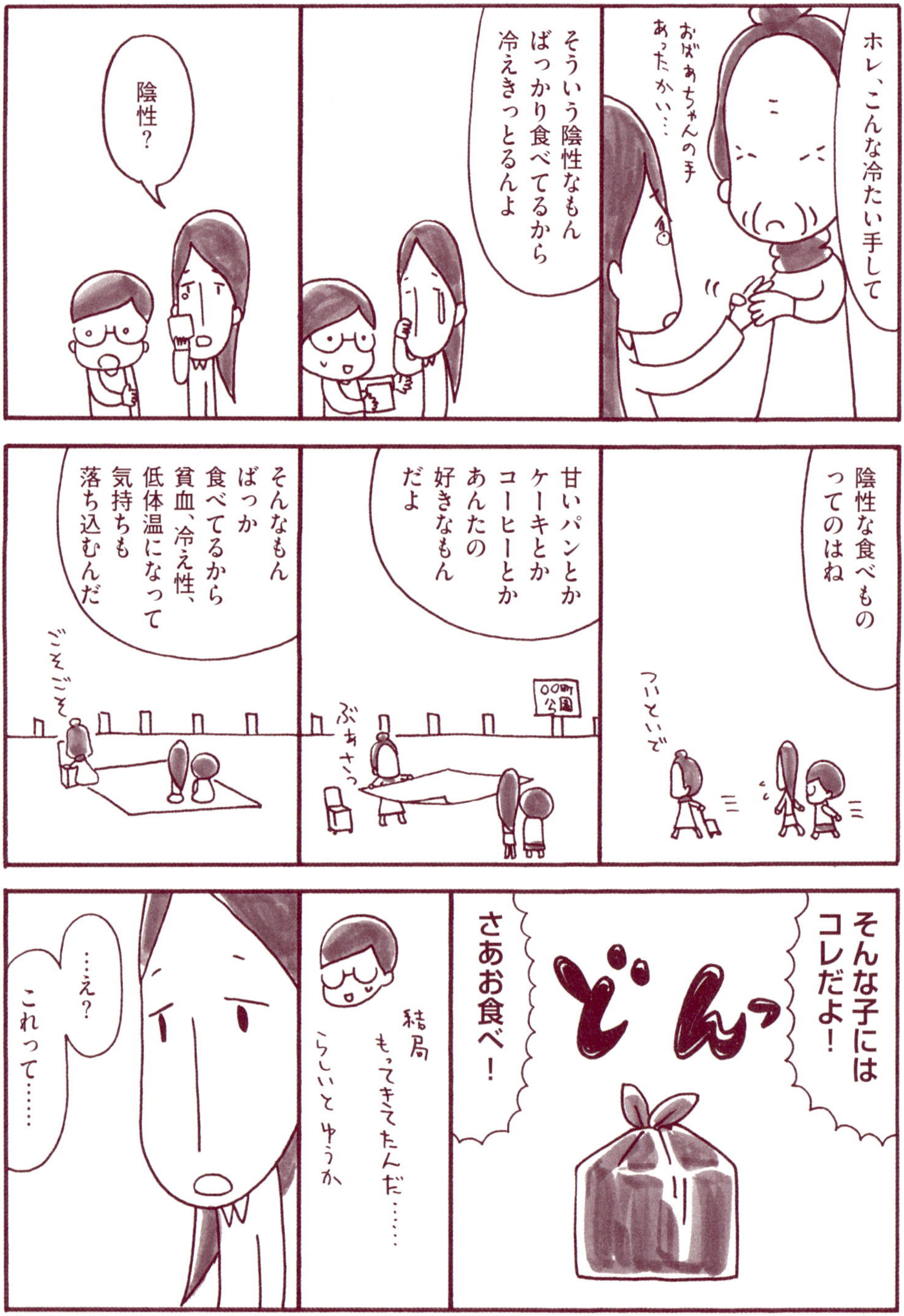
ホレ、こんな冷たい手して
おばあちゃんの手 あったかい…
そういう陰性なもん ばっかり食べてるから 冷えきっとるんよ
陰性？
陰性な食べもの ってのはね
ついといで
甘いパンとか ケーキとか コーヒーとか あんたの 好きなもん だよ
○○町 公園
ぶぁさっ
そんなもん ばっか 食べてるから 貧血、冷え性、低体温になって 気持ちも 落ち込むんだ
ごそごそ
そんな子には コレだよ！
どんっ
さあお食べ！
結局 もってきてたんだ……
らしいと ゆうか
…え？
これって……

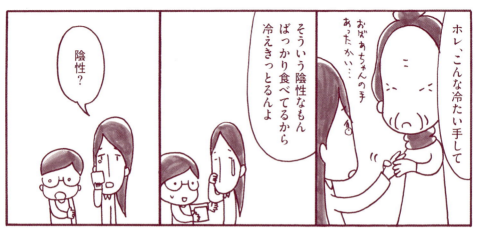

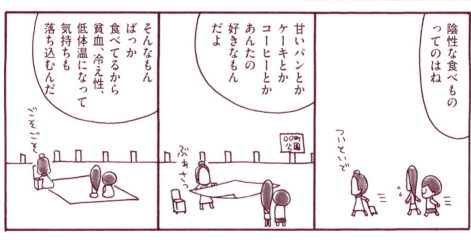

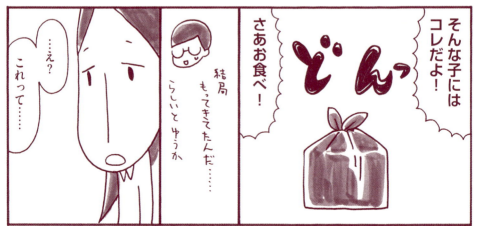

落ち込みは、体の冷えが原因。陽性な食べもの、飲みもので体を温めて

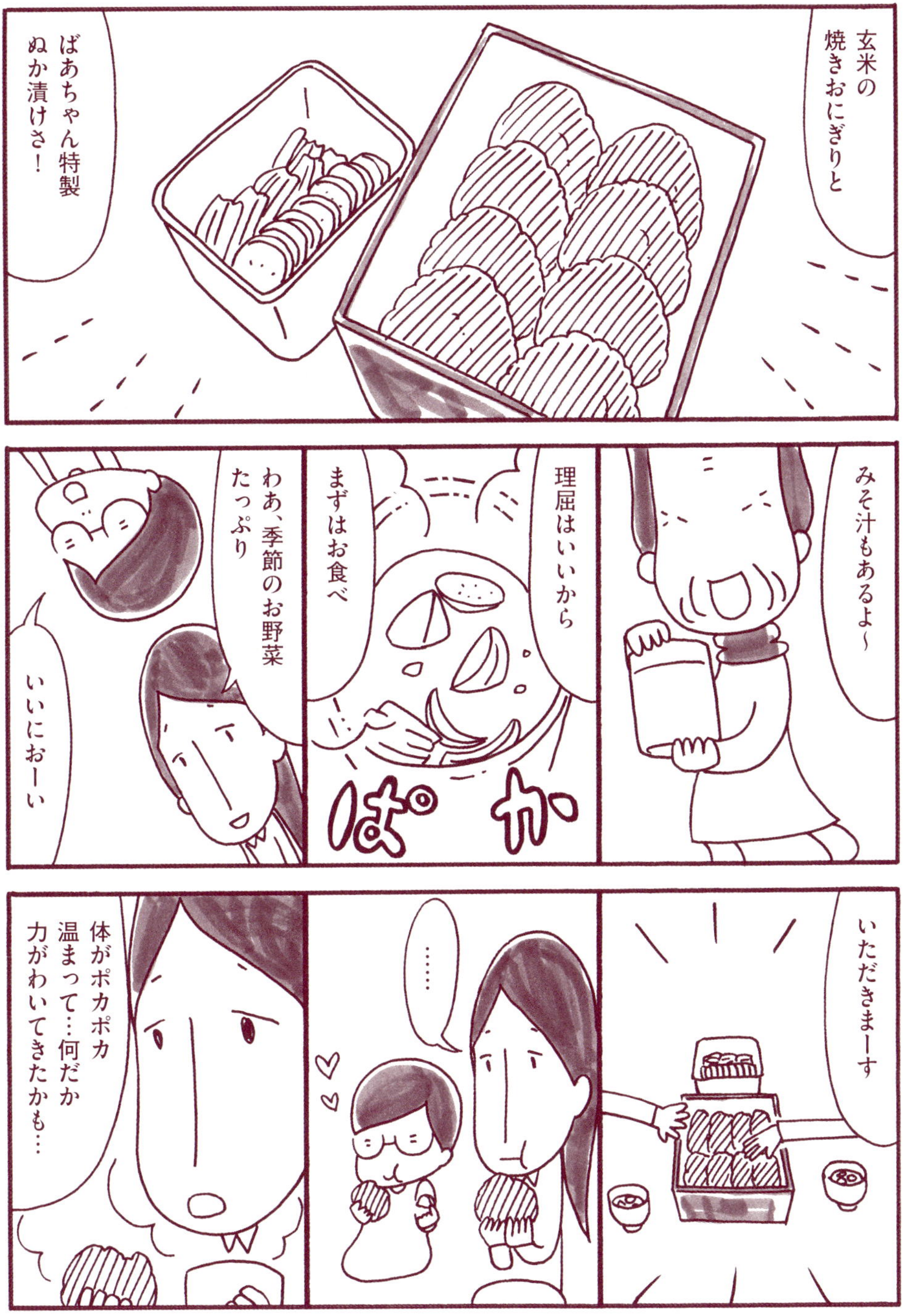

体が冷えて、心まで冷えて、悩みをかかえるようになる

世の中には、ポジティブな人とネガティブな人がいますよね。そして、同じ人でもポジティブになれるときとネガティブになってしまうときがありますね。落ち込みがちで、物事をなんでもよく受け止められないときは、本人がいちばん苦しいけれど、まわりまで暗い気持ちになってしまいます。

昔に比べ、ストレスを感じることが多い。そんな社会が悪い、会社が悪い、学校が悪いと人々は言うけれど、落ち込みの本当の原因は「食」にあることを、わかっていないのです。

落ち込んでいる人の手を触るとたいがい冷たいですよ。足も冷たくて、体が冷えきっているんです。手はベタベタしていますしね。体が陰性になっているんです。外見としては、顔は細長くて顎《あご》がとがっていて、首が細くて、胸板が薄く、肩幅もなくて、胴長で八頭身でひょろっとしていることが共通しています。そして、目に精気がなくうつろなのが特徴です。目は心の窓。悩みをもっていることは、目を見ればすぐにわかります。

こういう人たちは、お米を食べていない。みそ汁も飲んでいないです。パンとコーヒーが朝食だったり、インスタント食品を多食していたり、お菓子や果物、特に南国のフルーツが好きだったり、生

野菜やナス科の野菜、豆腐や納豆などの大豆製品をよく使っていたり、激辛のものを好んで食べていたり、緑茶や清涼飲料水、豆乳、ジュース、ビール、ワインなどを飲んでいたりして、体がすっかり陰性に傾いている人が多いです。体がいわゆる邪食でできあがっているから、血が薄くなって、体が冷えて、心まで冷えて、いろんな悩みをかかえるような状態になっていくわけです。

ここまで冷やす食べものや飲みもの（陰性食品）をとってしまうのは、肉や魚、卵、乳製品（陽性食品）も毎日食べているからです。たんぱく質とナトリウムと窒素過多の動物性食品の陽性で体を温めすぎるから、反動で冷やすものを欲するのです。

焼きおにぎり、梅しょう番茶、黒焼き玄米茶で体温を上げる

陰陽両極端な食品を控えて、玄米や三分づきのごはんをしっかり食べて、季節の野草や野菜、海藻を使ったみそ汁や煮もの、漬物で「適塩」の塩気を入れていくと、陽性な血ができてきて体が変わり、体温が少しずつ上がってきます。そのときに考え方が陽性になってきて、悩んでばかりいた人もだんだん悩まなくなっていくんです。

落ち込みやネガティブ思考もほうっておいたらうつや引きこもりになったり、自殺を考えたりと、

どんどんつらい方向に行ってしまいます。

まずは玄米の焼きおにぎり（P216）のような陽性な食べものを食べて、梅しょう番茶（P220）を毎朝飲んだり、黒焼き玄米茶（P222）も飲んだりして、よもぎやしょうがの足湯（P228）をしたり腰湯（P229）をしたりして、体温を上げる努力から始めてください。

気がつけば、前向きになってプラス思考になり、ハツラツと暮らす自分に変わっていることでしょう。

エピソード12

人間関係のトラブルは、陰陽の引き合いで起こっている

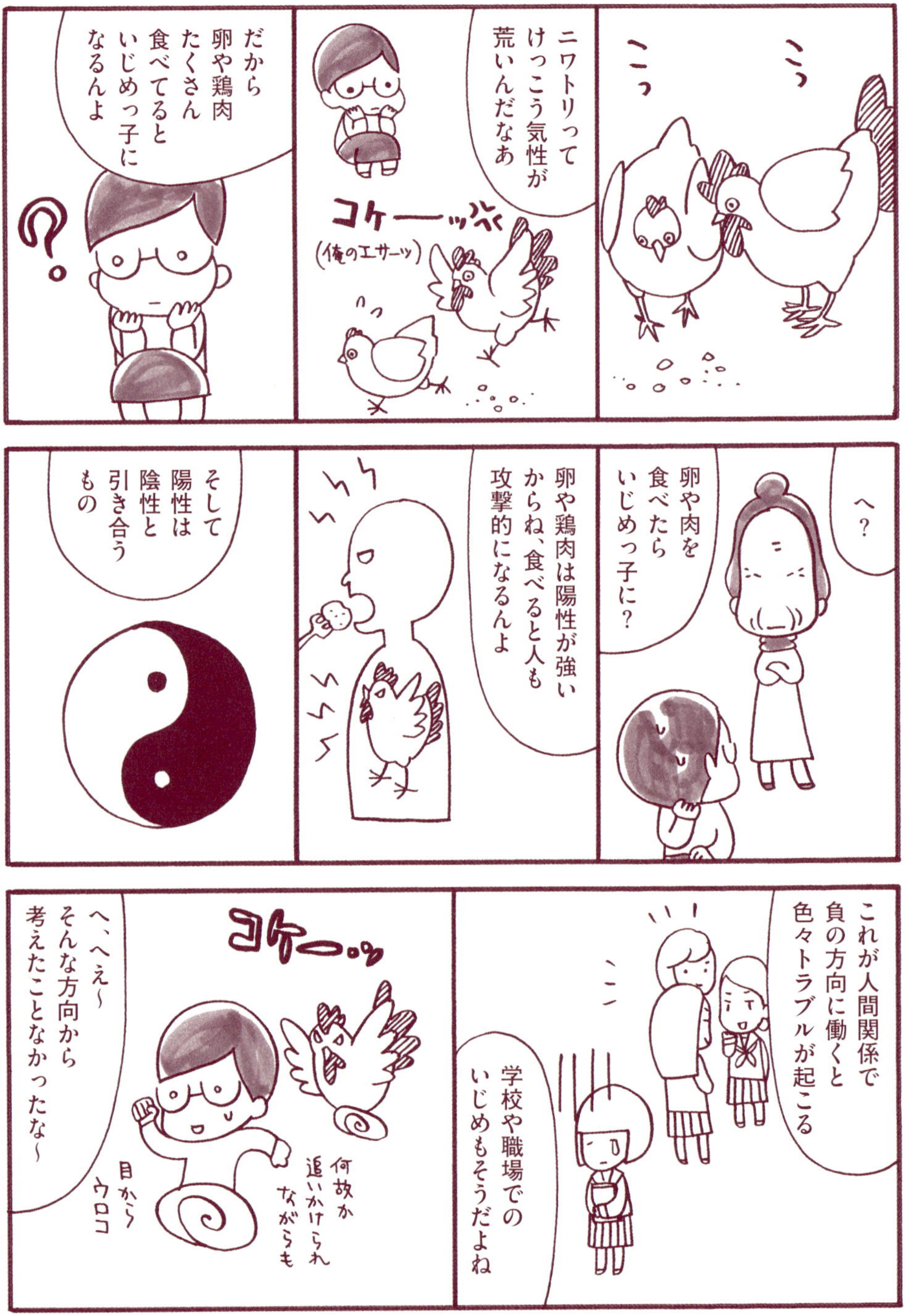
こっ
こっ
ニワトリってけっこう気性が荒いんだなあ
コケーーッ
（俺のエサーッ）
だから卵や鶏肉たくさん食べてるといじめっ子になるんよ
へ？
卵や肉を食べたらいじめっ子に？
卵や鶏肉は陽性が強いからね、食べると人も攻撃的になるんよ
そして陽性は陰性と引き合うもの
これが人間関係で負の方向に働くと色々トラブルが起こる
学校や職場でのいじめもそうだよね
コケーーッ
へ、へえ～そんな方向から考えたことなかったな～
何故か追いかけられながらも
目からウロコ

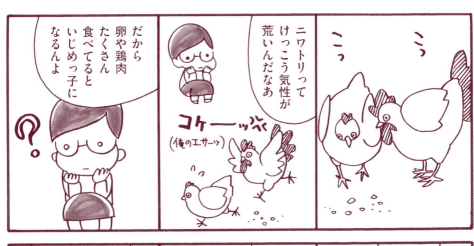

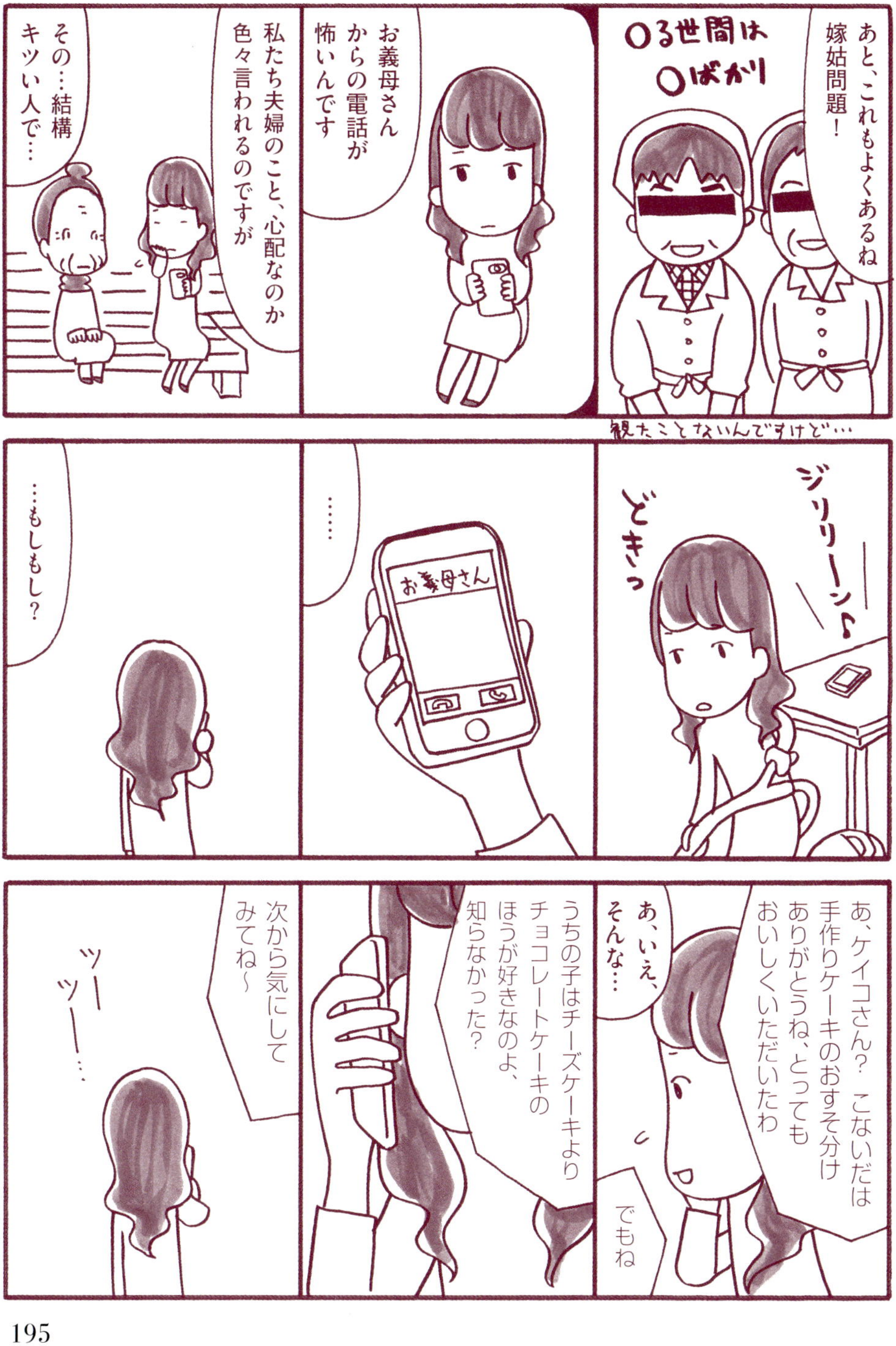
あと、これもよくあるね
嫁姑問題！
○る世間は
○ばかり
お義母さんからの電話が怖いんです
私たち夫婦のこと、心配なのか色々言われるのですが
その…結構キツい人で…
観たことないんですけど…
ジリリーン♪
どきっ
……
お義母さん
…もしもし？
あ、ケイコさん？ こないだは手作りケーキのおすそ分けありがとうね、とってもおいしくいただいたわ
あ、いえ、そんな…
でもね
うちの子はチーズケーキよりチョコレートケーキのほうが好きなのよ、知らなかった？
次から気にしてみてね～
ツー
ツー…

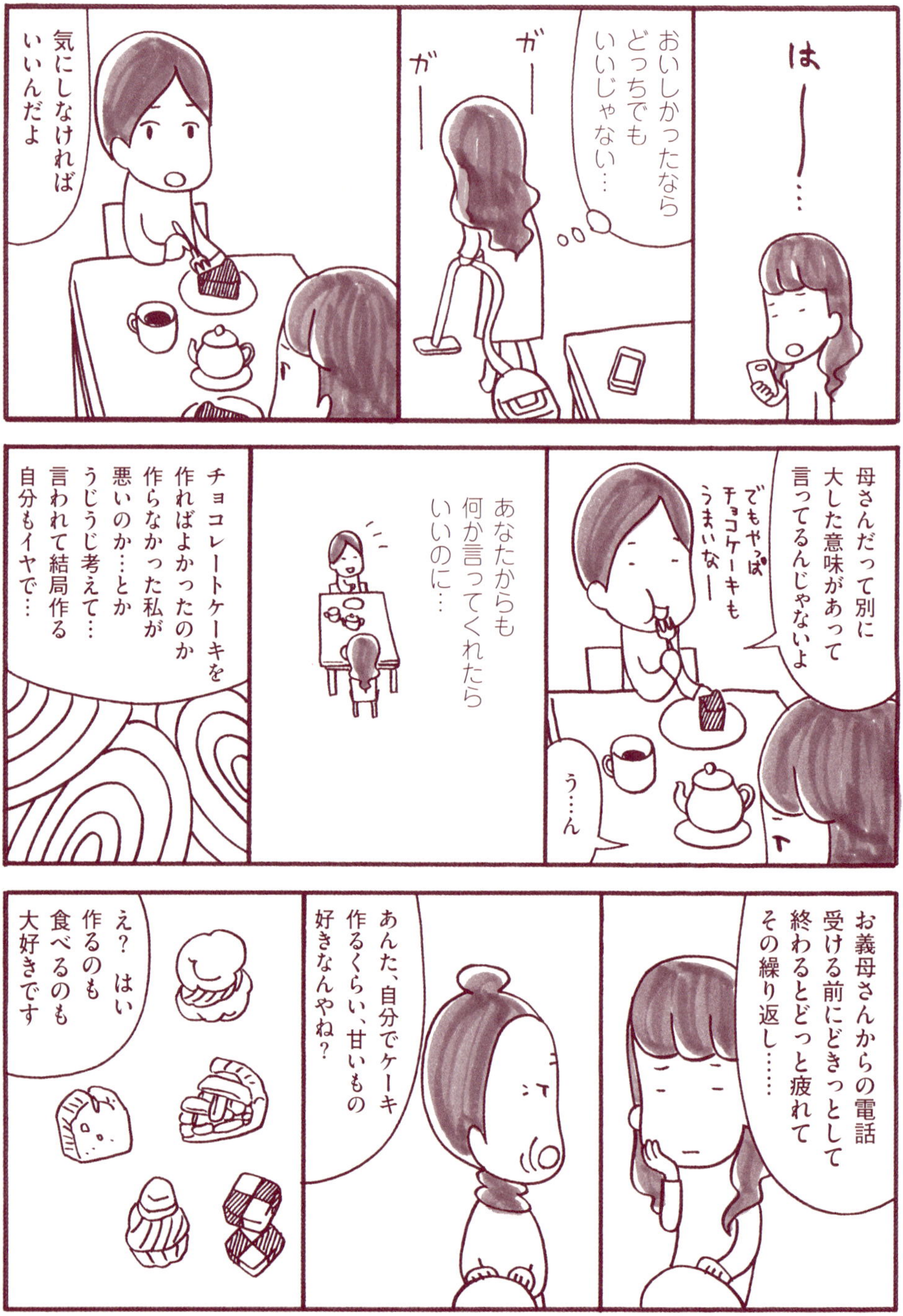
はーー…
ガーー
ガーー
おいしかったならどっちでもいいじゃない…
気にしなければいいんだよ
母さんだって別に大した意味があって言ってるんじゃないよ
でもやっぱチョコケーキもうまいなー
う…ん
あなたからも何か言ってくれたらいいのに…
チョコレートケーキを作ればよかったのか作らなかった私が悪いのか…とかうじうじ考えて…言われて結局作る自分もイヤで…
お義母さんからの電話受ける前にどきっとして終わるとどっと疲れてその繰り返し……
あんた、自分でケーキ作るくらい、甘いもの好きなんやね？
え？ はい 作るのも食べるのも大好きです

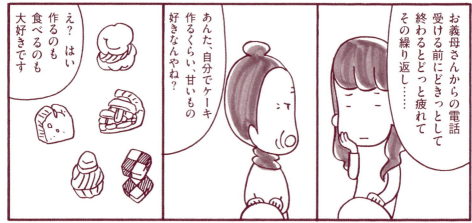

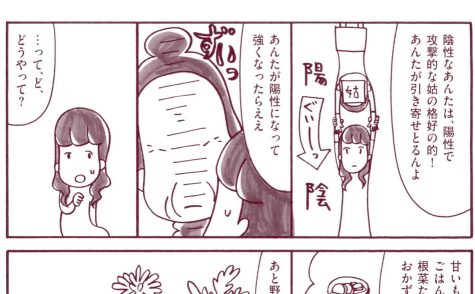

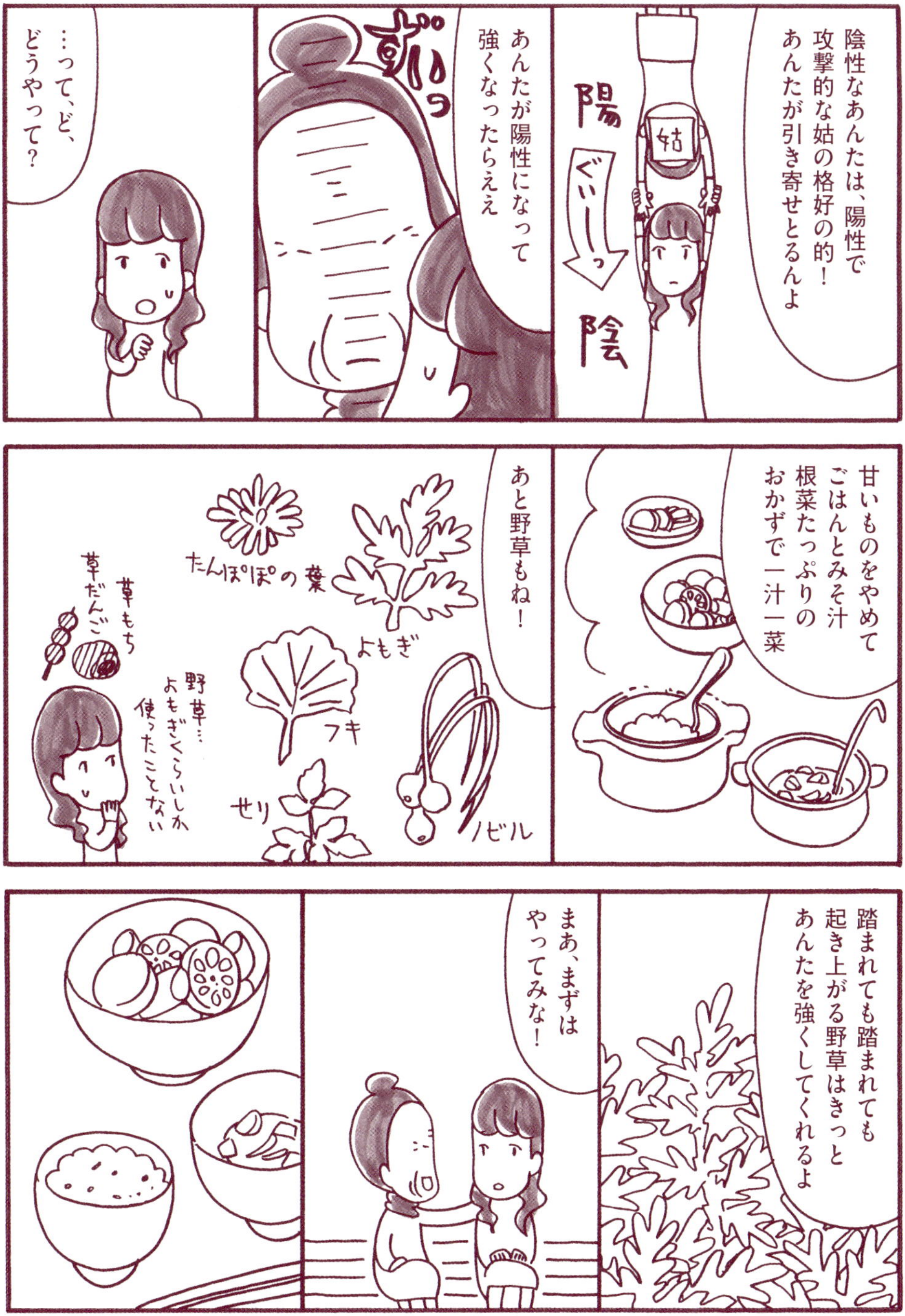
陰性なあんたは、陽性で
攻撃的な姑の格好の的！
あんたが引き寄せとるんよ
陽
姑
ぐいーっ
陰
ずばりっ
あんたが陽性になって
強くなったらええ
…って、ど、
どうやって？
甘いものをやめて
ごはんとみそ汁
根菜たっぷりの
おかずで一汁一菜
あと野草もね！
たんぽぽの葉
よもぎ
フキ
ノビル
せり
草もち
草だんご
野草…
よもぎくらいしか
使ったことない
踏まれても踏まれても
起き上がる野草はきっと
あんたを強くしてくれるよ
まあ、まずは
やってみな！

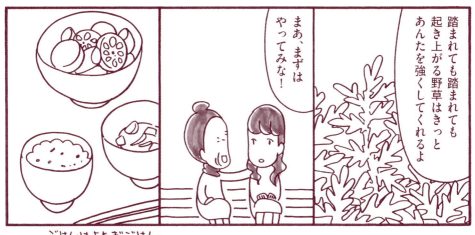

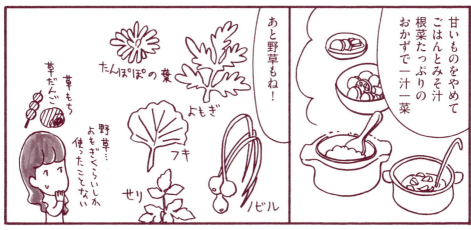

ごはんはよもぎごはん

何？ それだけでいいの？
うん…ちょっとね
？
もぐもぐ
ピー!…
お魚おいしそう…
旦那さんはいつものごはん、根菜おかずと漬けものは2人分
何だかさみしい食卓…
こんなことで何が変わるの？
ぱく
……？
あれ？ おいしい…かも？
何だろう…体にしみ込んでいくかんじ
私に足りないものだったから？ 体は欲しがっていたの？
ぱく ぱくっ
あ…
からっ
もうない
不思議…
本当に少し元気出た…

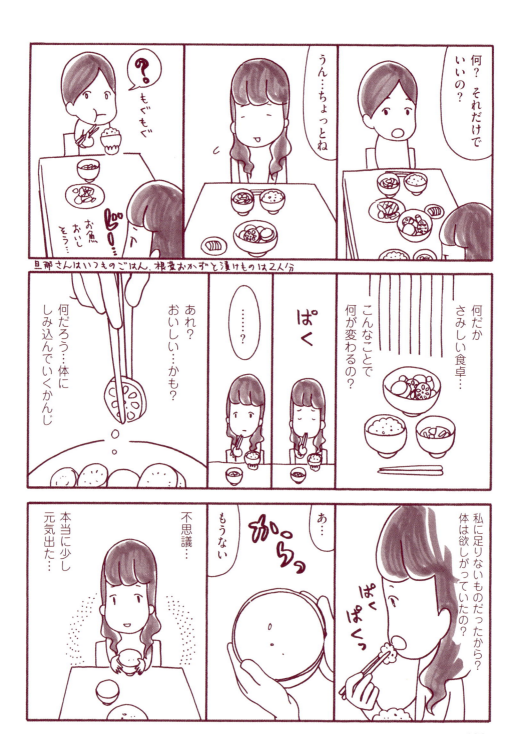

今日もそのごはん？
うん、ちょっと続けてみようと思って
ふーん、あ、あと昨日も思ったけどちょっと味つけ濃くなった？
あ、うん…イヤかな？
んー俺的にはむしろこのくらいのほうが食べごたえあって好きかも
ごはんのおかわりしちゃおっかな〜♪
もぐもぐ
一週間後
ジリリ〜ン♪
夕ごはんしたく中
ハイ、あ、お義母さん
ケイコさん？こないだは手作りのお漬物ありがとうね〜

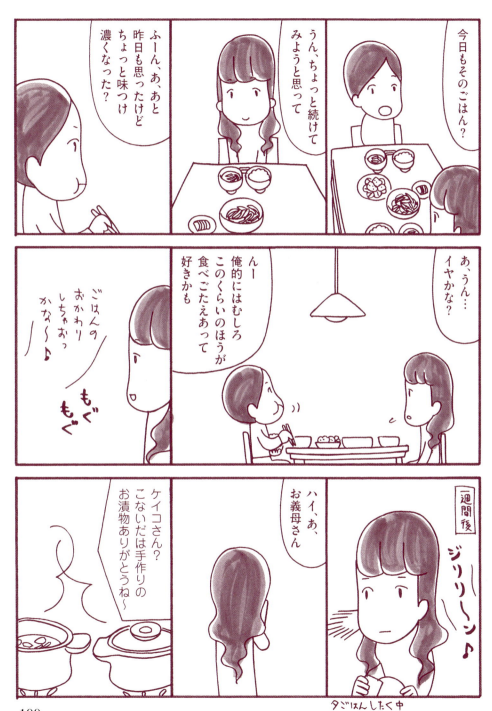

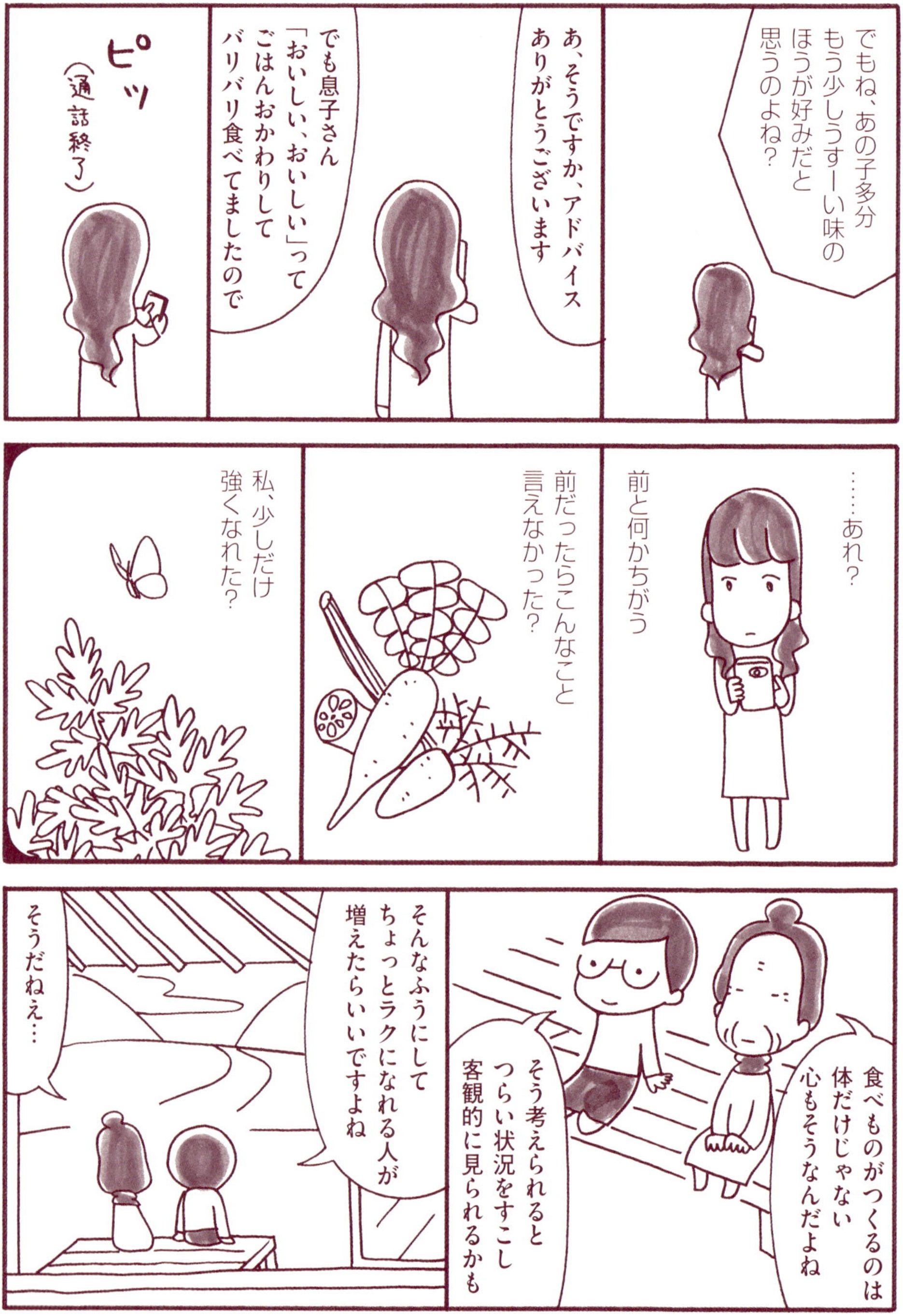

でもね、あの子多分もう少しうすーい味のほうが好みだと思うのよね？
あ、そうですか、アドバイスありがとうございます
でも息子さん「おいしい、おいしい」ってごはんおかわりしてバリバリ食べてましたので
ピッ
（通話終了）
……あれ？
前と何かちがう
前だったらこんなこと言えなかった？
私、少しだけ強くなれた？
食べものがつくるのは体だけじゃない心もそうなんだよね
そう考えられるとつらい状況をすこし客観的に見られるかも
そんなふうにしてちょっとラクになれる人が増えたらいいですよね
そうだねぇ…

陰性体質の人がいじめのターゲットになる

会社もいろいろ、仕事もいろいろ。いい会社もあれば、よくない会社もありますね。会社や仕事は嫌でもないが、上司や同僚に嫌な人がいると人生が嫌になってきます。相談する人もいなければ、自殺を考えることだって……。

これは食べものに原因があって、自分の体と心にも原因があるのです。穀物中心で、みそ汁と漬物の塩気の入った人間は、仕事もテキパキ、気転もきいて、まわりの空気も読めるから、人間関係もサラリとかわすことができます。

ナトリウムを多く含む肉を常食している人は陽性過多人間になって、いつもイライラカッカと攻撃的でトラブルメーカー。カロリー過多で肝臓に負担がかかると、怒りが出てくるんです。

ところが日頃ものぐさな人間は便利に流され、食事をインスタントラーメンやレトルト食品のような加工食品、外食で間に合わせてしまいがち。甘いものや清涼飲料水などもとっていると、体力も精神力もなくなって、人間としての覇気もなくなってきます。性格は暗くて、人づきあいを嫌い、引きこもり気味になって、まわりからも敬遠されていきますね。弱肉強食の時代だから、こういう陰性体質の人は、ターゲットになってしまうんです。

学校でのいじめの問題も食養的に見ると、いじめられるほうは陰性な食べものが好きで陰性な性格になり、いじめるほうは動物性の陽性な食べものが好きで陽性な性格になっていることがわかります。そのために陰陽で引き合ってしまうんです。

特に、元々陽性の子どもが鶏肉や卵の連食多食をしていると、性格が強くなってじっとしていられなくなり、攻撃的な性格になります。動物のなかでも特に鶏は性ホルモンが強く、毎日卵を産む「お産の鳥」です。また、卵はコレステロールの王様で、たんぱく質にリン、窒素、イオウも含まれています。

「人間は食べ物のお化け」と桜沢先生が言われていますが、鶏の気質と同じになってしまうのです。「野菜を食べる子はやさしく、肉を食べる子はにくらしく」なってしまうんです。

極陽の卵や鶏肉を過剰採取すれば、その反動で、反対の極陰の甘いものやパン、果物などが欲しくなります。清涼飲料水やインスタント食品なども食べたくなるでしょう。そうやって食べた結果、陰湿でねちっこい性格ができていきます。

そして前述同様、暗くてうじうじした弱い子がいじめのターゲットになるのです。極陽性の子どもと極陰性の子どもが事件を起こしているわけですが、これは話し合いでは折り合わない問題です。

陽性に調理した植物が、穏やかで芯の強い人間をつくる

学校であれ職場であれ、嫌な目にあっているほうがその状況を打破するためには、食べものを穀物中心にして、しっかり塩気をきかせた野菜や野草の煮もの、漬物やみそ汁をとって、中庸を保って自分の体と精神をつくり変えることです。

「陽性になればいいのなら、肉を食べるのがいいのでは？」という疑問が出てきそうですが、肉は極陽性の酸性食品で、血液を汚し、体液も汚し、自律神経を狂わせて、内臓の各所に負担をかけて病気をつくってしまいます。それに、両方で動物性食品を食べたら、お互い攻撃的になってケンカになってしまいます。植物を調理で陽性にして食べると、穏やかで芯の強い人になり、何があっても動じない性格の人になっていきます。

だから、人づきあいのトラブルを解消するには、食べもので人間改造するしか道はないのです。自己改革をめざして、ぜひ自分を変えていってほしいと思います。

エピソード13

集中力は、米をしっかり食べると養われる

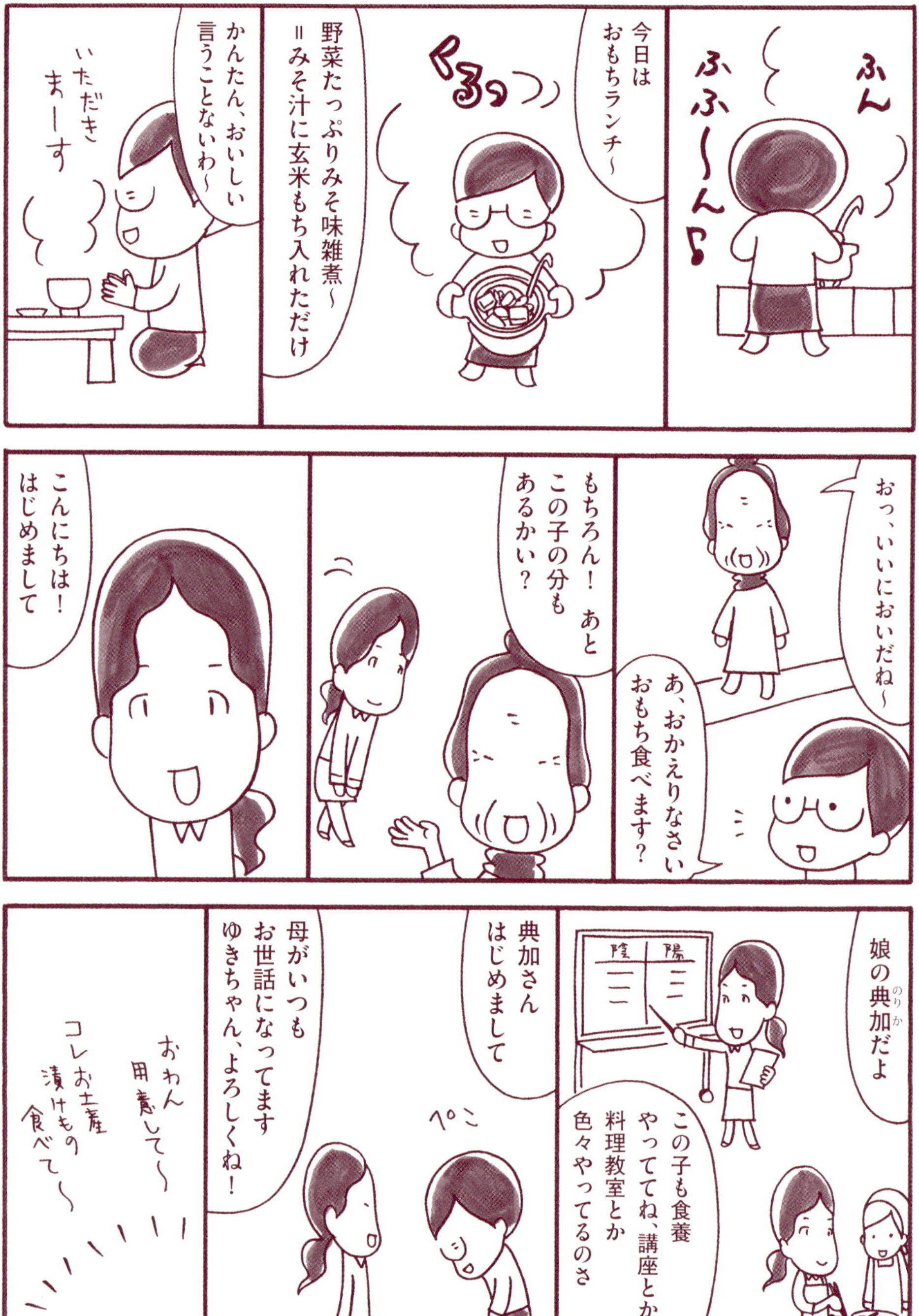
ふん
ふふ〜ん♪
今日は おもちランチ〜
くるっ
野菜たっぷりみそ味雑煮〜 =みそ汁に玄米もち入れただけ
かんたん、おいしい 言うことないわ〜
いただき まーす
おっ、いいにおいだね〜
あ、おかえりなさい おもち食べます？
もちろん！ あと この子の分も あるかい？
こんにちは！ はじめまして
娘の典加《のりか》だよ
陰
陽
この子も食養 やっててね、講座とか 料理教室とか 色々やってるのさ
典加さん はじめまして
ペこ
母がいつも お世話になってます ゆきちゃん、よろしくね！
おわん 用意して〜
コレお土産 漬けもの 食べて〜

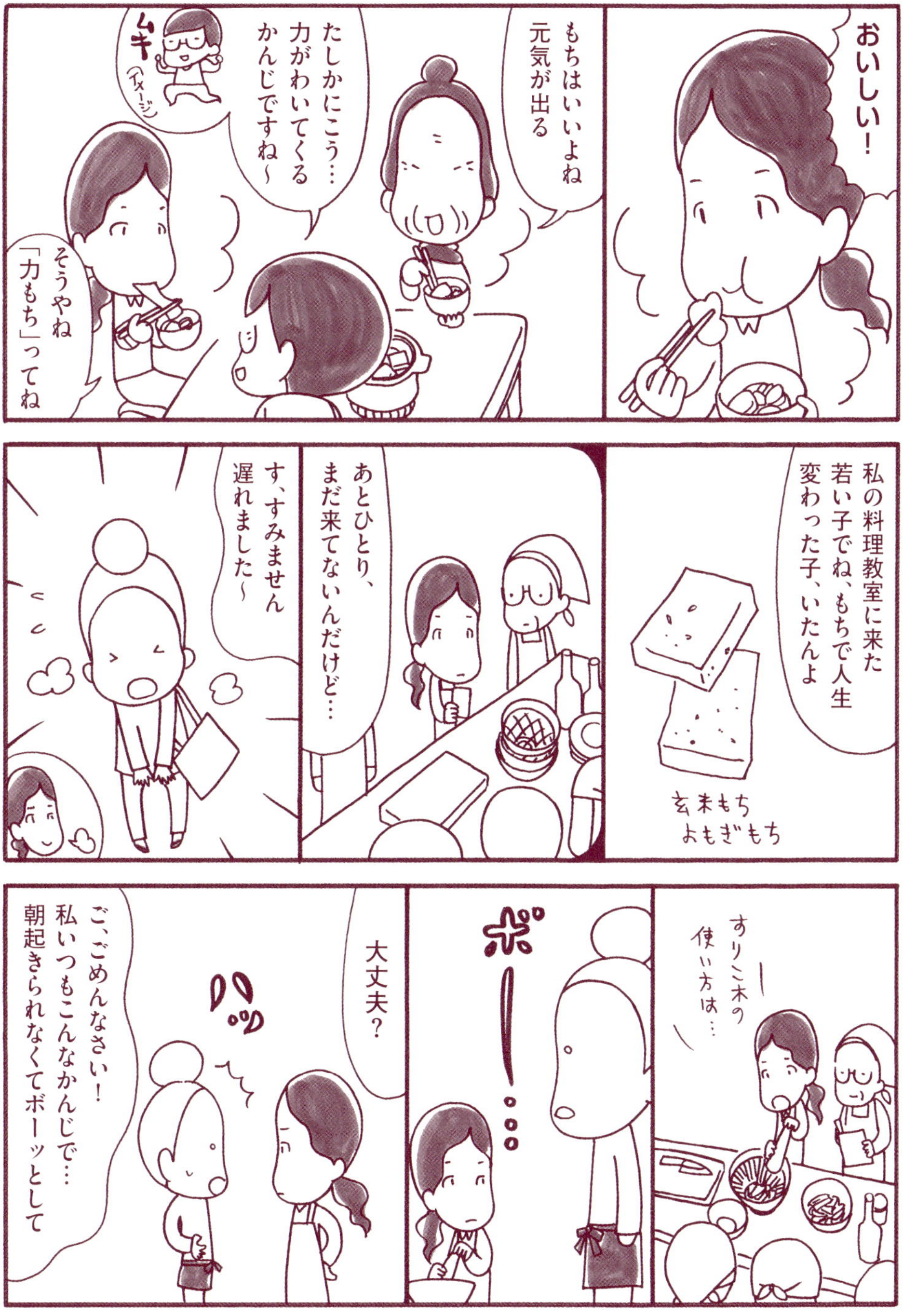
おいしい!
もちはいいよね 元気が出る
たしかにこう…力がわいてくるかんじですね～
ムキ
(イメージ)
そうやね「力もち」ってね
私の料理教室に来た若い子でね、もちで人生変わった子、いたんよ
玄米もち
よもぎもち
あとひとり、まだ来てないんだけど…
す、すみません遅れました～
すりこ木の使い方は…
ボーー…
大丈夫?
ハッ
ご、ごめんなさい! 私いつもこんなかんじで…朝起きられなくてボーッとして

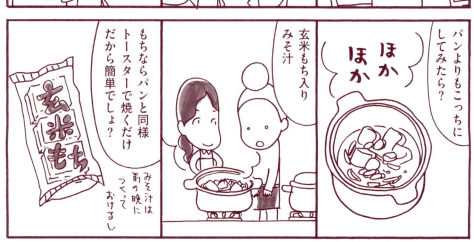

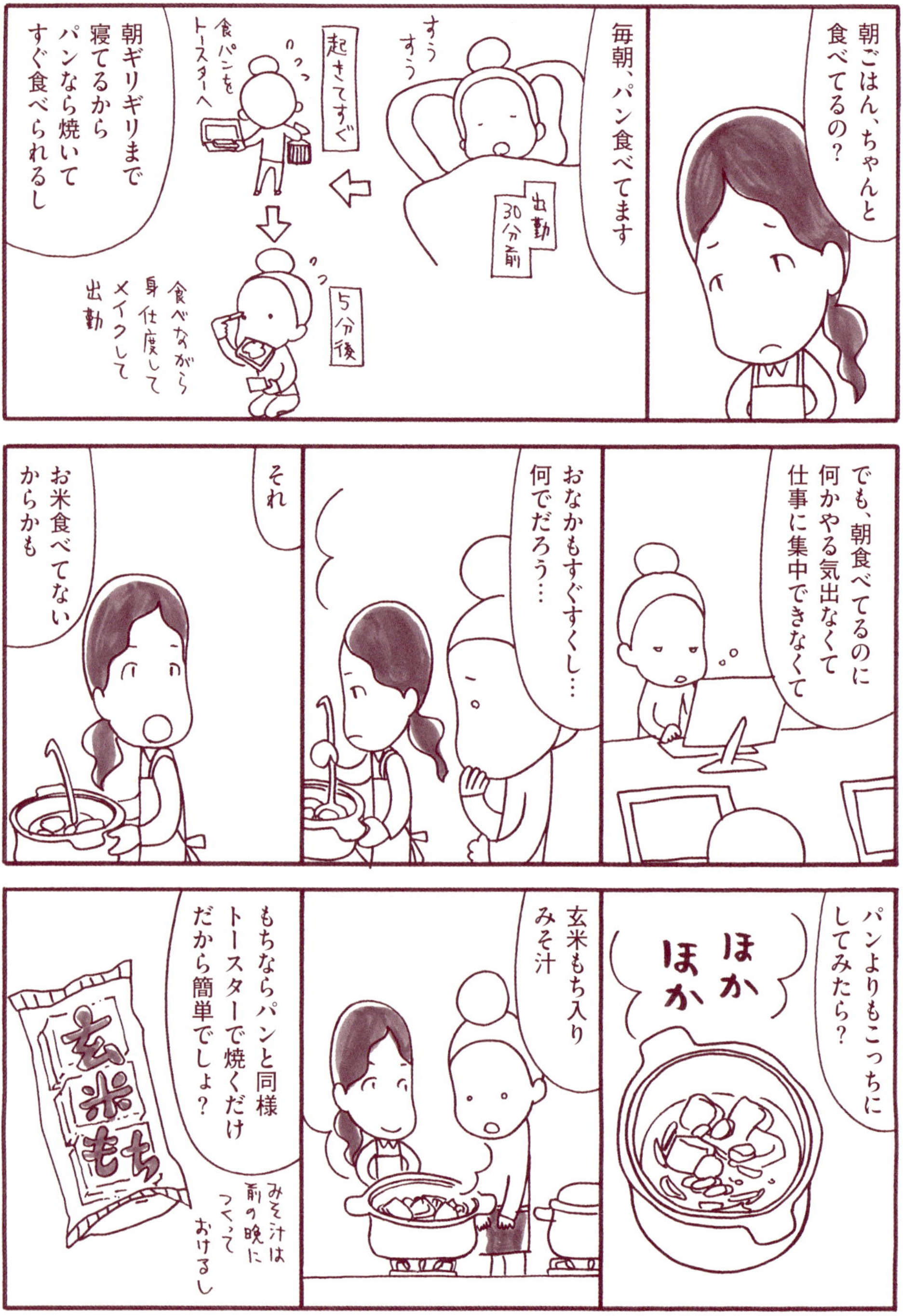

朝ごはん、ちゃんと食べてるの？
毎朝、パン食べてます
すう すう
出勤30分前
起きてすぐ
食パンをトースターへ
5分後
食べながら身仕度してメイクして
出勤
朝ギリギリまで寝てるからパンなら焼いてすぐ食べられるし
でも、朝食べてるのに何かやる気出なくて仕事に集中できなくて
おなかもすぐすくし…何でだろう…
それ
お米食べてないからかも
パンよりもこっちにしてみたら？
ほかほか
玄米もち入りみそ汁
もちならパンと同様トースターで焼くだけだから簡単でしょ？
みそ汁は前の晩につくっておけるし
玄米もち

集中力は、米をしっかり食べると養われる

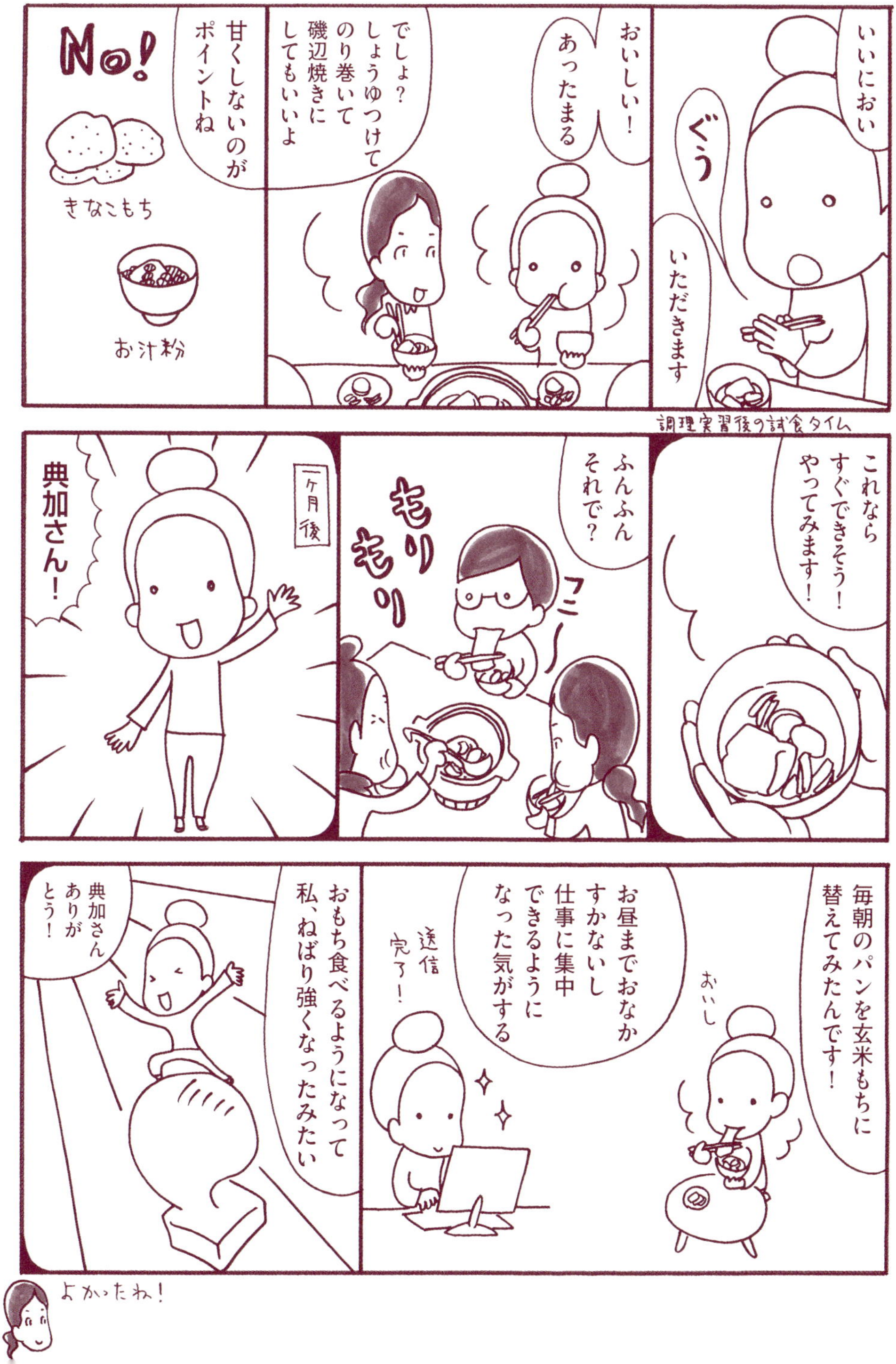

極陰性食品が記憶力を悪くする

人生には時と場合と場所がある、とばあちゃんは思います。

学生は受験という難関が待っているけれど、それに向かって猛勉強しても報われずに落ちる者もいれば、この大事なときに何もしないで、親のほうがハラハラしていても見事合格する者もいます。

これは、脳細胞と脳神経の陰陽の差の問題です。勉強しなくても合格するというのは優れた記憶力の持ち主であると同時に、健康体の持ち主です。こういう人は毎日の食事に米と塩気が入り、体全体のバランスがよくて、安定しているのです。

一方がんばっても報われないというのは、どちらかというと自分の好きなものだけを食べている人です。

動物性のたんぱく質や脂肪が体に入ると、砂糖のたっぷり入った菓子や果物、清涼飲料水を欲するようになります。陽性な動物性食品と陰性な砂糖や果物、清涼飲料水などは、お互いに磁石の関係です。一方が入ればもう一方が引き寄せられます。その結果、極陰性食品が摂取され、体も脳細胞もどんどんゆるんで陰性になって、記憶力も悪くなってしまうのです。

玄米もちは腸によく、力がわいてくる

塩は電気を通すけれど、砂糖は絶縁体です。これは、脳の働きを低下させてしまいます。脳の神経細胞は電気を使って情報伝達しているので、電気が通るほうがよく伝わるんですね。砂糖は脳細胞をゆるめたり広げたり溶かしたりする、最悪の陰性食品！「百害あって一利なし」と、ばあちゃんは声を大にして言いたい。

こういった極端な陰性食品をとらないようにしても、米をしっかり食べていなければ、なかなか集中力は養われません。でも、体が陰性に傾いていれば朝ごはんを用意するのも大変でしょう。

そこでオススメなのが、玄米もちです。力もちというくらいだから、もちを食べれば力が出ます。うどんに入れたら、力うどんと呼ばれますよね。もちは粘りがあって、腸にもいいです。

食べ方は、塩気のきいたみそ汁にもちを入れて食べるのがいちばん。みそ汁は飲む点滴だから、それにもちを入れたら最高です！　よもぎもちなら、野草のパワーが入るので、さらにいいですね。甘いしるこやきなこもちは避け、焼きもちにしょうゆとのりの磯辺焼きがオススメです。

若杉ばあちゃんの
基本のごはんと汁物レシピ
&知っておきたい手当て法

＊この本では、ほとんどのレシピで、分量を記載していません。料理に大事なのは勘です。五感を働かせて、おいしい味に作ってください。
＊1カップ＝200㎖、大さじ1＝15㎖、小さじ1＝5㎖です。

土鍋で炊く玄米ごはん

ふっくらと土鍋で炊いた玄米ごはんはさめてもおいしく、消化にいいごはんです。玄米は水にしっかりつけないと、ボソボソしたごはんになるので、朝ごはんは夜のうちに、夕ごはんは朝のうちに水につけるといいでしょう。

材料（基本の分量）

玄米（できれば無農薬のもの）…3合（540 mℓ）
自然の塩…小さじ1/2
水…810～970 mℓ
　（玄米の約1.5～1.8倍・新米の場合は1.8倍）
＊水の分量は目安。手首のくるぶしを使って計量するとよい。

作り方

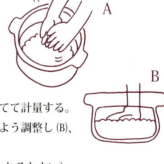

A

❶ 玄米は土鍋に入れて水を張り、両手で拝むようにこすり洗いする(A)。
❷ 土鍋を傾けて、水をそーっと流す。

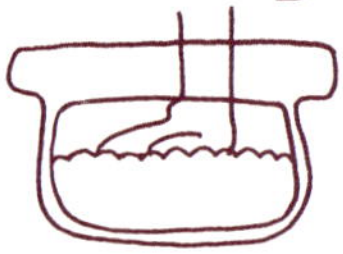
B

❸ ②に水を入れ、米の表面に手の平を当てて計量する。水の水位が手首のくるぶしの上になるよう調整し(B)、6～10時間つけておく（無農薬の玄米でない場合は、竹炭を入れるとよい）。

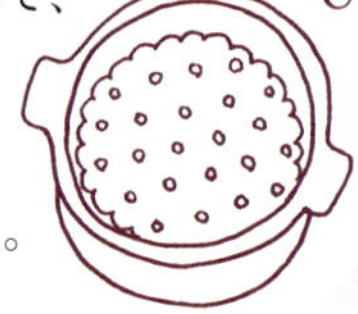
C

❹ ③に塩を入れ、土鍋にふた（あれば二重ぶた）をして、中火で10～15分炊く。
❺ 沸騰し始めたら弱火にし、約30分炊く（途中蒸気が落ち着いたら、ふたの穴に木栓をする）。
❻ ふたをとってみて、表面の水が引いてカニ穴ができていたら(C)、再びふたをしてホタル火で約20分炊く。
❼ 火を止めてコンロからおろし、10分蒸らしてからしゃもじでほぐす。

土鍋で炊く三〜七分づき米のごはん

玄米が食べにくい人は、家庭用精米機で三分や五分、七分についてから炊くといいでしょう。米は精米すると空気に触れて酸化が始まるので、その都度精米してください。ごはんが焦げた場合は、備長炭か竹炭を入れておくと、いぶれた匂いが消えます。

材料（基本の分量）

分づき米…３合（540㎖）
自然の塩…小さじ 1/2
水…600 〜 810㎖
（米の約 1.1 〜 1.5 倍・新米の場合は 1.5 倍）
＊水の分量は目安。手首のくるぶしを使って計量するとよい。
玄米に近づくほど水は多めに。

作り方

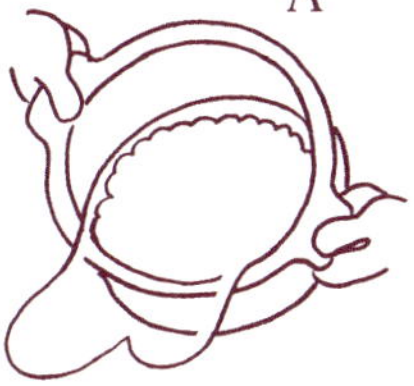

❶ 分づき米は土鍋に入れて水（分量外）を張り、両手で拝むようにこすり洗いする（あまりゴシゴシ洗わないこと）。
❷ そのまま 20 〜 30 分おくとぬかが降りて軽いゴミが浮いてくるので、土鍋を傾けて上のほうの水をそーっと流す(A)。水は全量捨てるとぬかの栄養分まで流れてしまうので、半分ほど残す。

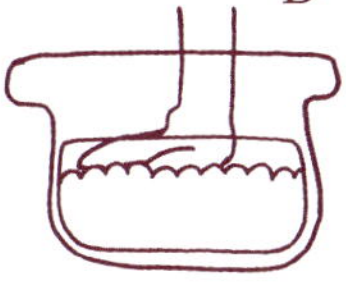

❸ ②に水を加え、米の表面に手の平を当てて計量する。水の水位が、手首のくるぶしの下になるよう調整する(B)。
❹ ③に塩を加え、ふた（あれば二重ぶた）をして中火にかける。
❺ 沸騰し始めたら弱火にし、約 20 分炊く（途中蒸気が落ち着いてカニ穴ができていたら、ふたの穴に木栓をする）。
❻ 火を止めてコンロからおろし、10 分蒸らしてからしゃもじでほぐす。

玄米の焼きおにぎり

玄米ごはんを握って炭火で焼き、たっぷりとしょうゆに浸して作る陽性な焼きおにぎりは、貧血や冷え性の人、妊婦さんにオススメ！　こんがりと焼きたいので、少し小さめにギュッと握るのがポイントです。塩をつけて握らないようにしてくださいね。

ガスコンロで焼く場合は、直火におにぎりが当たるとガスの匂いが移るので、セラミックつき焼き網を使用してください。

材料

玄米ごはん
しょうゆ

作り方

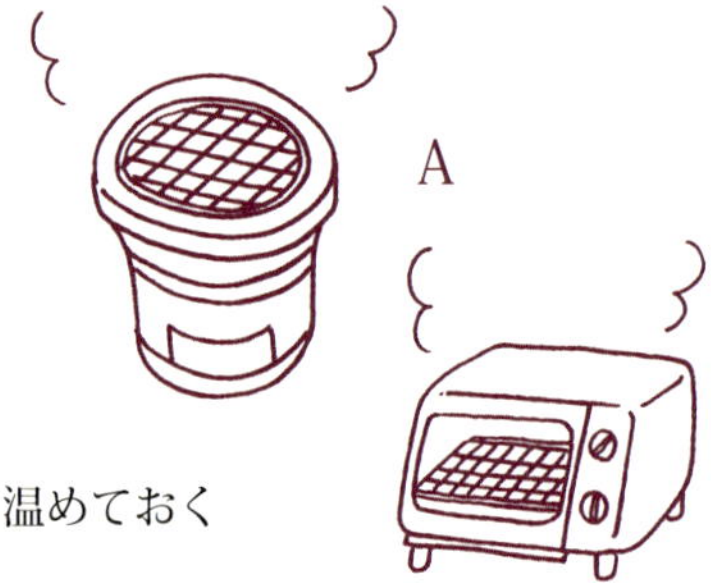

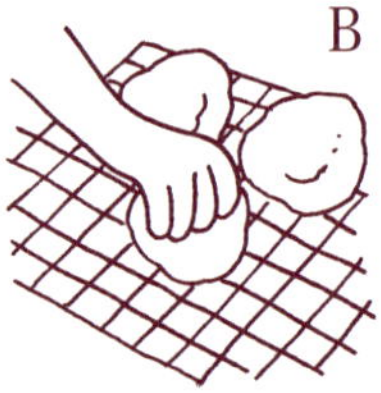

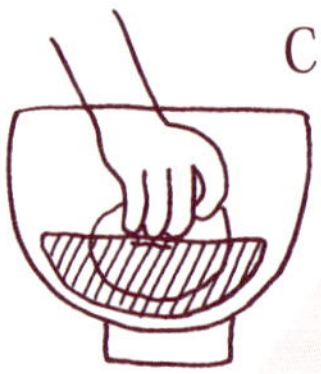

❶ 七輪に炭火をおこし、焼き網をのせて温めておく（または焼き網をコンロで温めておく。オーブントースターを温めておくのでもよい・A）。
❷ 炊きあがった玄米ごはんは、手に水をつけ、ギュッとしっかり握っておにぎりにする。
❸ 網が熱くなっているのを確認して、②のおにぎりを並べる（B）。
❹ 片面にこんがりと焦げ目がついてきたら、裏返す。
❺ 全体にしっかり焦げ目がついたら、用意したたっぷりのしょうゆ（丼に 1/3 くらい）に手早くしっかり浸し（C）、余分なしょうゆをきって再び網にのせ、軽く焼く。
❻ 再度しょうゆをつけ、また網にのせて軽く焼いて仕上げる。

里芋とねぎのみそ汁

みそ汁は旬の野菜や野草、わかめやふのりなどの海藻を使って作りましょう。冬の寒い時季は具の根菜を先に油で炒めてから煮ると、陽性なみそ汁になって、さらに体が温まります。里芋は体の毒素を外に出す働きがあるので、寒い季節にオススメです。じゃがいもは陰性が強く体を冷やすので、夏でもみそ汁の具に使いません。

みそは、すり鉢で溶いてから入れるのがポイント。みそを入れてからグラグラ煮ると、風味や酵母が失われるので注意しましょう。

材料

里芋
青ねぎ
米みそ（できれば三年みそ）
昆布だし汁
　昆布
　水

作り方

❶ 土鍋に水と昆布を入れて、6時間以上つけておく。
❷ 里芋は、目の粗い布かスポンジで泥を洗い落とす(A)。
❸ ②の皮を包丁の背でそぎ(B)、一口大に切る。
❹ ねぎは2cm幅の小口切りにする。
❺ ①を中火にかけ、沸いてくる寸前に昆布を取り出し、里芋を加えて煮る。
❻ みそをすり鉢に入れて⑤の煮汁を少し加え、すりこぎですり混ぜて溶いておく(C)。
❼ 里芋に火が通ったら④のねぎを加える。ひと煮立ちしたら⑥を加え、すぐに火を止める。

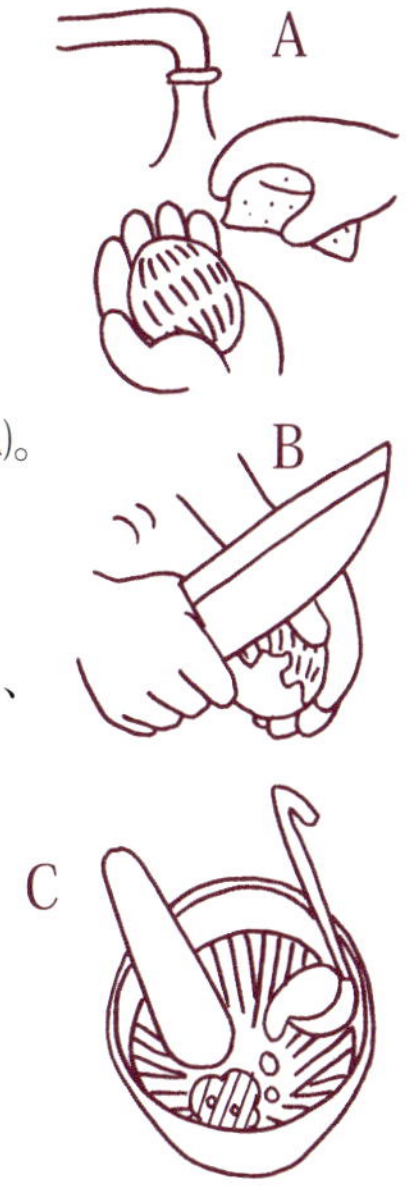

けんちん汁

土鍋で作るけんちん汁は昆布と干ししいたけのだしと野菜、油揚げから出るだしで、しみじみとした奥深い味を出すことができます。根菜をたっぷり使ってみそけんちんにすることで、体が芯から温まります。ときどき作っていただくと、基礎体温を上げるのに役立つでしょう。

ここでは豆腐と油揚げを使用していますが、厚揚げだけで作ることもできます。その際は、熱湯でゆでてから、手でくずして加えてください。

材料

ごぼう
大根
にんじん
里芋
こんにゃく
豆腐
油揚げ
干ししいたけ
米みそ（できれば三年みそ）
ねぎ
ごま油
昆布だし汁
- 昆布
- 水

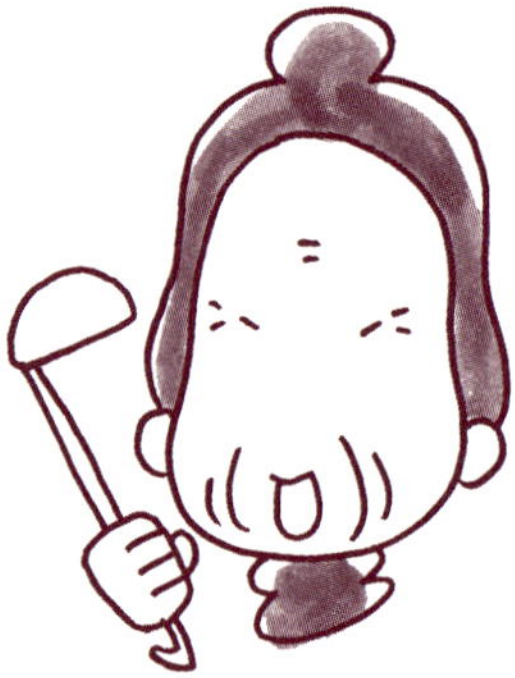

作り方

❶ 土鍋に水と昆布を入れて、6時間以上つけておく。
❷ ごぼうと大根、にんじんは、皮に傷をつけないように目の粗い布かスポンジで丁寧に洗い、乱切りにする。里芋は「里芋とねぎのみそ汁」の②、③を参照して下ごしらえする。

A

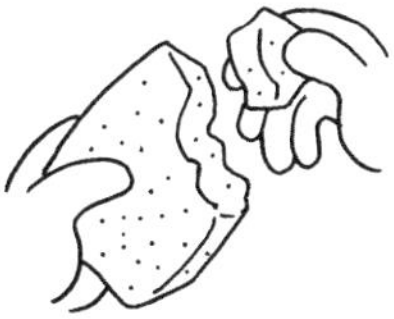

❸ こんにゃくは洗ってから塩（分量外）をふって熱湯で5分ほど下ゆでし、ザルにあげてから一口大にちぎる(A)。
❹ 豆腐は塩少々(分量外)を加えた熱湯に入れてサッとゆで、布で巻いてからまな板2枚ではさみ、斜めにして水きりする(B)。豆腐が半分くらいの厚さになるまで水きりするとよい。

B

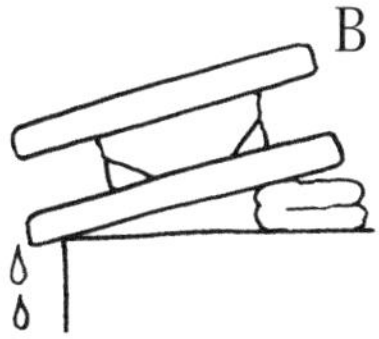

❺ 油揚げは湯を沸かした鍋に入れ、途中裏返して30秒～1分ゆで(C)、ザルにあげてたんざく切りにする。

C

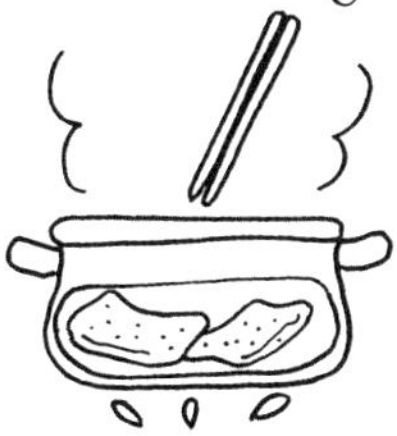

❻ ねぎは1cm幅の斜め薄切りにする。
❼ 土鍋を中火にかけ、熱くなったらごま油をまわし入れ、ごぼう、大根、にんじん、こんにゃく、手でくずした豆腐、里芋の順に加えてしっかり炒める。
❽ ①の昆布だし汁と砕いた干ししいたけを⑦に入れ、⑤の油揚げを加える。
❾ みそをすり鉢に入れて⑧の煮汁を少し加え、すりこぎですり混ぜて溶いておく。
❿ ⑧に⑨を加えて味をととのえ、⑥のねぎを加えて煮立つ前に火を止める。

手当ての飲みもの・食べもの

しょうゆ番茶

　三年番茶（下記）にしょうゆの塩気を足したもので、陰性症状の改善に有効です。三年番茶は、３年以上栽培した茶の茎や葉を原料にして作り、焙煎後に熟成したもの。カフェインの含有量が少ない、陽性なお茶です。しょうゆは無添加で天然醸造のものを使用しましょう。

適応症　陰性の便秘、疲労、頭痛など。
材料と作り方　P99「便秘」の漫画を参照。

三年番茶

材料　三年番茶／水
作り方
やかん（あれば土瓶か土鍋）に水と三年番茶を入れて火にかけ、沸騰したら弱火にして 15 ～ 20 分煮出し、茶こしでこす。

梅しょう番茶

　昔から「難のがれ」といわれてきた梅干しを活用。梅干しやしょうゆ、しょうが、番茶の量を、体調に合わせておいしいと思う味に調整すれば、陰性症状にも陽性症状にも有効です。

適応症　便秘、下痢、冷え性、頭痛、尿もれ、風邪のひき始め、暴飲暴食で胃腸が弱っているとき、気持ちが落ち込むときなど。
材料と作り方
P99「便秘」の漫画を参照。
梅干しをつぶすときは、はしを３本使い、
右回転で混ぜるとよい。

※番茶を注ぐだけで梅しょう番茶ができる
ピューレ状の市販品を使用してもよい（P235）。

たんぽぽ茶

たんぽぽの根を刻んで干し、煎ってお茶にしたもの。陰性症状の改善に有効ですが、陽性タイプも薄くして飲むといいでしょう。自然食品店で売られている「たんぽぽコーヒー」（焙煎したものや粉末、ティーバッグなど）を利用しても。

適応症　冷え性、貧血、低体温、便秘（陰陽両方）、尿もれ、母乳不足など。

材料

たんぽぽ茶（下記または市販品）…大さじ1～1と1/2

水…1 ℓ

作り方

❶ やかん（あれば土瓶か土鍋）に水と煎ったたんぽぽの根を入れ、中火にかける。

❷ 沸騰したら弱火にして15～20分煮出し、茶こしでこす。

※市販の「たんぽぽコーヒー」を使用する場合は、パッケージの表示に従う。

たんぽぽ茶（手作り）

材料　たんぽぽの根…適量

作り方

❶ 掘り出したたんぽぽの根はよく洗い、斜め薄切りにする。

❷ ①を盆ザルなどに広げ、1～2日干してカラカラにさせる。

❸ 土鍋に入れて中弱火にかけ、15分ほど煎る。

黒焼き玄米茶

玄米を時間をかけて煎り、炭化させたものを煎じたお茶。陽性で体温を上げるので、あらゆる陰性症状の改善に。陽性な人は飲みづらいので、薄く作るといいです。よもぎ茶（P224）やまこも茶（P225）、はと麦茶（P225）とブレンドして飲んでも。黒焼き玄米茶は自分でも作れますが、できあがっているものを煎じてもよいです（購入案内はP234）。

適応症　貧血、冷え性、低体温、陰性の便秘、尿もれ、落ち込みなど。

材料

黒焼き玄米(左記またはP234)…1カップ（陽性タイプは減らす）

水…10カップ

作り方

❶ やかん（あれば土瓶か土鍋）に水と黒焼き玄米を入れ、中火にかける。

❷ 沸騰したら弱火にして20分煮出し、茶こしでこす。

※大量に煮出し、冷蔵庫に入れておけば、1週間保存可能。飲む量だけ温めるとよい。
土瓶に入れたままにして、その都度温めても。

※一度煮出した黒焼き玄米に3カップの水を入れて10分煮出すと、二番煎じで飲める。

※残った黒焼き玄米は食べないで、家のまわりや畑などにまき、
土地の浄化に使いましょう。

黒焼き玄米

材料
籾《もみ》つき玄米(自然農か自然栽培のもの)…2カップ
作り方
❶ 土鍋に玄米を入れて弱火にかけ、菜ばしを使って
右回転で混ぜながら煎る。
玄米の中の水分が湯気となって出てくるので、
蒸発させながら1時間ほど煎る。
❷ 湯気が出なくなったら中弱火にし、
右回転で手早く混ぜ続け、さらに1時間ほど煎る。
❸ 玄米が濃い茶色になったら中火にし、
黒くなるまで30分〜1時間同様にして煎る
(玄米がパチッとはじけたり、鍋底がこげつきそうになったらコンロからはずし、鍋敷きの上で右回転で混ぜて温度を下げる。落ち着いたら、またコンロへ)。
途中、玄米から油が出て粒がくっついたときは、
取り除くこと。

はぶ茶

エビスグサという植物の種子(ケツメイシ)が原料のお茶で、昔から民間療法で使われてきました。はと麦茶などいろいろなお茶とブレンドして飲むのもいいでしょう。

適応症　便秘、高血圧、胃弱、不整脈、狭心症など。
材料　はぶ茶(P234)…20g　水…1 ℓ
作り方
❶ 鍋(あれば土鍋)にはぶ茶を入れ、5分ほどから煎りする。
❷ 水を加えて中火にかけ、沸騰したら弱火にして10分ほど煮出し、
茶こしでこす。

よもぎ茶

よもぎ茶は古くから健康茶として飲まれてきました。血液をきれいにし、体を温め、体内の有害物質の排出も促します。春先に摘んでカラカラに干し、保存しておくといいでしょう。

適応症　冷え性、貧血、低体温、陽性便秘、アトピー性皮膚炎など。

材料

よもぎ茶（下記またはP234）…ひとつかみ

水…１ℓ

作り方

❶ やかん（あれば土瓶か土鍋）に水とよもぎ茶を入れ、中火にかける。

❷ 沸騰したら弱火にして10分煮出し、茶こしでこす。

よもぎ茶（手作り）

材料　よもぎ…適量

作り方

新芽＊洗って竹ザルなどに広げて干す。１～２日でカラカラになる（一度カットしたところに生えてきたものはアクが強いので使用しない）。

7～10cmに育ったもの＊塩少々（分量外）を加えた熱湯でサッとゆで、水で洗って粗熱をとり、水に10分さらす。ギュッとしぼってから、竹ザルなどに広げて干す。１～２日でカラカラになる。

まこも茶

太古から常食されてきたまこもの若葉を焙煎したお茶。老廃物や体内毒素を排出する力が強く、血液と細胞を浄化し、細胞を活性化して内臓を強くします。

適応症　血液の汚れ、尿の出が悪いときなど。
材料
まこも茶(P234)…約5g　水…1 ℓ
作り方
❶ やかん（あれば土瓶か土鍋）に水とまこも茶を入れ、中火にかける。
❷ 沸騰したら弱火にして20分煮出し、茶こしでこす。

※焙煎していないまこも茶を使用する場合は、全体がこんがりと茶色くなるまで煎ってから煮出してください。

はと麦茶

はと麦は昔からイボやウオノメ、タコをとるのに食されてきたもので、余剰たんぱく質を分解する力があります。皮膚の再生も助けるので、アトピー性皮膚炎にも有効。陰性なお茶で体を冷やすので、妊娠中は避けましょう。

適応症　アトピー性皮膚炎、イボ、ウオノメ、ニキビ、肌荒れなど。
材料
はと麦茶…パッケージの表示に従う　水…1 ℓ
作り方
❶ やかん（あれば土瓶か土鍋）に水と煎ったはと麦茶を入れ、中火にかける。
❷ 沸騰したら弱火にして表示に従って煮出し、茶こしでこす。

※はと麦茶は浅く煎られているので、深煎りにしてから煮出してください。

りんごの葛練り

整腸作用のある葛とりんごを使って、おやつ風に作ります。りんごの陰性が、陽性過多になっている腸をゆるめます。一口30～40回は噛んで、飲み込みましょう。頑固な便秘の人ほど、よく噛んだほうがいいです。量は本人の要求によって加減してください。

適応症　子どもの陽性便秘（コロコロ便）。

材料（茶碗に四～五分目）

りんご…1/4個(50g)　葛粉…大さじ1　水…大さじ3
塩…ひとつまみ

作り方

❶ りんごは皮ごとすりおろし、鍋（あれば土鍋）に入れて、塩、水溶き葛（葛粉を分量の水で溶いたもの）を入れ、中火にかける。

❷ 木べらで混ぜながら煮、白濁していたのが透明になったら火を止める。

大根の葛練り

大人の陽性便秘には大根おろしで葛練りを作り、締まった腸を緩和して、便の排出を促します。

適応症　陽性便秘（コロコロ便）。

材料

大根おろし…50g　塩…ひとつまみ　しょうゆ…大さじ1/2
葛粉…大さじ1　水…大さじ3

作り方

❶ 鍋（あれば土鍋）に大根おろしと塩、しょうゆ、水溶き葛（葛粉を分量の水で溶いたもの）を入れ、中火にかける。

❷ 木べらで混ぜながら煮、白濁していたのが透明になったら火を止める。

大根とりんごジュースの葛練り

りんごの葛練りにりんごがない場合、りんごジュースと大根おろしで葛練りを作りましょう。腸をゆるめるのに有効です。量は本人の要求によって加減してください。

適応症　子どもの陽性便秘（コロコロ便）。
材料
大根おろし…50ｇ　葛粉…大さじ１　りんごジュース…大さじ３
塩…ひとつまみ
作り方
❶ 鍋（あれば土鍋）に大根おろしと塩、葛粉をりんごジュースで溶いたものを入れ、中火にかける。
❷ 木べらで混ぜながら煮、白濁していたのが透明になったら火を止める。

梅干しの黒焼き

三年ものの梅干しを炭のように真っ黒に焼き、すりつぶして粉状にしたもの。極陽性なので、陰性症状の改善に大変有効です。少し調子をくずしたくらいならなめる程度でいいですが、かなり体調が悪いときは小さじ半分～１杯飲むといいでしょう。被ばく対策になるので、非常時には小さじ１杯飲む、と覚えておいてください。

適応症　貧血、冷え性、低体温、頭痛、めまい、尿もれなど。
材料　梅干しの黒焼き（P235）…ひとなめ～小さじ１
とり方
健康維持＊極少量をなめる。
体調をくずしたとき＊小さじ 1/3 をなめる。なめたあとに白湯を少し飲んでも。
非常時や体調がひどく悪いとき＊小さじ 1/2 をなめる。なめたあとに白湯を少し飲んでも。

よもぎ(しょうが)の足湯

乾燥したよもぎを煮出し、熱めの温度で汗が出るまで足湯をすると、血行がよくなり、体温も上がります。ぬるい温度にしないのがコツ。よもぎがない場合は、しょうが300～350gをすりおろし、ガーゼで包んでテルテル坊主のようにします。バケツに熱めの湯を張り、テルテル坊主を入れてもみ出し、下記と同様にして足湯をします。

適応症　冷え性、更年期障害、落ち込みなど。

材料・器具

干したよもぎ(P144参照)…50g
塩…ひとつかみ
水
ブリキのバケツ（プラスチック製のバケツは不可）
タオル
しょうが油(P229)…適量
湯を入れたポット（またはカセットコンロにやかんの湯）

手順

❶ 鍋に湯を沸かし、干したよもぎ（長さや時節は問わない）を入れ、茶色い煎じ汁になるまで煮出す。
❷ ①をバケツに入れて湯を加え、足を入れられるくらいの温度に調整し、塩を加える。最初は少し熱めの温度で、足を入れたり出したりしながら慣らしていく。
❸ 個人差はあるが20～30分、差し湯をしながらつけていると足は赤くなり、上半身から汗が出てくる。
足をタオルできれいにふき、
しょうが油を指の股や土踏まずにしっかりすり込み、
リンパマッサージをする。

よもぎ（大根干葉）の腰湯

体を温め、免疫力を上げるよもぎを乾燥させて煮出し、ベビーバスを使って腰湯をすると、婦人病や腰、おなかまわりの症状の改善に役立ちます。よもぎの代わりに大根葉の干したものでもできますが、よもぎのほうが効果があります。

適応症　腰痛、生理痛、便秘、更年期障害、前立腺のトラブル、腎臓病、落ち込みなど。
手順　P143「腰痛」の漫画を参照。

しょうが油

殺菌力のあるしょうがと炎症を抑える効果のあるごま油のコラボで、特に細菌性のトラブルによく効きます。足湯（P228）や腰湯（上記）のあとに、リンパの部分にすり込むといいでしょう。

適応症　湿疹、水虫、中耳炎、生理痛、抜け毛など。
手順　しょうがのしぼり汁とごま油を１対１の割合で混ぜる。

みそ湿布

頑固な便秘や痛みを伴う便秘の際に、みそを温めておなかに貼るみそ湿布が効きます。

適応症　便秘
手順　P101「便秘」の漫画を参照。

こんにゃく温湿布

こんにゃくをゆでて体に当てる温湿布です。短い時間で熱しても、すぐにさめるので、20分かけてゆでてください。自然食品店で売られているものを使ってください。同じこんにゃくを何度も温め直して使えます。

適応症　腰痛、四十肩・五十肩、更年期障害など。

材料・器具

板こんにゃく…1枚　水　鍋　てぬぐい…2枚　ビニール…1枚

手順

❶ 鍋に湯を沸かし、こんにゃくを入れ、
沸騰したら弱火にして20分ゆでる。

❷ てぬぐいを二重に①のこんにゃくに巻き、シャツの上からのせ、
上にビニールをかぶせてさめないようにする。

焼き塩湿布

塩を焼いて包んで患部に貼ると、血管拡張が起こり、血液が流れて痛みが去ります。天然の塩を購入して使ってください。

適応症　腰痛、四十肩・五十肩、更年期障害など。

材料・器具

塩…患部によって量を調整

フライパン

大きい封筒…2枚

てぬぐい…1枚

手順

❶ 塩はフライパンで30分くらい煎り、
二重にした茶封筒に入れて折りたたむ。

❷ てぬぐいでぐるぐるに巻き、痛む箇所に、
服の上からのせる。

しょうが湿布

しょうがのしぼり汁入りの蒸しタオルを患部に当てる温湿布。あらゆる痛みに有効です。取り替えの一工夫でさめずに持続させられます。

適応症　腰痛（しょうが湿布のあとで里芋パスター）、生理痛、便秘、四十肩・五十肩
手順　P150「四十肩・五十肩」の漫画を参照。
注意＊80度以上に上げないよう気をつける
（しょうがの薬効がなくなるので）。
＊1枚目のタオルはよくはたいて、火傷しないようにし、
四つ折りにして患部に当てる。
＊25～30分ほど繰り返し、いい血液と悪い血液の両方を集める。

※手当て用のしょうが粉末を使用してもよい（P235）。

里芋パスター

昔から里芋の貼り薬は、毒の吸い取りに使われてきました。打ち身などには欠かせないので、粉末状にした商品を常備しておけば、いざというとき安心です。

適応症　腰痛、腹痛、骨折、ねんざなど。
材料・器具
里芋…患部によって量を調整　しょうが…里芋の重量の約10%
小麦粉…適量　おろし金またはフードプロセッサー
キッチンペーパー　ごま油　サポーターまたはさらし　おろし金
手順
❶ 里芋の皮をむいて、すりおろすか、フードプロセッサーですりおろす。
❷ ①にすりおろしたしょうがと小麦粉を混ぜ、
耳たぶのかたさにこねる。
❸ 患部に当たる量をキッチンペーパーにのせ、1cmの厚みにのばす。
❹ 患部にごま油を塗り、③を貼る。
ずれないようにサポーターやさらしで固定する。

※手当て用の里芋粉を使用してもよい（P235）。

しょうが湯の洗髪

抜け毛の原因の毛穴に詰まった油をしょうがで溶かします。フケにも有効。フケにはよもぎの煎じ汁でも。

適応症　抜け毛、フケ。
手順　P180「抜け毛」の漫画を参照。

塩番茶の鼻うがい

鼻水が止まらなかったり、鼻づまりがひどいときには、三年番茶に塩を混ぜた塩番茶で鼻の中を洗うと改善します。

適応症　花粉症の鼻水、鼻づまり。
手順　P132「花粉症」の漫画を参照。

塩番茶の目洗い

目を取り出したいくらいかゆいという人でも、三年番茶に塩を混ぜた塩番茶で目を洗うと、スッキリしてかゆみがラクになります。

適応症　花粉症の目のかゆみ。
材料　三年番茶…1カップ　塩…ひとつまみ
手順
❶　三年番茶を洗面器に入れ、塩を加えて塩番茶を作る。
❷　①に顔をつけ、塩番茶の中で目をパチパチさせる。

若杉ばあちゃんオススメの

調味料・お茶・土鍋・手当て用品

本書の中に出てくる食品やお茶、鍋で、ばあちゃんオススメの商品をご紹介します。みそやしょうゆ、各種お茶、黒焼きなどは、ばあちゃんのように、できるものから手作りしていってちょうだいね。作れないものは、いい材料を使って昔ながらの製法で作られているものを選んでください。

塩

自凝雫塩（おのころしずくしお）
瀬戸内海の淡路島の海水を使用し、薪を用いて鉄釜で約 40 時間かけて炊きあげた甘みのある塩。／脱サラファクトリー　TEL 0799-30-2501
http://hamashizuku.com

なずなの塩
大分県佐伯市の海岸で、海水を濃縮させて釜炊きして作られているまろやかな味の塩。なずなの会会員優先で販売。／なずなの会　TEL 0974-32-7111
http://www.nazunanokai.com

しょうゆ

純正醤油うすくち
丸大豆と丸小麦を使用し、小豆島でじっくり熟成した、昔ながらの無添加しょうゆ。／普通のごちそう通販
0120-931-877
http://junmaru.co.jp

二年醸造しょうゆ
無農薬・無肥料で栽培された丸大豆と丸小麦を原料とした、杉樽仕込みの二年ものの濃口しょうゆ。／中村農園
TEL&FAX 048-787-0405
（注文は FAX で）
http://www.snn.or.jp/activities/producer.php?data_id=29

油

鹿児島産　黒ごま油
無農薬・無化学肥料栽培の鹿児島県産黒ごまを薪を焚いて釜煎り。昔ながらの玉締め法で搾油し、手漉き和紙でろ過。／鹿北製油　TEL 0995-74-1755
http://kahokuseiyu.co.jp

国産　なたねサラダ畑
無化学肥料栽培の非遺伝子組み換え菜種（鹿児島・宮崎・福岡・北海道）を使用した無添加のサラダ油。／鹿北製油（連絡先は「鹿児島産　黒ごま油」を参照）

みりん

有機三州味醂
国内産の有機米を原料に、本場三河の伝統的な醸造法で造られたみりん。／角谷文治郎商店
TEL 0566-41-0748
http://www.mikawamirin.com

福来純三年熟成本みりん
国産の優良もち米と、手作業で造られた米麹、自家醸造米焼酎が原料。伝統手法で 90 日仕込み、3 年熟成。／白扇酒造　0120-873-976
http://www.hakusenshuzou.jp

お茶

三年晩茶（神農茶）
奈良県産の３年以上伸びたお茶の木の茎などを薪火で煎りあげ、半年以上熟成後に再度火入れしたお茶。／健一自然農園　TEL 0743-56-3313
http://www.kencha.jp

籾付き黒焼き玄米茶
滋賀県産無農薬栽培の籾つき朝日米を100%使用。土鍋でじっくりと右回転で焙煎したお茶。／NORICA STYLE（連絡先は「真っ赤な梅酢」を参照）

高原のよもぎ茶
福岡県嘉麻市で70年以上無農薬栽培の「高原ファーム」に自生しているよもぎを、天日干ししたお茶。／San' ta Rosa　TEL 011-557-2757
http://www.rakuten.co.jp/santarosa

まこも茶
聖地和歌山県熊野産の無農薬・無肥料のまこも葉を、土鍋でじっくりと右回転で焙煎。／NORICA STYLE（連絡先は「真っ赤な梅酢」を参照）

高原のはぶ茶
福岡県嘉麻市の「高原ファーム」の無農薬・無肥料栽培はぶ草の種子を手摘みし、焙煎したお茶。／San' ta Rosa（連絡先は「よもぎ茶」を参照）

酒

こんにちは料理酒
米と米麹だけで造られた料理専用純米酒。天然のアミノ酸が一般の料理酒の４倍で、うまみが違う。／大木代吉本店　TEL 0248-42-2161
https://www.facebook.com/ookidaikichi

梅酢

真っ赤な梅酢
和歌山県産無農薬・無肥料栽培の「ヤナセ農園」の梅干しを、自社農園産無施肥の赤じそで漬け込んでできた梅酢。
／NORICA STYLE
TEL 0773-55-0779
http://www.noricastyle.com

酢

土の力　純米酢
無農薬・無肥料の自然農法米（自家採種）だけを使用。伝統製法で造り、土蔵でゆっくり熟成させた酢。
／NORICA STYLE（連絡先は「真っ赤な梅酢」を参照）

手当て用品

梅干しの黒焼き
和歌山県産自家製無農薬・無肥料の三年梅干しのみを使用し、土鍋と薪の火で焼きあげ、粉末状にした黒焼き。旅行など携帯用にも便利。／NORICA STYLE（連絡先は「真っ赤な梅酢」を参照）

梅醤ぴゅうれ
三年番茶に混ぜれば、手軽に梅しょう番茶に。和歌山県産自家製無農薬・無肥料の三年梅干しと自家製のしょうゆ、高知県産自然農法のしょうがを使用。／NORICA STYLE（連絡先は「真っ赤な梅酢」を参照）

生姜粉末
有機しょうが（中国産）を粉末にし、ティーバッグ入りにしたもの。しょうが湿布のほか、香辛料としても。
／ムソー　TEL 06-6945-0511
http://muso.co.jp

へびいちごローション
無農薬・無肥料の農園で春先に採取のヘビイチゴを玄米焼酎に漬けたもの。切り傷、やけど、虫さされなどに。
／NORICA STYLE（連絡先は「真っ赤な梅酢」を参照）

よもぎのエッセンス　足湯用
無農薬・無肥料の自社農園で採取した天日乾燥よもぎを、長期保存可能な真空パックに。煮出せば手軽に足湯ができる。／NORICA STYLE（連絡先は「真っ赤な梅酢」を参照）

土鍋

マスタークック
炊く、煮る、煎る、ゆでる、蒸す、焼くができるセラミック製の土鍋。空焚きしても安心の高い耐熱・強度を誇る。耐熱衝撃温度はJIS規格の2倍以上。
／健康綜合開発　TEL 03-3354-3948
http://www.kenkosogo.jp

玄米飯炊釜
職人が一つひとつ手作りした厚手の陶器製炊飯釜。炭化焼き締め焼成法で釜の内側が炭状。水を浄化し、遠赤外線効果が高まる。／陰陽ライフ
TEL 04-7169-7871
http://inyolife.com

さといも粉
国産小麦粉と有機里芋粉（中国産）、フィリピン近海の珊瑚カルシウム、有機しょうが粉末（中国産）を使用。手軽に里芋パスターができる。／ムソー（連絡先は「生姜粉末」を参照）

よもぎのエッセンス　腰湯用
「よもぎのエッセンス　足湯用」を2倍の分量で真空パックにしたもの。煮出せば手軽に腰湯ができる。
／NORICA STYLE（連絡先は「真っ赤な梅酢」を参照）

ばあちゃんのあとがき

ばあちゃんは、今年79歳。米と野草と塩気の素食で、パワフルです。

生まれて一度も眼鏡を買ったことがない。補聴器もない。入れ歯も入れていない。髪は一度も染めたことがない。健康診断も受けたことない。血圧も測ったことがない。それから、体調が悪くてマッサージや指圧、整体などを受けたことがない。ヨガや呼吸法もやったことがない。はやりの健康法は一切やらない。でもおかげさんで、足やひざ、腰も悪くなくて、スクワットもやれるし、屈伸運動もできます。

食事はもっぱら土鍋ごはんにみそ汁、自前の漬物、煮ものの素食で、毎日が楽しく、今、娘と孫と三代で食養を伝え、講座・講演会と飛び歩いています。

ばあちゃんの伝える食養は、一見厳しく感じるかもしれません。でもよく考えてみてごらん。私たちは日本人なんだよ。日本人であることをまず素直に受け止め、そして日本人が一体何を食べて、戦前戦中の物のない厳しい時代に、あの強靭《きょうじん》な体と精神を培ってきたのか。その答えは、この本を読んだあなたならもうわかるでしょ。日々の食生活がシンプルだったということ。栄養学やデータだけで、人間の体は許れないということですよ。

あれこれ考えずに、まず実践してごらん。あらゆることをやりつくしても子どもができなかった夫婦や、難病で苦しんできた人たちが、ばあちゃんの講演を聞いたり書籍を読んで、わらにもすがる思いで土鍋ごはん、塩気のあるみそ汁、塩っ辛い漬物の食事を始め、好きな食べものを減らしていくことを実践し、よい結果を出しています。この本で紹介している実例のほかにも、驚くばかりのミラクル体験が、まだまだわんさかあるんだよ。

好きなものをやめることは勇気と決意が必要だけど、その少しの勇気と決断に対して、体は必ず答えてくれます。体の不調はすべて自分の責任。ということは、治せるのは自分自身。

ばあちゃんの話をもっと聞きたい、勉強したいっていう人はぜひ講演会や講座に来て勉強してください。そして季刊で発行している『陰陽らいふマガジン　むすんでひらいて』をぜひ購読して、自学自習に役立ててください。

最後にせきねゆきさん、吉度日央里さん、お二人とのご縁をつないでいただいた中島デコさん、そして出版関係者の皆様におかれましては多大なるご尽力をいただき、誠にありがとうございます。

ばあちゃん

ゆきちゃんのあとがき

薄味が好きでパンもお菓子も好きな私。そんな私が、描かせていただいていいのだろうか……？と、大変恐縮でしたが、今回漫画を描かせていただくなかで、いろいろ勉強させていただきました。

若杉ばあちゃんの振り切ったお言葉たちが、漫画を通してより親しみやすく、より広く多くの方々に届けられたら、いいなあと思います。

若杉ばあちゃん、典加さん、編集のひをりさん、ＰＡＲＣＯ出版堀江さん、デザイナーの天晴さん、そして読んでくださった皆さま、どうもありがとうございました。

せきねゆき

若杉友子（わかすぎ・ともこ）
1937年大分県生まれ。結婚後、静岡市で暮らしていたときに、川の水の汚れを減らす石けん運動などのさまざまなボランティア活動を行う。そのなかで、自然の野草のチカラに着目。食養を世に広めた桜沢如一の教えを学び、1989年、静岡市内に「命と暮らしを考える店・若杉」をオープン。1995年、自給自足の生活を実践すべく、京都府綾部市の上林地区に移住。現在は故郷の大分県に移り、全国を駆けめぐって陰陽の考え方に基づいた野草料理と、日本の気候・風土に根ざした知恵を伝え続けている。
著書に『若杉友子の野草料理教室』（ふーよよ企画）、『野草の力をいただいて〜若杉ばあちゃん食養のおしえ』（五月書房）、『体温を上げる料理教室』（致知出版社）、『これを食べれば医者はいらない』（祥伝社）、『長生きしたけりゃ肉はたべるな』（幻冬舎）、『子宮を温める健康法』『一汁一菜子育て法』『若杉ばあちゃんのアトピー・アレルギーの話』（すべてWAVE出版）などがある。
http://www.wakasugiba-chan.com

せきねゆき
イラストレーター。ゆるゆるマクロビ料理人。埼玉県川越市から千葉県房総地域に移住。『晩夏』で第9回文化庁メディア芸術祭マンガ部門優秀賞受賞。漫画に『ゆるゆるマクロビ生活 かんたん玄米菜食コミックエッセイ』（KADOKAWA/メディアファクトリー）がある。
https://twitter.com/dora_yura

撮影／青木由希子
ブックデザイン／吉度天晴（ORYZA）
編集／吉度日央里（ORYZA）
協力／齊藤典加（NORICA STYLE）

実体験コミック＆症状別・食事と手当て法
若杉ばあちゃんの食養相談室
食い改めのススメ

発行日　2016年6月1日　第1刷
　　　　2016年8月25日　第3刷

著者　若杉友子
漫画　せきねゆき
発行人　井上 肇
編集　堀江由美
発行所　株式会社パルコ
　　　　エンタテインメント事業部
　　　　東京都渋谷区宇田川町15-1
　　　　03-3477-5755
　　　　http://www.parco-publishing.jp
印刷・製本　図書印刷株式会社

ISBN978-4-86506-171-0 C0095
Printed in Japan

落丁本・乱丁本は購入書店名を明記のうえ、小社編集部あてにお送りください。送料小社負担にてお取り替え致します。
〒150-0045 東京都渋谷区神泉町8-16
渋谷ファーストプレイス
パルコ出版 編集部